丛书总主编　苏佳灿

循证骨科学

——创伤分册

陈　晓　智　信　曹烈虎　主编

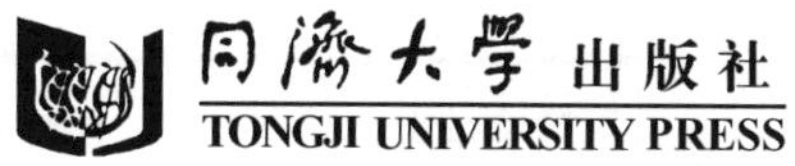

内 容 提 要

本书全面比较了目前临床中常见骨科创伤的治疗方法。全书分为十一章，主要涉及脊柱创伤、肩关节周围创伤、肱骨干骨折、肘关节周围创伤、桡骨和尺骨干骨折、腕关节周围及手部创伤、髋关节周围创伤、股骨干骨折、膝关节周围创伤、胫骨与腓骨干骨折、踝关节周围及足部创伤。每一章节均详细介绍了相关临床随机对照研究。首先对纳入标准、干预方法、评价标准等进行概括性介绍，随后在结果中详细介绍研究结果，如不同组别中手术时间、疼痛程度、并发症发生率、预后、恢复时间、患者满意度等方面的结果，最后总结介绍研究结论。

本书内容翔实，实用性强，对一些较新颖的技术及器械，提供了图片及文字说明可供读者参考。本书可作为创伤骨科临床医生学习用书，同时在治疗方案选择方面提供循证医学证据，希望能够更好地规范临床治疗。

图书在版编目(CIP)数据

循证骨科学.创伤分册/陈晓，智信，曹烈虎主编.--上海：同济大学出版社，2017.6
ISBN 978-7-5608-7069-4

Ⅰ.①循… Ⅱ.①陈… ②智… ③曹… Ⅲ.①骨损伤—诊疗 Ⅳ.①R68

中国版本图书馆CIP数据核字(2017)第113720号

循证骨科学——创伤分册
陈 晓 智 信 曹烈虎 主编
责任编辑 沈志宏 陈红梅 **责任校对** 徐春莲 **封面设计** 陈益平

出版发行 同济大学出版社 www.tongjipress.com.cn
(地址：上海市四平路1239号 邮编：200092 电话：021-65985622)
经 销 全国各地新华书店
印 刷 江苏句容排印厂
开 本 787 mm×1 092 mm 1/16
印 张 14.75
字 数 368 000
版 次 2017年7月第1版 2017年7月第1次印刷
书 号 ISBN 978-7-5608-7069-4

定 价 68.00元

总　序

循证医学是近几十年开始流行的一个词，听起来很是“高大上”。大多数三甲教学医院的医生可能并不陌生，但能深入了解并熟练运用的人就少得可怜了。对于大多数的基层医生，知道的人就更少得可怜。因此普及循证医学的思维和内容非常重要。

从字面意思理解，循：遵照、遵守，证：证据。循证医学就是遵照证据的医学。对疾病治疗方案的选择，懂循证医学的医生会说：“我要了解最新的研究证据再给出方案。”人体极度复杂，单靠理论推导和个案观察就下结论是会出问题的，许多坚持多年的“经验”被证明是错误的。因此我们需要一种工具，帮助医生做出不一定看上去最可靠，却是最理性的决定。

循证是一套工具，包含了一系列研究方法，其中公认以前瞻性双盲随机对照试验(Randomized Controlled Trials，RCT)为最佳证据。俗话说：是骡子是马拉出来溜溜。治疗方法效果如何，做一个严格的RCT就明白了。以心内科常用药地高辛来说，经过长年观察，地高辛对于心衰患者症状控制可以说立竿见影，短期效果奇佳，但RCT结果却让人目瞪口呆：地高辛非但不能降低风险，还会增加远期心衰患者死亡率！同样用于治疗心衰的药物倍他洛克，从理论上推导是心衰治疗的禁忌，但RCT告诉我们其能够显著延长心衰患者生存时间。原来直觉和经验真不是那么可靠，一项高质量的研究甚至能改写教科书。

循证是一种思维。在临床决策中遇到问题时，考虑查阅最新最全的循证医学证据，结合经验进行辩证思考后再下结论，能够帮助医生迅速成长。循证医学是医生的好帮手，让医生能够超越经验的限制，学会使用科学的工具解决现实的问题。

循证医学在应用的过程中也有不少问题。对于各种“证据等级”，“偏倚”的术语，医生往往会犯糊涂，很难耐心看下去。对于骨科医生，许多医生关注如何提升手术技术，欠缺对临床决策的思考。于是我们有了编写这套丛书的想法：针对骨科领域里的热点和难点，搜集归纳整理最新最全最权威的RCT研究证据，呈现在医生面前。让医生——更多的医生尤其是基层医院的医生，能够了解最新的临床诊疗的发展和现状，让医生在决策之时能多一份参考和依靠。

让循证医学的力量惠及每一位医者和患者！

苏佳灿

2017年6月于海军军医大学附属长海医院

序

随着骨科亚学科分工越来越细，骨科领域逐渐涌现出三个主要分支：创伤骨科、脊柱骨科和关节骨科。其中创伤骨科主要关注外伤引起的骨折和软组织损伤。疾病的治疗往往有多种方式。哪种方式对患者来说才是最优的？这是创伤骨科医生一直在寻找的答案。

老年人最常见的桡骨远端骨折，桥接外固定与非桥接外固定哪种治疗方式功能恢复好、并发症少？老年人肱骨近端骨折是否一定需要手术？儿童桡骨头脱位施行旋前复位还是旋后复位？面对形形色色的外伤，治疗手段的选择不仅需要医生丰富的临床经验，还需要补充循证医学的知识。

于是我们将创伤骨科中大家关注的热点话题进行了整理归纳，分为十一个章节，以国际循证医学研究领域最为知名的Cochrane数据库中纳入的随机对照试验(RCT)研究为基础，进行知识的更新和扩展。同时附上部分技术的手术图或示意图，大大增强了本书的实用性。对于研究中出现的各类肢体功能评分和生活质量评分，我们在书的结尾进行了汇总整理，以方便读者查阅。

本书适合刚刚从事创伤骨科专业的年轻医生快速了解领域内研究热点及常用治疗技术，对于具备一定临床经验的医生也有助于更新和完善理论和知识体系。

对在本书编撰过程中给予指导和帮助的有关同志致以诚挚的谢意。由于知识的快速更新和技术的快速发展，许多工作还处于不断探索的过程中，加之编者所涉学术领域有限，在本书的编撰过程中难免有不妥和疏漏之处，恳请读者提出宝贵意见，以利于不断修改和完善。

陈　晓

2017年6月于海军军医大学附属长海医院

目　录

第一章 脊柱创伤

第一节 颈椎创伤

手术方法治疗成人颈椎小关节脱位

颈椎包括7个椎体。第1和第2椎体(C_1 和 C_2)称为寰椎和枢椎,构成了上颈椎。下颈椎包括第3到第7椎体(C_3～C_7)。

颈椎是脊髓损伤最常见的部位,占到所有创伤性脊髓损伤的50%～64%[1]。其中约有40%的颈椎损伤会有神经功能缺失[2]。颈椎损伤最常见的原因有交通事故、直接暴力、坠落以及运动损伤[3-5]。

通常颈椎损伤可以通过患者病史、体格检查以及X线片诊断。体检可发现患者颈部疼痛、僵硬、旋转受限和畸形,患者可有脊髓损伤表现如四肢瘫痪和大小便功能障碍。基于损伤的机制,颈椎损伤分为6种类型:屈曲压缩型,垂直压缩型,牵张屈曲型,伸展压缩型,牵张伸展型,侧方屈曲型[6]。

颈椎小关节脱位属于牵张屈曲型,约占所有颈椎损伤的10%。颈椎小关节脱位可能单侧发生,也可能双侧发生。虽然根据定义单纯韧带小关节损伤属于小关节脱位,但值得注意的是小关节骨折也可能是小关节脱位的并发损伤。

治疗方式一般包括两个部分,首先需要进行颅骨牵引以达到闭合复位减压的目的。接着采用前路或后路进行手术内固定。成功的早期闭合复位能保护患者的神经功能,改善患者的神经功能延迟恢复的情况。一般情况下,颈椎小关节脱位采用后入路手术,但考虑到可能存在椎间盘突出导致脊髓受压的风险,目前有普遍使用前入路手术的趋势[7]。

以下研究评估了不同手术方法治疗成人急性颈椎小关节脱位的效果[8]。

▲ 数据来源:Cochrane Bone, Joint and Muscle Trauma Group Specialised Register(2014年5月), the Cochrane Central Register of Controlled Trials(*The Cochrane Library*, 2014年第4期), MEDLINE, MEDLINE In-Process & Other Non-Indexed Citations(2013年5月), EMBASE, Latin American and Caribbean Health Sciences(2014年5月).

■ 比较颈椎小关节脱位前路手术和后路手术(Brodke等,2003)[9]

- 单中心随机对照研究。
- **纳入标准:** 颈椎 C_3～C_7 不稳定损伤的患者,且伴有完全或者不完全脊髓损伤。一共纳入52例患者,死亡2例,未完成随访3例,最后纳入47例分析(包括37例男性患者和10例女性患者)。随机分为前入路组和后入路组。前入路组一共22例患者,平均年龄38岁,采用颈椎前路减压,自体髂骨松质骨植骨融合,最后利用锁定型颈椎前路钢板固定。后入路组采用后入路,自体髂骨松质骨植骨融合,最后利用螺钉以及钢板进行固定。术后对两组患者均采用相同的康复措施,在耐受的前提下尽早开始活动。对前入路组平均随访17个月,对后入路组随访14个月。随访过程中采用ASIA(American Spinal Injury Association)运动指数(附录1)和Frankel分级(附录2)来评估患者的神经功能。同时应用影像学结果评估颈椎融合情况以及颈椎曲度。最后统计术后疼痛以及并发症情况。

- **结果**: 前入路组70%的患者在Frankel分级上至少改善了1级,但是后入路组只有57%的患者在Frankel分级上至少改善了1级。前入路组有2例患者术后颈椎融合,而后入路组全部患者颈椎融合,但两者之间不存在显著的统计学差异。同时两组在颈椎融合率、颈椎曲度、神经恢复以及长期疼痛上不存在显著统计学差异。
- **结论**: 相比于后入路手术,前入路手术后患者的神经功能提升趋势更大。但是两种手术入路对患者的术后颈椎融合和颈椎曲度恢复的效果未知孰优孰劣。

■ 比较颈椎小关节脱位前路手术和后路手术(Kwon等,2007)[10]

- 单中心随机对照研究。
- **纳入标准**: 年龄大于17岁,单侧关节突骨折、单侧关节突脱位或者C_3～T_1之间的骨折脱位,伴有小于尾部椎体前后径25%的半脱位且经评估前后入路手术均可行的患者。一共42例患者,包括31例男性患者,11例女性患者。其中14例患者由于未完成随访以及影像学资料丢失而被剔除,最后纳入28例患者。随机分为前路组和后路组。前路组年龄(35.5±3.6)岁,先颈前路椎间盘切除,再自体髂骨移植,最后钢板内固定。后路组年龄(33.0±3.1)岁,采用侧块螺钉钢板固定和(或)棘突间斜向金属线缝合。术后两组采用相同的护理,包括术后止痛,以及在职业治疗师训练下利用颈椎矫形器早期活动。随后进行标准的物理治疗流程。术后第1天和第2天统计患者疼痛情况,并随访12个月。分别于第6周,第3、6、12个月时采用SF-36(36-item Short-Form Survey)(附录3)和影像学评估患者的颈椎功能情况以及颈椎融合、曲度情况。此外统计术后并发症的情况。
- **结果**: 前路组达到出院标准的时间为2.75天,而后路组为3.5天,两组不存在显著的统计学差异($P=0.096$)。相比于后路组,前路组的疼痛更轻,切口感染率更低,影像学征象下融合率更高,颈椎曲度更好。但前路手术组患者在术后早期的吞咽困难风险更高。
- **结论**: 两种手术方式均是有效的治疗选择。但相比于后路手术,统计学结果表明前路手术的术后效果更好。但前路手术也存在术后早期吞咽困难的风险等。

■ 比较椎间盘镜系统和前路手术空心钉内固定治疗不稳定齿状突骨折(Bin Lin等,2014)[11]

- 单中心随机对照研究。
- **纳入标准**: 32例患者,男性25例,女性7例,年龄分布为17～65岁。其中29例Ⅱ

型骨折患者，3例Ⅲ型骨折患者。随机分为椎间盘镜系统组和前路空心钉内固定组，椎间盘镜系统组15例患者年龄(35.6±4.2)岁，包括14例Ⅱ型骨折患者和1例Ⅲ型骨折患者，骨折移位(2.8±0.2) mm。前路手术组17患者39.8±5.3岁，包括15例Ⅱ型骨折患者和2例Ⅲ型骨折患者，骨折移位2.9±0.15 mm。手术由同一个外科医生进行操作。术后均给予静脉抗生素治疗，24 h引流，定期影像学检查。术后平均随访39.6个月，统计手术时间，术中失血量，并发症发生率，骨折愈合率。

- **结果：** 椎间盘镜系统组手术时间(75.7 min)显著低于前路手术空心钉内固定组(96.3 min, $P<0.05$)。椎间盘镜系统组术中失血量(20.5 ml)显著低于前路手术空心钉内固定组(100.5 ml, $P<0.05$)。两组的骨折愈合率均为100%，两组患者均未发生任何并发症。前路手术空心钉内固定组有3例患者报告存在早期吞咽困难，但症状于1～3个月内消失。两组患者均没有发生螺钉松动的状况。
- **结论：** 相比于传统的前路手术空心钉内固定治疗齿状突不稳定骨折，椎间盘镜手术是一种更加安全、可靠的微创手术方法。

■ 改良颅骨牵引弓(横杆牵引弓)和传统方法在颅骨牵引术中的比较(Yang等，2014)[12]

- 单中心随机对照研究。
- **纳入标准：** 下颈椎($C_{3\sim7}$)脱位或者骨折患者，病程3周以内的急性颈椎损伤患者，要求保守治疗的患者。一共90例患者，随机分组，改良颅骨牵引弓(横杆牵引弓)组45例患者，男30例，女15例，平均年龄35岁，$C_{3\sim4}$ 8例，$C_{4\sim5}$ 11例，$C_{5\sim6}$ 15例，$C_{6\sim7}$ 11例。单侧小关节脱位4例，单侧小关节骨折脱位8例，双侧小关节骨折脱位24例，双侧小关节椎板棘突骨折2例，双侧小关节骨折脱位合并椎体爆裂骨折4例，双侧小关节脱位合并椎体压缩骨折3例。脊髓损伤Frankel分级：A级16例，B级11例，C级9例，D级7例，E级2例。传统颅骨牵引术组45例患者，男28例，女17例，平均38岁。$C_{3\sim4}$ 8例，$C_{3\sim4}$ 14例，$C_{5\sim6}$13例，$C_{6\sim7}$ 10例。单侧小关节脱位6例，单侧小关节骨折脱位7例，双侧小关节骨折脱位19例，双侧小关节椎板棘突骨折4例，双侧小关节骨折脱位合并椎体爆裂骨折6例，双侧小关节脱位合并椎体压缩骨折3例。脊髓损伤Frankel分级：A级11例，B级14例，C级9例，D级8例，E级3例。两组都牵引1周。统计牵引弓滑脱次数，打牵引弓手术时间，针道感染例数，颅骨穿孔例数，牵引过程渗血量，视觉模拟评分疼痛程度(24 h, 48 h, 72 h)，患者复位情况。
- **结果：** 相比于传统颅骨牵引组，改良颅骨牵引组的牵引弓滑脱次数、针道感染例数、手术时间、手术渗血量均显著降低($P<0.05$)。两组患者的穿孔例数没有统计学差异。各时间点改良颅骨牵引组VAS评分显著低于传统颅骨牵引组(5.13±2.23, 4.31±2.09, 3.49±2.09 vs 6.56±2.24, 5.96±2.26, 5.02±2.41, $P<0.005$)。术后2周内两组患者均未发生感染等并发症。改良颅骨牵引组有4例患者未复位，复位成功率为83.33%。传统颅骨牵引组6例患者未复位，复位成功率为68.42%，不存在统计学差异($P=0.432$)。
- **结论：** 采用横杆牵引弓行颅骨牵引治疗颈椎损伤可行，相比于传统颅骨牵引，其在减少术后并发症方面具有显著优势。

◆ 汇总几项 RCT 研究数据结果

- 未发现颈前路手术患者和颈后路手术患者在神经功能方面存在显著差异，两种手术方法对患者的神经功能影响不存在显著统计学差异。
- SF-36 调查显示颈前路手术患者和颈后路手术患者在 1 年生活质量评分上不存在显著统计学差异。
- 未发现颈前路手术患者(2/38)和颈后路手术患者(2/46)在术后长期疼痛，或者融合率方面存在显著统计学差异。
- 未发现颈前路手术操作和颈后路手术操作在医疗不良事件率，设备故障率以及感染率之间存在显著统计学差异。
- 发现颈前路手术患者术后有更好的颈椎曲度(平均曲度 10.31°)和更接近生理颈椎排列。
- 颈前路手术治疗组报告了 11/20 例患者出现了发声障碍或吞咽困难，而颈后路手术治疗组则未出现此并发症。
- 结论：几项 RCT 的证据较低，仅提示颈椎小关节脱位患者行前路手术和后路手术在术后神经功能、疼痛和患者自诉生活质量之间仅存在微小差异。但是颈前路手术患者的术后颈椎曲度显著优于颈后路手术患者，但可能出现发声障碍或者吞咽困难等并发症。另外没有证据表明两种手术方法在医疗不良事件率，设备故障率以及感染率之间存在显著统计学差异。现有证据无法确定两种手术入路孰优孰劣。

第二节 胸腰椎骨折

一、胸腰椎骨折椎弓根螺钉固定

随着交通业、建筑业的迅速发展，脊柱骨折发病率逐年增高[13]。青年人胸腰椎骨折常由高能量损伤导致，例如车祸和高处坠落；老年人胸腰椎骨折常见的原因是骨质疏松[14]。60 岁以下胸腰椎骨折患者，男性数量是女性的两倍[15]。

1983 年，Danis[16]提出脊柱三柱分型，强调中间柱的重要性，当脊柱骨折累及双柱，往往需要手术治疗。2005 年，Vaccaro 等[17]根据胸腰椎骨折受伤机制、患者的神经功能及后侧韧带复合体的完整性提出胸腰椎损伤程度评分，为胸腰椎骨折明确手术指征。

最早胸腰椎骨折手术治疗是通过切开复位，钢板螺钉固定骨折部位以上和以下椎体节段；目前，胸腰椎骨折采用后路椎弓根螺钉固定或前路前柱减压植骨融合。后路椎弓根螺钉在临床中应用广泛，操作方法是将椎弓根螺钉贯穿横突和椎体之间的椎弓根，打入椎体但不触及椎弓根壁。这一固定方式有助于脊柱三柱的稳定，符合生物力学。

根据椎体固定节段的长度及是否经伤椎固定以及是否经椎弓根植骨、后外侧融合椎弓根螺钉分为以下几种类型：①短节段椎弓根螺钉固定：跨伤椎上下各固定一个椎体，共 4 钉 2 棒[18]；②长节段椎弓根螺钉固定：跨伤椎上下各固定两个椎体，共 8 钉 2 棒[19]；③单节段固定：经伤椎，固定伤椎上方或下方椎体，共 4 钉 2 棒[20]。

虽然现在有许多关于脊柱骨折复位和固定的研究，但是最佳的治疗方式仍未达成统一意见。目前椎弓根螺钉的固定方法及植骨方式仍存在争议，本文为评估椎弓根螺钉治疗胸腰椎骨折的临床疗效进行综述。

▲　数据来源：Cochrane Bone，Joint and Muscle Trauma Group Specialised Register（2012 年 10 月），The Cochrane Central Register of Controlled Trials（*CENTRAL*，2012 年第 8 期），MEDLINE，EMBASE and the Chinese Biomedical Literature Database.

■　短节段固定和长节段固定在胸腰椎爆裂骨折的对比研究（Tezeren 等，2005）[19]

- 单中心半随机对照研究。
- **纳入标准**：纳入 18 例患者，其中男 15 例、女 3 例。平均随访 29.6 个月，所有患者获得随访。T_1 23 例患者、L_1 14 例患者、L_2 1 例患者；T_{12}～L_2 椎体骨折，无神经症状。所有骨折均为 Denis 分型 B 型。短节段固定组：9 例患者，伤椎上下各一椎体固定，4 钉 2 棒；长节段固定组：9 例患者，伤椎下方 2 节段椎体固定，伤椎上方 2～3 节段固定，8 钉 2 棒。所有患者进行术后 3 个月的过伸锻炼。
- **结果**：末次随访椎体前缘高度，长节段固定组优于短节段固定组且具有统计学意义；短节段固定组存在 55%的手术失败率，但长节段固定组手术时间长、出血量多于短节段固定组，有统计学差异；神经功能及腰痛评分两组在末次随访无明显统计学差异。
- **结论**：解剖结构恢复方面，长节段固定优于短节段固定；临床结果显示两种固定方式功能恢复方面相似。

■　伤椎植骨钉与跨节段椎弓根螺钉内固定术治疗胸腰椎骨折的比较研究（Yin 等，2014）[21]

- 单中心前瞻性随机对照研究。
- **纳入标准**：纳入 40 例胸腰椎爆裂或压缩骨折患者，其中短节段椎弓根螺钉内固定结合伤椎植骨植钉术（A 组）20 例，跨节段椎弓根螺钉内固定结合伤椎植骨术（B 组）20 例。平均随访 14.8 个月，最终所有患者获得随访。纳入患者为单节段胸腰椎骨折，Denis B 型胸腰椎爆裂骨折或胸腰椎压缩骨折，神经功能 Frankel 分级 C～E 级，术前 CT 检查示伤椎椎弓根内壁完整，获随访 12 个月以上。
- **结果**：两组手术时间和术中出血量差异无统计学意义。术后 12 个月 A、B 组神经功能 Frankel 分级改善评分分别为（0.52±0.72）、（0.47±0.63）分，差异无统计学意义。两组术后 1 周及 12 个月 Cobb 角、伤椎前缘高度压缩率、VAS 评分及术后 12 个月 JOA 评分均较术前显著改善（$P<0.05$）。术后各时间点 A、B 组 Cobb 角、各椎间隙高度、VAS 评分及 JOA 评分比较差异无统计学意义，但 A 组伤椎前缘高度压缩率明显低于 B 组（$P<0.05$）。术后 12 个月两组内固定相邻上、下位及伤椎相邻上、下位椎间隙高度均有不同程度丢失，但差异无统计学意义。
- **结论**：与跨节段椎弓根螺钉内固定结合伤椎植骨术相比，短节段椎弓根螺钉内固定结合伤椎植骨钉术治疗胸腰椎爆裂或压缩骨折能有效恢复并维持伤椎高度，但不能避免后凸畸形矫正的丢失及相邻节段的退变。

■ 短节段与长节段固定以及是否经伤椎固定在胸腰椎爆裂骨折的对比研究(Guven 等,2009)[22]

- 单中心随机对照研究。
- **纳入标准：** 纳入 72 例胸腰椎爆裂骨折患者,其中男 46 例、女 26 例。平均随访 50 个月,所有患者获得随访。纳入患者为 T_{10}～L_3 椎体骨折,无神经症状。Denis 分型 A、B 型。短节段固定组:18 例患者,伤椎上下各一椎体固定,4 钉 2 棒;经伤椎短节段固定组:18 例患者,经伤椎上下各一椎体固定,6 钉 2 棒;长节段固定组:18 例患者,伤椎下方 2 节段椎体固定,伤椎上方 2 节段固定,8 钉 2 棒;经伤椎长节段固定组:18 例患者,伤椎下方 2 节段椎体固定,伤椎上方 2 节段固定,10 钉 2 棒。所有患者进行术后 3 月的过伸锻炼。
- **结果：** 伤后至手术时间平均 1.4 天,住院时间平均 10 天,手术时间、出血量、骨折节段、随访时间、年龄,四组均无统计学意义;术前脊柱后凸角组间无明显差异;短节段固定组术中脊柱后凸角矫正最少;术前四组椎体前缘高度相似,短节段固定组术后椎体前缘高度丢失存在差异,具有统计学意义;末次随访四组功能评分及疼痛评分差异无明显统计学意义。
- **结论：** 经伤椎固定有助脊柱后凸角的恢复及脊柱的稳定性。相比于长节段固定,短节段固定效果不明显。

■ 比较经皮椎弓根螺钉辅助椎体成形术与单纯经皮椎体成形术在胸腰段椎体压缩性骨折的作用(Gu 等,2015)[23]

- 单中心随机对照研究。
- **纳入标准：** 纳入 68 人,平均 74.5 岁(65～87 岁),所有患者为胸腰段骨质疏松性椎体压缩骨折,无任何神经症状。组 1:37 例患者行经单纯皮椎体成形术;组 2:31 例患者行经皮椎体成形术+经皮椎弓根螺钉内固定。对所有患者 VAS 评分、Cobb 角及术前、术后即刻、术后 1 月、2 月、3 月、6 月、1 年、2 年的椎体前缘及中心的椎体高度进行记录。
- **结果：** 所有患者获得随访,随访时间 24～32 个月,平均随访 27 个月。两组 VAS 评分较术前显著降低;椎体中心、前缘高度两组较术前显著增加,Cobb 角两组较术前显著降低,且具有统计学意义;经皮椎体成形术+经皮椎弓根螺钉内固定的患者随访期间 Cobb 角及椎体高度丢失无明显变化,但组 1 患者随访期间 Cobb 角显著增大、椎体高度显著降低,组 2 中 15 例患者出现伤椎再发骨折、9 例患者出现临近椎体骨折。
- **结论：** 经皮椎体成形术+经皮椎弓根螺钉内固定治疗胸腰段骨质疏松性椎体压缩性骨折临床疗效显著,能避免经皮椎体成形术后再发骨折。

■ 比较短节段固定联合椎弓根植骨和单独短节段固定在胸腰椎爆裂骨折的对比研究(Alanay 等,2001)[24]

- 前瞻性单中心半随机对照研究。
- **纳入标准：** 纳入 20 例胸腰椎爆裂骨折患者,所有患者获得随访。纳入患者为 T_{11}～L_3 椎体骨折,无神经症状。短节段固定组:10 例患者;短节段固定+椎弓根植骨组：10 例患者。

- **结果**：两组患者年龄、随访时间、术前矢状面指数 SI、术前椎体前缘压缩程度、脊柱载荷评分无明显统计学差异；末次随访矢状面指数 SI、椎体前缘高度压缩程度、椎体高度丢失两组无明显统计学差异；两组在螺钉断裂、脊柱后凸畸形等并发症方面无明显统计学差异。
- **结论**：胸腰椎爆裂骨折短节段固定辅助椎弓根植骨治疗不能降低手术失败风险。

■ 短节段固定与经伤椎短节段固定在胸腰椎骨折的对比研究（Farrokhi 等，2010）[25]

- 多中心随机对照研究。
- **纳入标准**：纳入 80 例胸腰椎骨折患者，其中男 58 例、女 22 例。所有患者获得随访。纳入患者为 T_{12}～L_2 椎体骨折行自体骨、磷酸三钙植骨融合术。短节段固定组：42 例患者；经伤椎短节段固定组：38 例患者。
- **结果**：随访（37±11）个月；两组患者在年龄、损伤节段、损伤机制等无明显统计学意义；对于融合方式及是否行椎板减压术，两组间无明显统计学意义；对于手术时间、住院时间、出血量及感染并发症，两组结果相似；术后 VAS 疼痛评分两组结果相似；对于内固定失败率，短节段固定组高于经伤椎短节段固定组；对于术后脊柱后凸角，经伤椎短节段固定组明显高于短节段固定组。
- **结论**：胸腰椎骨折选择行短节段固定术和经伤椎短节段固定，其矫正效果良好、并发症少，临床效果满意。

■ 单节段固定和短节段固定在胸腰椎骨折的对比研究（Wei 等，2010）[26]

- 单中心随机对照研究。
- **纳入标准**：纳入 85 例胸腰椎骨折患者，其中男 58 例、女 22 例，失访 5 例。所有患者获得随访。纳入患者为闭合性单节段 T_{11}～L_2 椎体爆裂骨折，无神经症状；椎弓根完整。单节段固定组：47 例患者；短节段固定组：38 例患者。所有患者受伤至手术时间平均为 4.5 天，术后卧床休息 3～4 天，背伸锻炼 3 个月。
- **结果**：两组患者在年龄、随访时间、骨折严重程度等无明显统计学差异；术后及末次随访矢状面指数 SI、后凸畸形、椎体前缘压缩程度、矫正丢失两组无明显统计学差异；末次随访，单节段固定组腰功能评分平均为 74.9 分、短节段固定组腰功能评分平均为 60.2 分。
- **结论**：对于胸腰椎爆裂骨折，单节段固定与短节段固定都能起到良好的矫形及固定效果；单节段固定手术时间短、术中出血量少，临床效果满意。

■ 后路短节段固定融合与非融合在胸腰椎爆裂骨折的对比研究（Dai 等，2009）[27]

- 单中心随机对照研究。
- **纳入标准**：纳入 73 例胸腰椎骨折患者，其中男 56 例、女 17 例。所有患者获得随访。纳入患者为单节段 T_{11}～L_2 椎体爆裂骨折；年龄 18～60 岁；Denis 分型为 B 型；损伤至住院时间为 3 天内；Load-sharing 评分小于 6 分。融合组：37 例患者；非融合组：36 例患者。所有患者随访至少 5 年。通过 Frankel 分级、美国脊髓损伤协会分级、SF-36 及 VAS 进行临床结果评估;影像学通过脊柱后凸角及角度丢失进行评估。

- **结果**: 两组在影像学、临床结果方面无明显统计学差异;手术时间及术中出血量方面,非融合组明显低于融合组;另外大多数融合组患者存在供区疼痛。
- **结论**: Denis 分型为 B 型、Load-sharing 评分小于 6 分的胸腰椎爆裂骨折,植骨融合并非必要。

■ 融合与非融合在胸腰椎爆裂骨折的对比研究(Wang 等,2006)[28]

- 前瞻性随机对照研究。
- **纳入标准**: 纳入 58 例胸腰椎骨折患者,其中男 42 例、女 16 例。所有患者获得随访。纳入患者为无神经症状的胸腰椎骨折脊柱后凸角大于 20°,椎体前缘高度压缩大于 50%,椎管占位大于 50%,完全截瘫或多发伤。融合组:30 例患者;非融合组:28 例患者。所有患者平均随访 41 个月。
- **结果**: 两组患者脊柱后凸角丢失无明显统计学差异;屈伸功能非融合组大于融合组;术中出血量及手术时间:非融合组少于融合组。
- **结论**: 短节段非融合固定胸腰椎骨折临床疗效满意,在减少供区并发症、手术时间、术中出血以及保留更多的脊柱运动节段方面更有优势。

二、无神经症状的胸腰椎爆裂骨折手术治疗与保守治疗比较

轴向负荷作用下,脊柱前柱、中柱破坏,导致脊柱爆裂骨折。胸腰椎爆裂骨折约占脊柱骨折的 17%[16],男性骨折的风险是女性的 5 倍,车祸是最常见的损伤原因,其次是高处坠落和运动损伤,胸腰椎骨折的病人 50%以上合并其他脏器的损伤[29]。大多数的骨折发生在胸腰椎连接处,通常包含单节段或多节段胸椎(T_{10}、T_{11}、T_{12});单节段或多节段腰椎(L_1、L_2)。

胸腰椎骨折的临床特点是背部疼痛、活动受限、骨折部位肿胀。突出的椎体骨块若损伤神经根或脊髓,将导致下肢的部分感觉缺失和运动受限。一些严重的爆裂伤,可能导致下肢全瘫,大小便失禁,甚至永久性的神经损伤。典型的影像学表现为椎体前柱压缩、椎弓根间距增加、椎管变窄。虽然许多胸腰椎骨折不会导致下肢瘫痪,但却因骨组织和软组织的断裂导致椎体不稳定,常导致迟发性的瘫痪[16]。

在临床中,无神经损伤的胸腰椎爆裂骨折可以行保守治疗或手术治疗。保守治疗包括卧床休息和体位复位,以及用支具或背带固定进行早期活动[30]。手术治疗包括前路或后路切开复位内固定术,当骨折块侵入椎管时可行椎管减压以去除骨块。手术治疗可以立刻对骨折进行良好的固定,矫正畸形,早期行走,减少对支具和支架的依赖,但是手术也必须面对如感染、内固定失败等并发症;保守治疗也能取得良好的结果,神经退变率低,较手术治疗疼痛更少,患者生活状态满意。目前无神经损伤的胸腰椎骨折采取手术治疗或保守治疗仍无定论,现对两种治疗方法的效果及并发症进行比较。

▲ 数据来源:Cochrane Bone, Joint and Muscle Trauma Group Specialised Register(2012 年 10 月), The Cochrane Central Register of Controlled Trials(*CENTRAL*,2012 年第 8 期), MEDLINE, EMBASE and the Chinese Biomedical Literature Database.

■ 手术和非手术治疗胸腰椎骨折的疗效对比(Siebenga 等,2006)[31]

- 多中心随机对照研究。
- **纳入标准:** 纳入 34 例患者,其中手术治疗 18 例,保守治疗 16 例。平均随访 4.3 年,最终 32 例患者获得随访。T_{10}~L_4 椎体骨折,AO 分型 A 型,无神经损伤症状;年龄为 18~60 岁之间;损伤至手术时间小于 10 天。手术治疗组:脊柱后路短节段椎弓根螺钉内固定,术后 3 天支具辅助下功能锻炼。保守治疗组:平卧 5 天后开始支具辅助下功能锻炼,术后 3 个月内不建议负重活动及体育锻炼。
- **结果:** 手术治疗组末次随访脊柱后凸畸形显著小于保守治疗组;VAS 疼痛评分、RMDQ-24 评分手术治疗组优于保守治疗组。
- **结论:** 无神经症状的 A3 型胸腰椎骨折,后路短节段椎弓根螺钉内固定临床疗效满意。

■ 三种不同手术方式在胸腰椎不稳定性骨折的对比研究(Wang 等,2015)[32]

- 单中心前瞻性随机对照研究。
- **纳入标准:** 纳入 66 例患者,其中男 45 例,女 21 例,年龄 19~69 岁,所有患者为不稳定性胸腰椎爆裂骨折。前侧入路组 22 例患者;后侧入路组 23 例患者;前后联合入路组 21 例患者;所有患者均获得随访,最少随访 5 年。
- **结果:** 三种手术方式脊柱后凸角较术前均显著降低;联合入路组手术时间、出血量、住院时间及住院花费最高。
- **结论:** 前路或前后联合入路是治疗胸腰椎不稳定骨折的较好方法,而前后联合入路更适合后柱明显损伤的胸腰椎爆裂骨折。

■ 比较 Kiva 系统与气囊椎体后凸成形术在骨质疏松性椎体压缩骨折的应用对比(Tutton 等,2015)[33]

- 多中心非劣效性随机对照研究。
- **纳入标准:** 纳入 300 例患者,其中 Kiva 系统组 153 例;气囊椎体后凸成形术组 147 例;年龄大于 50 岁;保守治疗 2~6 周后背 VAS 评分大于 7 分、保守治疗 6 周后后背 VAS 评分大于 5 分;Oswestry 功能障碍指数(Oswestry Disability Index, ODI) ≥30%;脊柱 AO 分型为 A1、A2、A3 型。
- **结果:** 两种方式在年龄、住院时间、术前 VAS 评分和 ODI 指数方面无显著性差异;两组都无明显术后相关并发症出现;末次随访 Kiva 系统组效果和气囊椎体后凸成形术相当。
- **结论:** Kiva 系统治疗骨质疏松性椎体压缩骨折方法可行。

■ 胸腰椎支具在胸腰椎爆裂骨折的应用研究(Bailey 等,2014)[34]

- 多中心随机对照研究。
- **纳入标准:** 纳入 96 例患者,其中无支具组 49 例,胸腰椎支具 47 例。所有患者获得 3 个月随访。T_{11}~L_3 胸腰椎爆裂骨折,无神经损伤症状;年龄大于 60 岁;脊柱后凸畸形小于 35°; AO 分型为 A3 型骨折;损伤至手术时间小于 72 h。无支具组弯曲限制下术后即可行走;胸腰椎支具组术后支具辅助下行走,8 周后去除支具。

- **结果**：胸腰椎支具术后3月功能障碍问卷表RMDQ得分为6.8±5.4，无支具组RMDQ得分为7.7±6.0，两组无显著性差异。
- **结论**：胸腰椎爆裂骨折术后无支具支撑下早期负重可避免较多的经济支出，但与此同时长期卧床也增加术后并发症的发生。

■ 经皮椎体后凸成形术(PKP)联合内固定与单纯经皮椎体后凸成形术治疗老年性胸腰椎爆裂骨折的疗效对比(He等，2013)[35]

- 前瞻性随机对照研究。
- **纳入标准**：纳入43例患者，其中PKP组22例，PKP+经皮短节段固定组21例。平均随访2年，所有患者获得随访。单节段胸腰椎爆裂骨折，无神经损伤症状；年龄大于65岁；AO分型为A3型骨折；临床结果采用VAS评分及Oswestry功能障碍指数(ODI)进行评估；影像学结果通过Cobb角、脊柱后凸畸形丢失进行评估。
- **结果**：PKP+经皮短节段固定组在VAS评分及ODI指数方面优于PKP组，且具有统计学意义；PKP+经皮短节段固定组术后脊柱后凸矫正优于PKP组，且术后矫正丢失显著小于PKP组；在PKP组，2例患者出现伤椎再发骨折，1例患者出现临近椎体骨折；PKP+经皮短节段固定组无相关术后并发症。
- **结论**：经皮椎体后凸成形术联合内固定较单纯经皮椎体后凸成形术治疗老年性胸腰椎爆裂骨折临床效果更满意。

■ 手术与非手术治疗无神经症状的胸腰椎爆裂骨折(Wood等，2015)[36]

- 前瞻性随机对照研究。
- **纳入标准**：纳入47例患者，其中手术治疗24例，保守治疗23例。平均随访8年，最终19例手术患者及18例保守患者获得随访。胸腰椎爆裂骨折，无神经损伤症状；年龄为18～66岁之间；损伤致手术时间小于3周；无感染、凝血障碍、皮肤疾病等。
- **结果**：手术治疗组术前脊柱后凸畸形末次随访平均13°；保守治疗组术前脊柱后凸畸形末次随访平均19°，两组无统计学差异。末次随访两组疼痛评分，保守治疗组小于手术治疗组，结果具有统计学意义。末次随访，保守治疗神经功能障碍较少；SF-36末次随访结果中6项支持非手术治疗。
- **结论**：长期随访(6～22年)结果显示，胸腰椎爆裂骨折非手术治疗在疼痛、功能方面优于手术治疗。

■ 支具在椎体压缩骨折的应用研究(Kim等，2014)[37]

- 前瞻性非劣效性随机对照研究。
- **纳入标准**：纳入60例急性单节段骨质疏松性椎体压缩骨折患者，分为伤后3天无支撑组20例患者；软性支撑组20例；刚性支撑组20例。骨折12周后进行Oswestry功能障碍指数(ODI)评定。
- **结果**：ODI指数在骨折后12周无支撑组不低于软性支撑组和刚性支撑组；随访期间，三组ODI指数、后背VAS评分显著提高、椎体前缘压缩率显著降低，但三组无显著统计学差异。

- **结论**：椎体压缩骨折无支撑治疗 ODI 指数不低于软性支撑和刚性支撑治疗；此外，后背疼痛 VAS 评分及椎体前缘压缩率结果相似。

■ 前后联合入路椎体融合与经椎间孔椎体融合在胸腰椎移位骨折的疗效对比（Hao 等，2014）[38]

- 随机对照研究。
- **纳入标准**：纳入 61 例患者，其中前后联合入路椎体融合组（P-A）32 例，经椎间孔椎体融合组（TLIF）29 例。平均随访 2 年，最终 27 例经前后联合入路椎体融合及 30 例椎间孔椎体融合患者获得随访。纳入患者为 T_{11}～L_2C 型骨折；年龄为 20～60 岁之间；病理性骨折、严重骨质疏松性骨折不纳入此项研究。
- **结果**：在椎体融合率、压缩程度、矫正丢失、内固定失败率、美国脊柱损伤评分、VAS 评分方面，前后联合入路椎体融合及椎间孔椎体融合两组无统计学差异；在出血量、手术时间、围手术期并发症发生率，前后联合入路椎体融合组高于椎间孔椎体融合组。
- **结论**：尽管两种植骨方式临床及影像学结果相似，但是经椎间孔椎体融合更加安全，手术相关并发症较少。

■ KumaFix 脊柱后路钉棒系统与普通后路 U 型钉棒系统在胸腰椎骨折的疗效比较（Liang 等，2014）[39]

- 前瞻性随机对照研究。
- **纳入标准**：纳入 45 例胸腰椎爆裂骨折患者，其中 KumaFix 脊柱后路钉棒系统组 23 例，普通后路 U 型钉棒系统组 22 例。平均随访 9～22 个月，最终所有患者获得随访。纳入患者为单节段胸腰椎爆裂骨折；脊柱后凸畸形小于 20°；损伤致手术时间小于 2 周；AO 分型为 A3 型骨折。
- **结果**：KumaFix 脊柱后路钉棒系统在手术时间方面显著低于普通后路 U 型钉棒系统；两组内固定系统在 VAS 评分及 Oswestry 功能障碍指数优于术前；末次随访，相比普通后路 U 型钉棒系统，KumaFix 脊柱后路钉棒系统 ODI 显著提高。
- **结论**：对于胸腰段 A3 型椎体骨折，与普通后路 U 型钉棒系统比较，KumaFix 系统能够渐进、平稳、可控地撑开复位，有利于经椎弓根伤椎植骨，有效避免了内固定对相邻关节突的影响。

■ 手术和非手术治疗无神经症状的胸腰椎爆裂骨折的疗效对比（Wood 等，2003）[40]

- 单中心随机对照研究。
- **纳入标准**：纳入 53 例患者，其中手术治疗 26 例，保守治疗 27 例。平均随访 44 个月，最终 24 例手术患者及 23 例保守患者获得随访。胸腰椎爆裂骨折，无神经损伤症状；年龄为 18～66 岁之间；损伤致手术时间小于 3 周；无感染、凝血障碍、皮肤疾病等。手术治疗组：脊柱后路短节段椎弓根螺钉内固定＋自体髂骨骨移植术或前路脊柱融合术＋骨移植术。保守治疗组：石膏或支具固定。

- **结果**：手术治疗组术前脊柱后凸畸形平均10.1°，末次随访平均13°、术前椎管占位39%，末次随访22%；保守治疗组术前脊柱后凸畸形平均11.3°，末次随访平均13.8°、术前椎管占位34%，末次随访19%。末次随访两组疼痛评分结果相似。末次随访，保守治疗神经功能障碍较少；SF-36末次随访结果两组结果相似；手术治疗组术后并发症多于保守治疗组。
- **结论**：手术治疗组胸腰椎爆裂骨折稳定性较好，但神经检查长期随访结果显示手术治疗组无明显优势。

述评

脊柱创伤

对于颈椎骨折，临床治疗面临多种选择，是否手术，手术入路，固定节段，内固定方式等都是近年来讨论的热点。

本章汇总了40篇RCT研究，分析了手术方法治疗颈椎骨折、椎弓根螺钉固定治疗胸腰椎骨折等方面的一系列问题。

现有证据表明，在治疗颈椎骨折方面，颈前路手术患者的术后颈椎曲度显著优于颈后路手术患者，但前者并发症发生率也明显高于后者。在治疗胸腰椎骨折方面，短节段非融合固定胸腰椎骨折临床疗效更好，在减少供区并发症、手术时间、术中出血以及保留更多的脊柱运动节段方面更有优势。在治疗无神经症状的胸腰椎爆裂骨折方面，目前没有高质量的RCT支持哪一种方法更优，需要进一步做高质量RCT研究。

第二章 肩关节周围创伤

第一节 肱骨近端骨折

一、手术及保守疗法治疗肱骨近端骨折效果比较

肱骨近端骨折约占成人骨折的 6%[41]，其发生几率随着年龄的增长上升明显，且女性的发病率是男性的 2～3 倍[41]，很多伤者为高龄患者且伴有骨质疏松。大多数的肱骨近端骨折为闭合性骨折，针对肱骨近端最常用的分型方式是 Neer 分型[42]，其分型依据是肱骨近端的解剖结构——关节部、肱骨大结节、肱骨小结节以及肱骨干。肱骨近端的血供是另一项分型的关键因素，即 AO 骨折分型在 2007 年与 OTA 协同更新后的分型系统。该分型方法将肱骨近端骨折分为 A、B、C 三型，A 型为关节外骨折；B 型为关节外，双部分骨折，可能伴有血运损伤；C 型为关节内骨折，高度怀疑血运损伤[43]。很多肱骨近端骨折为轻微移位骨折，Neer 分型认为约 85%的肱骨近端骨折为轻微移位骨折[42]。

针对肱骨近端骨折的治疗主要包括保守治疗及手术治疗，对于轻微移位的骨折，保守治疗接受度较高，该治疗方法包括固定、理疗及锻炼。手术治疗主要用于治疗移位明显及不稳定性的，甚至情况更复杂的肱骨近端骨折，方法主要包括：

(1) 闭合复位经皮螺钉/克氏针内固定；

(2) 外固定支架；

(3) 切开复位钢板内固定；

(4) 切开复位张力带内固定；

(5) 髓内钉；

(6) 肱骨头置换术；

(7) 全肩关节置换术。

以下研究评估了手术治疗及保守治疗肱骨近端骨折的效果。

▲ 数据来源：Cochrane Bone, Joint and Muscle Trauma Group Specialised Register, the Cochrane Central Register of Controlled Trials(*The Cochrane Library*, 2015 年第 11 期), MEDLINE, EMBASE, CINAHL and the WHO International Clinical Trials Registry Platform and Current Controlled Trials.

■ 对比两种康复方法对两部分肱骨近端骨折患者的效果(Hodgson 等，2003)[44]

● 单中心单盲随机对照研究。

- **纳入标准：** 86 例两部分肱骨近端骨折的患者随机分为两组，A 组伤后 1 周内直接进行理疗，B 组在肩带悬吊 3 周后进行理疗。
- **结果：** 在伤后 16 周，A 组患者疼痛较少($P<0.01$)，肩部功能更好($P<0.001$)。在伤后 52 周，两组间差异减少，虽然 A 组疼痛较少且功能更佳，但是差异无统计学意义。采用曲线下面积计算方法显示：在为期 52 周的随访时间内，A 组的疼痛更少(SF-36 问卷)，功能更佳。
- **结论：** 在肱骨近端两部分骨折的患者中，采用伤后直接进行理疗的方法有助于减少疼痛，且长达 52 周的随访也显示，该类型骨折的患者进行固定并没有好处。

■ 比较肱骨近端骨折后固定 1 周或 3 周的疗效(Kristiansen 等，1989)[45]

- 随机对照研究。
- **纳入标准：** 纳入 85 例患者，其中女性患者 65 例，男性患者 20 例，平均年龄为 72 岁。在术后 1 个月，3 个月，6 个月，12 个月分别进行随访，功能评价采用 Neer 评分。
- **结果：** 伤后固定 1 周组的功能评分在伤后前 3 个月更理想，疼痛更少。伤后 6 个月后两组的疼痛、功能、活动度无明显差异。
- **结论：** 试验中并没有显示固定时间长的预后效果高，相反固定 1 周组在伤后 3 个月内更理想。

■ 对比早期肩部活动(伤后 3 天内)和传统的固定 3 周后进行理疗的保守疗法对于肱骨近端骨折的疗效(Lefevre-Colau 等，2007)[46]

- 随机对照研究。
- **纳入标准：** 采用随机对照研究方法，纳入 74 例肱骨近端嵌插型骨折病例，随机分为早期活动组和传统疗法组。主要疗效指标为 3 个月后肩关节总体功能情况(Constant 评分)，次要指标为 6 周及 6 个月时肩关节功能评分，疼痛(VAS 评分)以及主动/被动活动度。
- **结果：** 在 3 个月和 6 周时，早期活动组的肩关节功能评分明显较好[组间差异，9.9(95%可信区间，1.9～17.8)($P=0.02$)及 10.1(95%可信区间，2.0～18.1)($P=0.02$)]，活动度也更佳[组间差异，12.0(95%可信区间，1.7～22.4)($P=0.02$)及 28.1(95%可信区间，7.1～49.1)($P=0.010$)]。在 3 个月时，早期活动组的疼痛较传统保守治疗组轻[组间差异，15.7(95%可信区间，0.52～30.8)($P=0.04$)]。无再次移位或骨折不愈合发生。
- **结论：** 对于肱骨近端嵌插型骨折，早期活动的方法较安全，而且在恢复肩关节功能等方面优于传统的保守治疗方法。

■ 对比 Desault 绷带和新型的 Gilchrist 绷带治疗肱骨近端骨折的疗效(Rommens 等，1993)[47]

- 前瞻性随机对照研究。
- **纳入标准：** 纳入 28 例新发的无移位型肱骨近端骨折病例，其中 22 位女性患者，6 位男性患者，平均年龄为 69 岁。将患者随机分为 Desault 绷带组和 Gilchrist 绷带组，进行相应的干预。在骨折愈合后 1 周和 3 周分别从功能恢复、疼痛、并发症等方面进行评估。

- **结果**：两种绷带固定对于骨折愈合和功能预后无明显影响，Gilchrist 绷带固定在患者主观和客观评价上更有优势，疼痛较少，皮肤应激情况较少。
- **结论**：没有证据显示两种绷带的区别，临床上可以根据患者的意愿进行绷带的选择。

■ 比较传统保守治疗方法与指导下自我功能锻炼疗法对于肱骨近端骨折的疗效(Bertoft 等，1984)[48]

- 单中心单盲随机对照研究。
- **纳入标准**：纳入 20 例肱骨近端无移位/轻微移位患者。随机分为两组，A 组为传统保守治疗方法组，B 组为指导下自我功能锻炼组。随访一年，随访过程中定期进行客观功能测试和主观评价。
- **结果**：两组在伤后 3 周和 8 周时功能改善较明显。患者在 8 周时主观认为患肢功能接近正常。客观功能评价在后期接近正常。两组之间在各测试指标中无显著统计学差异。
- **结论**：该研究表明，患者主观认为在有效指导下的自我功能锻炼康复效果满意。

■ 对比独立锻炼和传统理疗方法治疗无移位型肱骨近端骨折的疗效(Lungberg 等，1979)[49]

- 随机对照研究。
- **纳入标准**：纳入 42 例无移位型的肱骨近端骨折病例，随机分为独立功能锻炼组和传统理疗方法组。一组进行独立康复训练，另一组使用传统理疗方法进行干预，在干预后 1 个月、3 个月、1 年后分别从功能恢复、疼痛、并发症等方面进行随访评估。
- **结果**：两组在患者主观感觉以及在 1 个月，3 个月，1 年后的客观评分方面无统计学差异。
- **结论**：该研究表明功能恢复性锻炼的指导对于提高预后无十分明显的作用。

■ 研究 PHFE 治疗肱骨颈骨折的效果(Livesley 等，1992)[50]

- 双盲随机对照研究。
- 盂肱关节的挛缩是导致轻微移位的肱骨颈骨折预后较差的重要原因之一，高频脉冲电磁理疗(Pulsed High Hrequency Electromagnetic Cnergy, PHFE)(图 2-1)可以减少疼痛和患肢肿胀并促进愈合，该疗法可以便于患者的早期活动以减少关节挛缩的几率。该研究纳入了 48 例患者，37 例女性患者，11 例男性。采用随机双盲的方法，随机分为对照组和 PHFE 组，对 PHFE 组进行高频脉冲电磁理疗干预，进行 10 天，每天 30 min，对照组使用相同外形但没用功能的设备进行干预。在干预后 1 个月，3 个月分别从疼痛评分，活动范围，肌肉力量，并发症等方面进行随访评估。

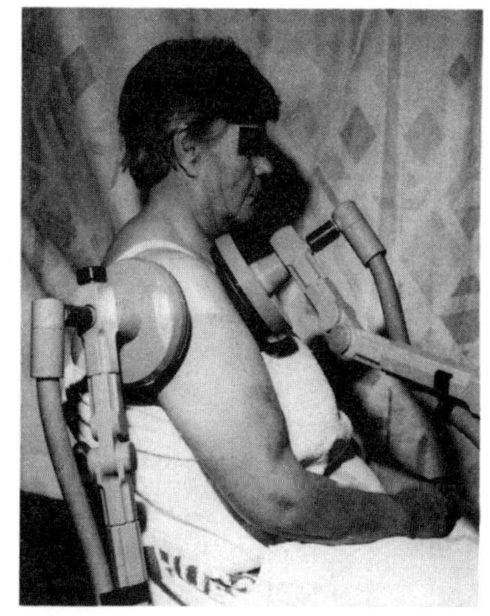

图 2-1 高频脉冲电磁理疗

- **结果**：早期的理疗在所有病例中都得到了较理想的效果，患者的功能恢复主要与年龄相关而非开始治疗的时间。
- **结论**：虽然结果显示开始治疗的时间与理疗所需周期存在一定关系，但是 PHFE 的运用并没有明显提高肱骨颈骨折患者的预后。

■ 比较术后早期活动(1 周)和延后活动(3～4 周)(Kristiansen、Torrens 等)[45, 51, 52]

- 随机对照研究。
- **纳入标准**：共纳入 42 例没有移位或轻微移位的肱骨近端骨折，其中 32 例女性患者，10 例男性患者，平均年龄为 70 岁。随机分为两组，在进行固定之后，一组 1 周后开始活动，另一组 4 周后开始活动。在 1 周、1 个月、6 个月进行随访，使用 VAS 评分(附录 4)系统进行评价。
- **结果**：对于轻微移位的骨折早期活动术后恢复较好，疼痛较少。术后并发症(肩部不适，骨折移位及骨不连)无统计学差异。
- **结论**：轻微移位的骨折患者应进行早期活动。

■ 比较闭合手法复位和经皮复位外固定术治疗肱骨近端移位性骨折的疗效(Kristianse 等，1988)[51]

- 随机对照研究。
- **纳入标准**：纳入 31 例肱骨近端移位性骨折病例，其中女性患者 22 位，男性患者 9 位。随机分为闭合手法复位组和经皮复位外固定支架组，术后 3 个月、6 个月进行随访，评估患者的复位质量和功能评分。
- **结果**：经皮复位外固定术治疗组患者的复位治疗和术后关节功能评分更佳。
- **结论**：推荐使用经皮复位外固定术治疗肱骨近端移位性骨折。

■ 比较锁定钢板和带锁髓内钉在治疗两部分肱骨近端骨折中的疗效(Zhu 等，2011)[53]

- 前瞻性随机对照研究。
- **纳入标准**：纳入 51 例新发的肱骨外科颈两部分骨折病例，并随机分为髓内钉组：25 例患者，锁定钢板组：26 例患者。术后 1 年以及 3 年对其进行影像学评估，采用 VAS 评分对其肩关节疼痛进行评估，采用 ASES 评分(附录 5)以及 Constant-Murley 评分(附录 6)对其肩关节功能进行评估。
- **结果**：所有病例在术后 3 个月之内皆达到骨性愈合。在术后 1 年，髓内钉组和锁定钢板组的并发症发生率有明显差异(4% vs 31%，$P=0.024$)，而锁定钢板组的 ASES 评分，VAS 评分以及冈上肌强度明显优于髓内钉组(90.8 vs 83.6，$P=0.021$；1.0 vs 0.5，$P=0.042$；77.4% vs 64.3%，$P=0.032$)。在术后 3 年时，两组以上术后参数无明显差异，但是两组相比术后 1 年时的 VAS 评分，ASES 评分和 Constant-Murley 评分都有显著改善。
- **结论**：对于肱骨外科颈两部分骨折的病例，髓内钉和锁定钢板都可达到较理想的术后效果，术后短期疗效来看锁定钢板要优于髓内钉，但是术后长期疗效两种内固定方式无明显差异。

■ 比较锁定钢板固定和逆行克氏针髓内固定法(Smejkal 等,2011)[54]

- 多中心前瞻性随机对照研究。
- **纳入标准**：纳入 2～3 部分的肱骨近端骨折病例,AO 分型为 A2、A3、B1 或 C1,年龄为 18～80 岁,患者依从性良好;排除标准为开放性骨折,合并其他损伤,生长板损伤以及患者基本情况不宜手术。随机分为两组,A 组 27 例患者采用 Zifko 法微创克氏针(图 2-2)固定(MIO),B 组 28 例患者采用切开复位内固定(图 2-3),Philos 钢板内固定。

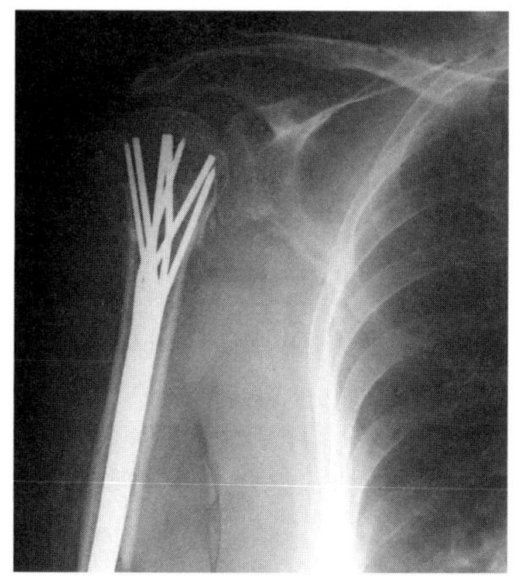

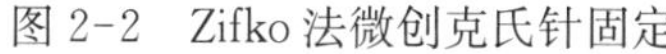

图 2-2　Zifko 法微创克氏针固定

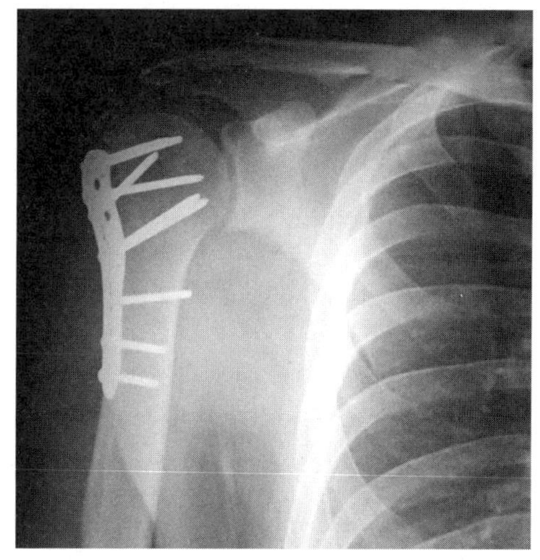

图 2-3　切开复位内固定

- **结果**：ORIF 组患肢恢复正常功能的平均时间为 27.2 周(9～72 周),最终 CM 评分(与健侧百分比)为 86.6%(64%～100%),优良率为 89%,39%的患者发生并发症。MIO 组所有病例均达到骨性愈合,患肢恢复正常功能平均时间为 21.4 周(13～36 周),最终的 CM 评分为 87.5%(52%～100%),优良率为 89%,并发症发生率为 33%。
- **结论**：两组之间各参数未显示有统计学差异,但是 MIO 组的手术时间明显少于 ORIF 组(72 min vs 117 min, $P<0.05$)。患肢恢复正常功能的时间两组之间差异接近统计学差异,其余如优良率以及并发症发生率两组之间相似。

■ 比较半肩置换术和锁定钢板内固定治疗肱骨近端骨折的疗效(Cai 等,2012)[55]

- 单中心随机对照。
- **纳入标准**：纳入 32 例 Neer 分类 4 型急性肱骨近端骨折患者(87%女性),平均年龄为 71.9 岁,随机分为切开复位锁定钢板内固定组(ORIF)和半肩关节成形术组(Shoulder Hemiarthroplasty, SHA)。主要术后评估指标为 Constant 评分(附录 6),DASH 评分(附录 7)以及基于 EQ-5D 量表的 HRQoL 评分。
- **结果**：在术后 2 年时,SHA 组的 DASH 评分要明显优于 ORIF 组,SHA 组的肩关节屈伸度为 129°,ORIF 组为 117°,无统计学差异($P=0.27$)。SHA 组的肩关节外展度为123°,ORIF组为111°,无统计学学差异(P=0.41)。在SHA组中,受伤前,术后4个月,术后12个月,术后24个月的EQ-5D指数评分分别为:0.85±0.21, 0.65±0.14, 0.79±0.24, 0.81±0.17。

- **结论**:对于该类型的骨折,虽然大部分术后指标两组之间不存在统计学差异,但半肩关节成形术在功能恢复更具优势。

■ 比较反置式人工肩关节置换术(RSA)和半肩置换术(HA)治疗老年复杂性肱骨近端骨折的疗效(Sebastia-Forcada等,2014)[56]

- 多中心单盲前瞻性随机对照研究。
- **纳入标准**:纳入62例70岁以上的,肱骨近端4部分骨折或3部分骨折伴有脱位的患者,随机分为RSA组31例患者和HA组31例患者,其中HA组1例患者在随访1年内死亡,故予以排除,所有患者的平均随访时间为28.5月(24～49个月)。
- **结果**:RSA组的UCLA评分(附录9)和Constant评分明显高于HA组(29.1 vs 21.1, 56.1 vs 40.0),前举角度和外展角度也明显优于HA组(120.3° vs 79.8°, 112.9° vs 78.7°)。但是内旋角度两组无明显差异(2.7° vs 2.6°; P=0.91)。HA组的DASH评分明显优于RSA组(17 vs 29; P=0.001)。在HA组中,56.6%的肱骨结节愈合,30%发生吸收,其中2例发生术后并发症(术中骨折以及浅层感染),1例因术后发生关节僵硬而采用全麻下手术。HA组中有6例患者因发生肱骨近端移位而转为采用RSA。在RSA组中,64.5%的肱骨结节发生愈合,13.2%吸收,其中有1例发生肱骨近端凹陷,1例发生血肿,1例发生深部感染而需要进行二次手术翻修。
- **结论**:对于老年的肱骨近端复杂性骨折,RSA手术方式的术后疼痛发生率较低,二次手术翻修率较低。

■ 比较三角肌劈开入路和肩关节前方胸三角肌间沟入路桥接钢板内固定治疗肱骨近端骨折的疗效(Buecking等,2014)[57]

- 随机对照研究。
- **纳入标准**:纳入120例肱骨近端骨折病例,随机分为三角肌间隙入路组(Deltoid-Split Approach, DSA)和肩关节前方胸三角肌间沟入路组(Deltopectoral Approach, DPA),每组60例。评估其术后并发症发生率,肩关节功能(Constant评分),疼痛(VAS评分),两组病例的基本资料无明显统计学差异。术后6周、6个月、12个月对其进行功能随访。
- **结果**:两组的二次手术率和并发症发生率无明显统计学差异。DSA组中8例(14%)需要再次手术翻修,DPA组中7例(13%)需要再次手术翻修,无统计学差异。术后12个月,两组的Constant评分无明显差异(DSA 81; 95% CI, 74～87 vs DPA 73; 95% CI, 64～81; P=0.13)。术后1年,两组的疼痛无明显差异(DSA 1.8; 95% CI, 1.2～1.4 vs DPA 2.5; 95% CI, 1.7～3.2; P=0.14)。两组透视时间也相仿。
- **结论**:对于肱骨近端骨折,两种入路手术方式皆可采用。

■ 比较肱骨近端骨折中曲型髓内钉和直型髓内钉的治疗效果(Lopiz 等,2014)[58]

- 单中心双盲随机对照研究。
- **纳入标准：** 纳入研究 54 例患者,其中 2 例失访,最终纳入 52 例患者,其中 26 例接受直型髓内钉治疗(年龄 47～87 岁,平均年龄 69),26 例接受曲型髓内钉治疗(年龄 38～89,平均年龄 71 岁)。Neer 分型 2 块或 3 块肱骨近端骨折。临床结果通过 Constant 评分评测,同时进行影像学评价(图 2-4)。
- **结果：** 曲型髓内钉与直型髓内钉在 Constant 评分方面差别没有统计学意义(72.7±16.0, 83.3±16.7, $P=0.246$)。肩袖损伤发病率分别是 19/26(73%), 9/26(34.6%), $P=0.001$。平均肱骨颈角(neckshaft angle)分别是 130°和 135°, $P>0.05$。二次手术率分别为 42%和 11.5%。
- **结论：** 两者具有相似的骨折愈合率,直型髓内钉具有更低的并发症发生率,同时能够改善肩袖疼痛。

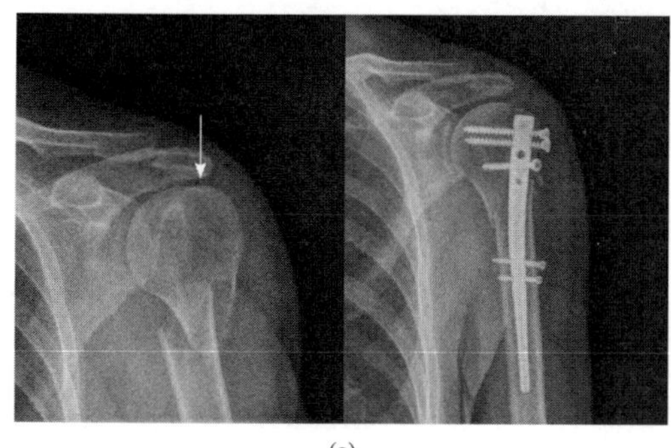

(a)

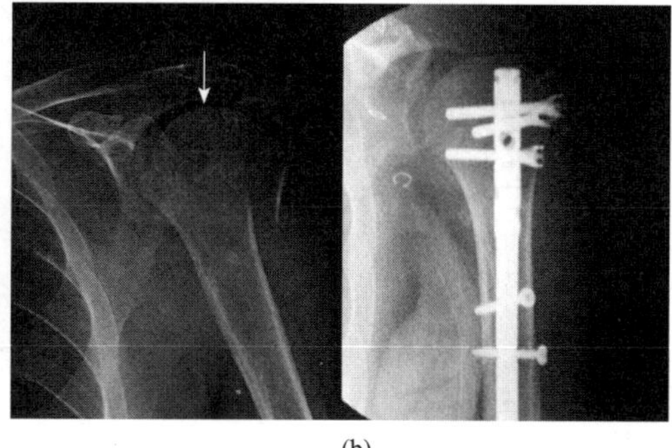

(b)

图 2-4　曲型髓内钉(a)与直型髓内钉(b)

■ 比较锁定钢板多轴向螺钉固定(Polyaxial Screw, PAS)和单轴向螺钉固定(Monoaxial screw, MAS)治疗肱骨近端骨折的疗效(Ockert 等,2014)[59]

- 随机对照研究。
- **纳入标准：** 纳入 124 例肱骨近端移位性骨折病例,平均年龄为(70.9±14.8)岁,随机分为 PAS 组和 MAS 组。
- **结果：** 在 MAS 组中,平均使用 6 枚螺钉(95% CI 5.1～6.2),在 PAS 组中,平均使用 4 枚螺钉(95% CI 3.3～4.5)。两组中螺钉置钉位于上外侧的分别为:MAS 24.8%, PAS 20.7%($P=0.49$);上内侧:MAS 21.9%, PAS 20.0%($P=0.433$);下外侧:MAS 32.5%, PAS 35.0%($P=0.354$);下内侧:MAS 20.8%, PAS 8.3%($P=0.33$);下后侧:MAS 22.5%, PAS 29.8%($P=0.49$);前下侧:MAS 27.5%, PAS 31.2%($P=0.09$)。
- **结论：** 两种螺钉置钉方式在螺钉放置上并无明显差异,但是在肱骨头的上后侧无置钉时,内固定松动的几率增大,故在肱骨近端骨折的内固定治疗中,应重视肱骨头上后侧区域的置钉。

■ 比较锁定钢板多轴向螺钉固定(Polyaxial Screw, PAS)和单轴向螺钉固定(Monoaxial

screw, MAS)治疗肱骨近端骨折的疗效(Voigt 等,2011)[60]

- 随机对照研究。
- **纳入标准:** 纳入 56 例年龄大于 60 岁的肱骨近端 3~4 部分骨折病例。PAS 组 25 例(平均年龄 75.5 岁),MAS 组 31 例(平均年龄 72 岁)。术后第 3、6、12 个月采用 SST 评分(Simple Shoulder Test), DASH 评分,Constant 评分以及影像学资料评估术后效果,并比较两组的并发症发生率。最终 48 例患者得到随访(PAS 20/25, MAS 28/31)。
- **结果:** 两组术后 3 月至 12 月的各项功能评分均得到明显改善,但组间无明显差异。术后 12 月,PAS 组和 MAS 组的 SST 评分(简明肩关节评分系统)为 8.6±3.2, 9.7±1.8。DASH 评分为 17.8±16.2, 15.7±11.8, Constant 评分为 73%±17%及 81%±13%,并发症发生例数分别为 6 例和 8 例。
- **结论:** 两种内固定置钉方式都可以达到较理想的术后效果,虽然理论上 PAS 置钉方式更具优势,但是该研究并未显示出明显差异。

■ 比较两种不同肩关节成型系统治疗肱骨近端 4 部分骨折的疗效(Fialka 等,2008)[61]

- 单中心随机对照研究。
- 比较治疗肱骨近端 4 部分骨折肩关节成形术两种不同假体系统的疗效,纳入 35 例(28 女,7 男),平均年龄 74 岁(56~88 岁)。两种肩关节成形系统的差异主要在于对肱骨结节的固定方式:EPOCA 系统主要通过钢缆(wire cables)穿过内外侧孔道固定,HAS 系统主要通过经骨的编织缝线(transosseous braided sutures)固定。该研究将 35 例患者随机分为 EPOCA 组和 HAS 组,经过 1 年的随访,评估其肩关节功能及影像学资料(图 2-5)。
- **结果:** Constant 评分 EPOCA 组优于 HAS 组($P=0.001$),关节活动度也更佳(屈伸,$P<0.001$;外展,$P=0.001$;内旋外展,$P=0.01$;外展外旋,$P=0.001$)。影像学资料方面,如异位骨化、关节窝损坏、半脱位等方面两组无明显差异。
- **结论:** EPOCA 系统的固定牢固性和解剖复位性较理想,骨质愈合也更理想。

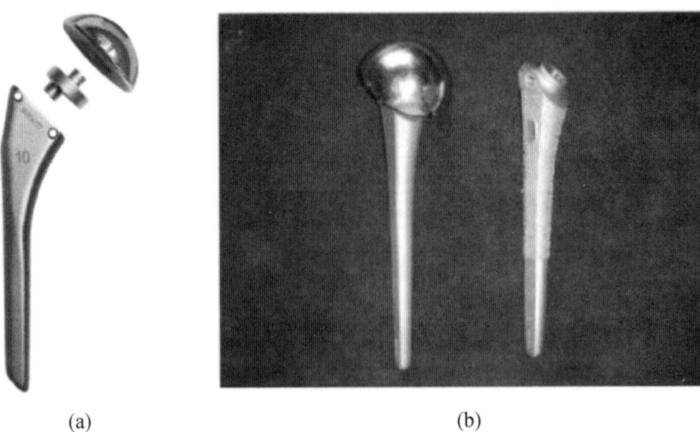

(a) (b)

图 2-5 (a) EPOCA 系统; (b) HAS 系统

二、老年肱骨近端3或4部分骨折：手术治疗是否是最优选择

肱骨近端骨折是急诊常见骨折类型，占全身骨折的4%～5%[62]。老年人群肱骨近端骨折较为常见，在年龄超过65岁的所有骨折中发生率位于第3位[63]。随着人口老龄化加速，预计在接下来的几十年内此类骨折的发生率将增加2倍[64]。根据Neer分型，肱骨近端3或4部分骨折指肱骨近端主要解剖结构(大、小结节，肱骨头，肱骨干)发生的粉碎性移位骨折，占所有肱骨近端骨折的13%～16%[62]。虽然老年人常为低能量损伤，然而由于严重骨质疏松、骨坏死、骨不连等原因，老年肱骨近端3或4部分骨折的治疗仍然是临床中治疗的难点，也是临床研究的热点。目前，保守治疗[65]、内固定[66]、半肩置换[67]、反肩置换[56]是治疗老年肱骨近端3或4部分骨折的主要技术。随着内固定器械、人工关节的发展和手术技术的进步，手术率逐年升高，医疗费用快速增加[68, 69]。但是对于手术还是保守治疗的争议却从未停止。JAMA最新公布的一项大规模多中心随机对照研究结果提示，对于移位型肱骨外科颈骨折，手术与保守治疗的效果在2年随访中并无显著差异[65]。最新一项回顾性研究发现，肱骨近端骨折采用手术治疗，术后90天内再入院率平均为14%[70]。因出现并发症再入院的情况切开复位内固定占29%，反肩置换20%，半肩置换16%。可见手术不仅带来了高昂的医疗费用，还产生了大量的并发症。

▲ 数据来源：MEDLINE, EMBASE, CINAHL and the WHO International Clinical Trials Registry Platform and Current Controlled Trials.

■ 3项RCT：比较保守治疗与切开复位内固定

约40年前，骨科医生开始注意到早期活动在肱骨近端骨折治疗和康复中的重要作用。Fjalestad等[71]报道对于AO/OTA B2或C2肱骨近端移位骨折，2年随访结果提示角稳定钢板和保守治疗在肩关节Constant评分和生活质量方面没有显著差异。随着内固定材料和器械的发展，切开复位内固定术越来越多地应用于老年肱骨近端3或4部分骨折。然而保守治疗与切开复位内固定术孰优孰劣的争论仍无定论。截至目前，仅有3项随机对照研究与1项meta对保守治疗和切开复位内固定进行了对照研究。

■ 比较保守治疗与张力带手术的效果(Zyto等，1997)[72]

- 随机对照研究。
- 共纳入29例患者，纳入标准：老年肱骨近端粉碎移位的3或4部分骨折，排除高能量损伤和病理性骨折，其中手术14例，保守治疗15例。50个月的随访。
- **结果：** 手术组患者的术后Constant评分为60±19，保守治疗组患者的Constant评分为65±15。其中在手术组中发生了1例肱骨头缺血坏死，1例骨不连，4例骨性关节炎，而在骨保守治疗组中仅有2例骨性关节炎。虽然影像学上显示手术纠正了肱骨头的位置，与保守治疗相比，功能上并无差异，手术反而增加了并发症。
- **结论：** 对于老年患者手术治疗没有更好的评分，反而并发症发生率有所提高，所以建议对老年患者肱骨近端的3或4部分骨折进行保守治疗。

■ 比较钢板切开复位内固定与常规保守治疗(Fjalestad 等,2012)[73]

- 随机对照研究。
- 共纳入 50 例患者,女性患者 44 名,男性患者 6 名,平均年龄为 73 岁。随机分为两组,分别进行切开复位内固定治疗和保守治疗。在第 2 周,第 8 周,第 12 周,第 16 周,第 24 周进行随访评估。评估使用 ASES 评分系统。
- **结果**: 手术组与保守治疗组 Constant 评分无显著差异,手术组出现了 8 例肱骨头缺血坏死,保守治疗组出现了 13 例肱骨头缺血坏死,2 例骨不连。
- **结论**: 结果与之前研究类似,手术仅在影像学上有明显的优势,在肩关节功能方面与保守治疗无显著差异。

■ 3 项 RCT 比较保守治疗与半肩置换

早在 20 世纪 70 年代,Charles Neer 等提出对于肱骨近端 4 部分骨折,理想的治疗应当为关节置换[74]。然而随后许多研究者得到的结果却并不一致[75]。目前来说,对于老年肱骨近端 3 或 4 部分移位骨折伴严重骨质疏松患者来说,半肩置换仍然是广泛接受的治疗方案。目前仅有 3 项随机对照研究探讨了保守治疗与半肩置换的优劣。

■ 比较非骨水泥型肩关节假体与保守治疗的效果(Stableforth 等,1984)[76]

- 随机对照研究。
- 共纳入 32 例 4 部分肱骨近端骨折骨折,其中 25 例女性患者,7 例男性患者,平均年龄 68 岁。随机分为两组,一组用非骨水泥型肩关节假体治疗,另一组采取保守治疗。在 6 个月后从疼痛、活动范围、肌肉力量等方面进行评价。
- **结果**: 在疼痛和功能评分方面半肩置换优于保守治疗。但是这些结果由于随访时间差别较大、缺乏可信评估手段和随机方法问题等原因受到广泛质疑。
- 目前没有高质量的证据表明半肩置换优于保守治疗。

■ 比较半肩置换和保守治疗在治疗老年肱骨近端 4 部分骨折中的效果(Boon 等,2012)[67]

- 随机对照研究。
- 纳入 55 例肱骨近端 4 部分骨折老年患者,采用生活质量评分(HRQoL), Constant 和 DASH 肩关节功能评分等评估术后效果。术后随访 2 年,从疼痛、活动范围、肌肉力量等方面进行评价。
- **结果**: 半肩置换相较保守治疗,在生活质量、DASH 评分和肩关节活动范围方面有优势;Constant 评分方面两者之间无显著差异。
- **结论**: 半肩置换能够很好地缓解疼痛、提升患者生活质量,但对于患者肩关节功能无明显优势。

■ 比较半肩置换和保守治疗在治疗老年肱骨近端 4 部分骨折中的效果(Bell 等,2011)[77]

- 随机对照研究。
- 纳入 50 例老年肱骨近端 4 部分骨折患者,随机分为两组随机进行半肩置换和保守治疗。术后随访 1 年,主要从功能恢复、肌力和疼痛等方面进行评估。试验采用

Constant 评分系统和简易肩关节评分进行评估。

- **结果：** 两组在 Constant 评分和简易肩关节评分方面无显著差异。3 个月和 12 个月随访时保守治疗组的外展肌力优于手术组。尽管术后 3 个月时保守治疗组患者疼痛情况更严重，但 1 年后随访发现两组之间已无显著差异。
- 目前没有高质量证据表明手术治疗与保守治疗哪个更适用于治疗 3 或 4 部分骨折。

虽然王秋根等认为，肱骨近端 3 或 4 部分骨折是手术治疗的绝对适应证[78]。但是根据现有的高质量 RCT 研究结果我们可以猜想，保守治疗可能也是治疗老年肱骨近端 3 或 4 部分骨折的理想选择之一。效果与手术治疗类似，并发症发生率也相似。但是现有的循证证据依然不足，仍然缺乏大样本的前瞻性随机对照研究。对于老年 3 或 4 部分骨折保守还是手术的争论会延续下去。

第二节 肩关节脱位

一、创伤性肩关节前脱位闭合复位后的保守治疗

肩关节脱位即肱骨头移位出关节盂。根据脱位程度不同，分为肩关节半脱位和全脱位。肩关节脱位的方向会有变化，首次肩关节脱位大多是前脱位，通常由创伤引起。年轻人肩关节脱位常常由运动创伤所致，而老年人肩关节脱位常常由高处坠落所致。外伤性肩关节脱位占所有肩关节脱位的 96%[79]。

流行病学调查估计创伤性肩关节前脱位（包括初发及复发）年发病率达到 11.2/10 万名成人，其中 78%是男性患者[80]。虽然普遍认为肩关节脱位易发生于年轻人，但调查显示 45 岁之前发生初次肩关节脱位的人数与 45 岁之后发生肩关节脱位的人数几乎相同[81]。同时，肩关节脱位一旦发生，肩关节会变得更加不稳定，更容易发生再次脱位。复发性肩关节脱位在年轻人中更加常见。一项 10 年随访调查显示，在 12 岁和 22 岁之间初发肩关节脱位的患者中 66%的患者出现了一次或者多次复发。而 30 岁到 40 岁之间初发肩关节脱位的患者中只有 24%的患者发生一次或者多次复发[82]。创伤性肩关节前脱位后肩关节周围组织损伤的性质和程度往往不同，常见的表现包括 Bankart 损伤，该损伤以肩关节盂唇前下方在前下盂肱韧带复合体附着处的撕脱性损伤为特征[83]。另外还有 Hill-Sachs 损伤，该损伤涉及到肱骨头压缩性骨折及其软骨损伤[84]。

通常创伤性肩关节前脱位可以通过患者病史、体格检查和 X 线片诊断，而较少使用核磁共振成像（MRI）。非手术（保守）治疗方法主要包括闭合复位，3 到 6 周的悬带固定和物理治疗方案[85]。这种疗法主要用于初次脱位。近年来出现一种可以替代传统保守疗法的方案，即利用特制的或者商品化的夹板外旋固定肩关节。手术治疗主要用于慢性或者复发性肩关节脱位。然而一项 Cochrane 综述指出，对于从事高要求体育活动的年轻男性，有一定的证据支持对其初发创伤性肩关节脱位采用手术治疗[86]。

以下研究比较了创伤性肩关节前脱位后外旋患肢和内旋患肢的治疗效果[87]。

▲ 数据来源:Cochrane Bone, Joint and Muscle Trauma Group Specialised Register(2013 年 9 月), The Cochrane Central Register of Controlled Trials(2013 年第 8 期), MEDLINE, EMBASE, CINAHL, PEDro, OTseekerand trial registries.

■ 初次肩关节脱位闭合复位治疗后外旋固定和内旋固定的效果比较(Finestone 等,2009)[88]

- 单中心随机对照研究。
- **纳入标准:** 初发急性肩关节前脱位的患者,充分告知患者并取得患者的同意。一共 51 例患者,均为男性,年龄分布为 17～27 岁,平均年龄 20 岁,均在急诊利用 Milch 复位法(41 例)和 Hippocratic 复位法(10 例)完成了闭合复位。随机分为 A 组和 B 组。A 组一共 27 例患者,肩关节外旋 15°～20°后利用人工支具固定 4 周。B 组一共 24 例患者,首先保持肘关节内收并且固定,然后肩关节内旋后利用支架固定 4 周(图 2-6)。最后保持随访 4 年。
- **结果:** 外旋固定组的再脱位率为 10/27,内旋固定为 10/24。外旋固定组发生首次再脱位的平均时间为 13.8 个月,内旋固定组发生首次再脱位的平均时间为 12.4 个月。再脱位患者均通过 CT 或者 MRI 评估,发现 19/20 的患者存在 Bankart 损伤(肩关节盂唇前下方在前下盂肱韧带复合体附着处的撕脱性损伤),另 1 例患者则存在骨损伤。外旋固定组报告了 2 例腋下皮疹患者。另外外旋固定组中 2 例患者最后需要进行手术治疗,内旋固定组则有 4 例患者需要手术治疗。
- **结论:** 相比于内旋固定,创伤性肩关节前脱位闭合复位术后外旋固定并不存在显著优势。

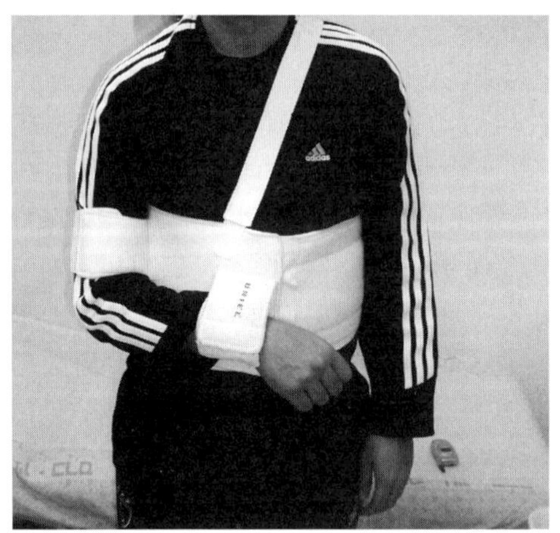
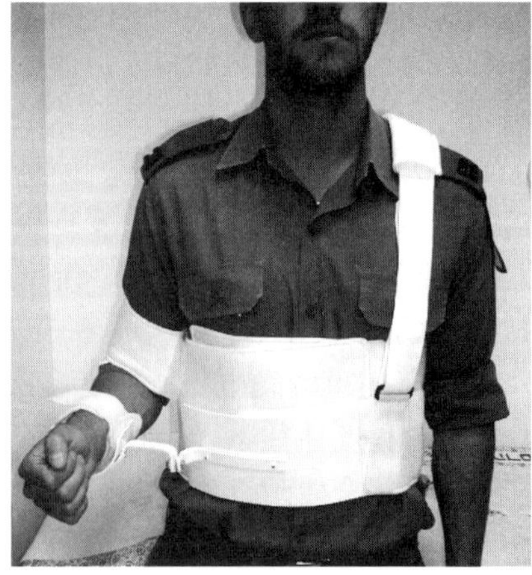

图 2-6 Milch 复位法(左)和 Hippocratic 复位法(右)

■ 肩关节脱位传统牵引-反牵引复位和改良肩胛骨手法复位比较(Ghane MR 等,2014)[89]

- 队列研究。
- **纳入标准:** 急性肩关节前脱位患者。纳入 97 例患者,男性 79 例,女性 18 例,平均年龄(34.15±13.48)岁。随机分为两组,改良肩胛骨复位(Modified Scapular Manipulation, MSM)X 例患者。牵引-反牵引复位(Traction-countertraction,

TCT)组 X 例患者。两组分别采用 MSM 和 TCT 复位(图 2-7、图 2-8)。比较两组的疼痛情况、复位时间、住院时间、成功率。TCT 组使用了镇静止痛药物。

- **结果**：TCT 组复位平均时间(470.88±227.59) s,MSM 组平均复位时间(79.35±82.49) s($P<0.001$)。MSM 组第一次复位成功率为 89%,第二次复位成功率为 97%。TCT 组第一次复位成功率为 73%,第二次复位成功率为 100%。
- **结论**：相比于 TCT 复位,MSM 的初次复位成功率较高。但是其二次复位成功率低于 TCT 复位。尽管如此,相比于传统 TCT 复位,MSM 复位仍可以作为一种更安全、更经济、更可接受的手法复位方法。

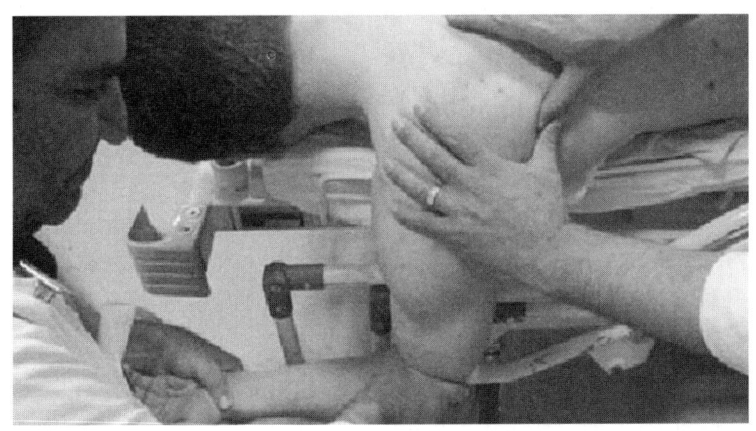

图 2-7 MSM 技术

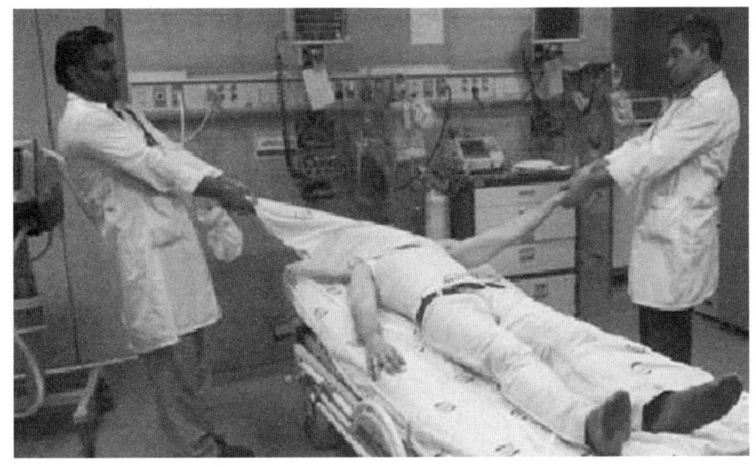

图 2-8 TCT 技术

■ 比较初次肩关节脱位闭合复位治疗后外旋固定和内旋固定的效果(Itoi 等,2007)[91]

- 前瞻性随机对照研究。
- **纳入标准**：创伤导致的初发性肩关节脱位,脱位发生于 3 天内,且影像学检查结果未发现骨折。一共纳入 198 例患者,包括 136 例男性患者和 62 例女性患者,平均年龄 37 岁。随机分为两组,A 组 104 例,由于随访丢失 19 例最后为 85 例。B 组 94

例，由于随访丢失20例，最后纳入74例。A组首先将肩关节外旋10°，然后利用覆盖弹力织物的钢丝网夹板固定3周。B组采用传统吊带和绷带内旋肩关节固定3周。拆除固定后，两组均进行康复活动，主要包括自主活动和被动康复运动。避免剧烈运动至少3个月。通过见面或者电话随访2年。

- **结果**：外旋固定组发生再脱位的患者中，82%发生于第1年。内旋固定组发生再脱位的患者中，84%发生于第2年。外旋固定组报告了6例临时性患侧肩关节僵硬的患者，以及8例复发性肩关节脱位或者半脱位的患者。内旋固定组报告了9例患者最终需要通过手术治疗以稳定肩关节。外旋固定组依从性为71.8%，而内旋固定组依从性则为52.7%。
- **结论**：相比于内旋固定，创伤性肩关节前脱位闭合复位术后外旋固定并不存在显著优势，但是患者的治疗依从性较好。

■ 外旋外展固定和内旋内收固定非创伤性肩关节脱位比较(Heidari K等，2014)[92]

- 单中心前瞻性随机对照研究。
- **纳入标准**：纳入102例患者，男性91例，女性11例。初次非创伤性肩关节前脱位患者，脱位6 h以内，年龄在15～55岁之间。利用电脑随机数字分为两组，内收51例患者，平均年龄(35.43±10.0)岁。外旋外展组51例患者，平均年龄(36.11±7.8)岁。所有患者在复位前后均进行常规X线拍摄和神经功能检查。所有患者均利用Kocher方法手法复位。外旋外展组患者采用聚乙烯支架外旋10°、外展15°后固定。内旋内收组则使用传统悬带和绷带固定。两组均固定3周。保持随访33个月。统计脱位复发率，以及利用Western Ontario Shoulder Instability Index (WOSI)评估肩关节功能。WOSI包括4个领域21个项目，包括身体症状、运动工作情况、生活方式、情绪。均利用0～100 mm长度进行视觉模拟量表评分，总分100分。
- **结果**：外旋外展组最后随访丢失3例患者，内旋内收组最后随访丢失2例患者。外旋外展组复发率为3.9%，显著低于内旋内收组(33.3%，$P<0.001$)。WOSI功能评分显示外旋外展组总分为(187.71±67.5)分，内旋内收组总分为(230.92±78.8)分($P<0.004$)。
- **结论**：相比于传统内旋内收固定非创伤性肩关节脱位，外旋10°和外展15°有利于显著降低再脱位复发率。但是外旋外展组的患者合作性较差，容易自行拆除外旋外展固定支架。

■ 比较肩关节前脱位后外旋固定和内旋固定的效果(Liavaag等，2011)[93]

- 多中心随机对照研究。
- **纳入标准**：16～40岁经影像学诊断为创伤性肩关节前脱位并且实施了成功复位的患者。一共188例，包括153例男性患者和35例女性患者，平均年龄26.8岁。由于随访丢失而剔除4例，最后随机分为A组91例，B组93例。A组利用尺寸合适的特制肩关节固定装置，该装置能保持肩关节外旋15°固定。当正确固定时，固定装置顶端的线能与水平面保持平行。B组使用传统悬带和绷带固定，保持肩关节内旋。以上操作均在复位后立即实施，两组患者均保持固定 3 周。随访 2 年。

- **结果：** 外旋固定组的再脱位率为 28/91，内旋固定组为 23/93，A 组初次再脱位发生平均时间为治疗后 10.5 个月，B 组初次再脱位发生时间为治疗后 11.6 个月。A 组依从性为 67.7%，B 组依从性为 47.4%。
- **结论：** 相比于内旋固定，创伤性肩关节前脱位闭合复位术后外旋固定并不存在显著优势，但是患者的治疗依从性较好。

■ 比较急性肩关节前脱位后外旋固定和内旋固定的效果（Taskoparan 等，2010）[94]

- 前瞻性随机对照研究。
- **纳入标准：** 原发性创伤性急性肩关节前脱位，时间为复位后第一天之内。一共 33 例患者，包括 31 例男性患者和 2 例女性患者，平均年龄 34.9 岁。A 组共 16 例患者，首先肩关节外旋 10°，再利用硬质聚乙烯夹板保持外旋固定 3 周。B 组 15 例患者首先利用肩胸绷带固定法（Velpeau），第二天改成腰部辅助吊带固定 3 周。3 周后两组均进行康复锻炼，强度逐渐增加直至适度。3 个月内避免剧烈运动。保持随访两年。
- **结果：** 外旋固定组的再脱位率为 1/6，内旋固定组为 5/11，提示外固定组在再脱位率上优于内旋固定组。在第 6 个月和第 12 个月随访时除了 1 例患者外两组均未出现不良情况。该例患者属于 B 组，75 岁并且既往有肩袖问题，表现为肩关节只能外展 30°，并且在第 6 个月和第 12 个月时只能内旋 10°。
- **结论：** 相比于内旋固定，创伤性肩关节前脱位闭合复位术后外旋固定再发脱位率较低。

■ 联合腱与髂胫束重建喙锁韧带钩钢板治疗肩锁关节脱位比较（An W 等，2015）[95]

- 单中心随机对照研究。
- **纳入标准：** 年龄＞18 岁，单侧损伤，RockwoodⅢ型和Ⅲ型以上，无肩袖和联合腱损伤。纳入 74 例患者。随机分为两组，包括联合腱外侧半肌腱重建组和髂胫束筋膜条重建组。联合腱外侧半肌腱重建组 36 例，男 30 例，女 6 例，平均年龄 36.6±11.5岁。其中Ⅲ型 18 例，Ⅳ型 8 例，Ⅴ型 10 例。髂胫束筋膜条重建组 38 例，男 34 例，女 4 例，平均年龄（35.6±9.0）岁。其中Ⅲ型 20 例，Ⅳ型 7 例，Ⅴ型 12 例。两组分别进行联合腱外侧半肌腱和髂胫束筋膜条重建喙锁韧带后均使用肩锁钩钢板固定。随访 20 个月。采用 Karlsson 评分（附录 10）和 Constant-Murley 评分对疗效进行评估。
- **结果：** 全部患者获得随访。第 6 个月随访显示两组在肩锁间间距和喙锁间间距差异不存在统计学意义。术后第 12 个月随访显示联合腱外侧半肌腱重建组肩锁间间距和喙锁间间距显著大于髂胫束筋膜条重建组（$t=2.631$，$P=0.026$；$t=2.114$，$P=0.041$）。且两组肩锁间间距和喙锁间间距均显著大于第 6 个月随访结果（$t=2.631$，$P=0.017$；$t=2.297$，$P=0.032$）。Constant-Murley 评分显示联合腱外侧半肌腱重建组低于髂胫束筋膜条重建组（85.2±10.2 分 vs 93.1±6.9 分，$t=2.965$，$P=0.006$）。Karlsson 评分显示联合腱外侧半肌腱重建组优良率为

75.0%，髂胫束筋膜条重建组优良率为 94.7%（$\chi^2=8.111$，$P=0.044$）。

- **结论**：髂胫束筋膜条重建喙锁韧带治疗 Rockwood Ⅲ型以上肩锁关节脱位疗效优于联合腱外侧半肌腱重建喙锁韧带。钩钢板取出后，两者肩锁间间距和喙锁间间距都增大，但是联合腱外侧半肌腱重建喙锁韧带增大更为明显。

二、急性肩关节前脱位手术治疗和非手术治疗的比较

肩关节在人体内的各种关节中活动范围最广，也导致其成为最不稳定的关节[96]。在所有人体大关节中，肩关节脱位最为常见。肩关节脱位有半脱位和全脱位之分，脱位方向有前后之分，其中 96%是前脱位。发病有急性、复发性或者慢性之分。脱位往往由创伤性事件导致，也可能是由于先天关节松弛。肩关节前脱位复位后，其稳定性将下降，并且更容易发生再脱位，有研究报道肩关节再脱位率达到 92%[81]。

肩关节脱位发生率约为 11.2/10 万[97]，男女比例约为 3∶1[98]，而且随着年龄上升而变化。创伤性肩关节脱位通常发生于年轻人，而且复发性脱位也在年轻人中比较常见。年轻人肩关节脱位常常由运动创伤所致，而老年人肩关节脱位常常由高处坠落所致。肩关节全脱位，常常导致肩关节周围软组织的损伤。

通常创伤性肩关节脱位可以通过患者病史、体格检查和 X 线片诊断，而磁共振成像（MRI）则使用得较少。创伤性肩关节前脱位后肩关节周围组织损伤的性质和程度往往不同，常见的表现包括 Bankart 损伤和 Hill-Sachs 损伤。

创伤性肩关节前脱位的治疗旨在恢复肩关节功能，减轻疼痛以及稳定肩关节。包括保守治疗和手术治疗。一般两者都是先减少急性脱位的严重程度，随后保守治疗包括固定休息，利用悬带固定肩关节 3～6 周[85]。手术治疗一般包括开放手术或者关节镜手术，旨在恢复脱位肩关节的解剖结构。有些手术如 Putti-Platt 手术通过缩短或者翻转肌腱和肌肉以稳定和加强肩关节。一般情况下，手术治疗主要针对慢性或者复发性肩关节脱位。

以下研究评估了手术治疗和保守治疗创伤性肩关节前脱位的效果[86]。

▲ **数据来源**：Cochrane Bone，Joint and Muscle Trauma Group Specialised Register（*The Cochrane Library*，2009 年第 3 期），MEDLINE，EMBASE.

■ 初发创伤性肩关节前脱位手术治疗和保守治疗的效果比较（Kirkley 等，1999）[99]

- 前瞻性随机对照研究。
- **纳入标准**：30 周岁以下初发创伤性肩关节前脱位 48 h 内就诊的患者。一共 40 例患者，包括 35 例男性患者和 5 例女性，平均年龄 22 岁。9 例失访，最后纳入 31 例患者进行分析。随机分为手术组和保守治疗组。手术组患者在损伤发生 4 周内进行手术，全身麻醉后在关节镜下利用克氏针辅助缝合修复 Bankart 损伤。术后利用悬带固定 3 周，3 周后进行康复活动。保守治疗组仅用悬带固定 3 周，3 周后进行康复锻炼。康复锻炼分为 2 个阶段（4～6 周，8～12 周）共 8 周。4 个月后开始接触运动。保持随访 79 个月，期间利用 WOSI 指数评价肩关节功能。
- **结果**：两组中各有 1 例患者报告患肢在术后未全部或大部分恢复损伤前活动水平。结果还显示手术治疗组的再脱位发生时间更晚，且均发生于 24 个月以内。24

个月以后未有患者报告发生再脱位。另外,32 个月的随访结果提示在 WOSI 指数的 5 个项目(1 个总分项和 4 个分项目)上,手术治疗组的效果显著优于保守治疗组。但 79 个月的随访结果却发现尽管两组患者在 WOSI 指数的总分项目不存在显著差异,但单项数据结果更加支持手术治疗组。在肩关节活动度评估上,两组患者仅在前屈功能方面存在显著差异。最后除了 1 例关节镜下肩关节稳定的患者出现关节化脓外,均无其他并发症报告。

- **结论:** 对于急性肩关节前脱位,总体结果更加支持采用手术治疗。

■ 初发创伤性肩关节前脱位手术治疗和保守治疗的效果比较(Sandow 等,1996)[100]

- 单中心前瞻性随机对照研究。
- **纳入标准:** 26 岁以下初发创伤性肩关节前脱位患者。一共 39 例患者,随访过程中无失访。随机分为手术治疗组和保守治疗组。手术治疗组 19 例患者,保守治疗组 20 例患者。手术治疗组在关节镜下利用生物可吸收植入物(Suretac 铆钉)修复并稳定肩关节,手术在初发脱位后 10 天内完成。术后悬带固定 4 周。保守治疗组仅利用悬带固定患肢 4 周。平均随访 17 个月。
- **结果:** 发现手术治疗组中 10%的患者报告其术后患肢功能未能达到损伤前活动水平,而保守治疗组则有 90%的患者报告其术后患肢功能未能达到损伤前活动水平。结果还提示手术治疗组中有 1 例患者需要再次切开固定,而保守治疗组则有 10 例患者需要切开固定。最后结果显示在治疗满意度上,手术治疗组患者对治疗满意度显著高于保守治疗组患者。
- **结论:** 对于急性肩关节前脱位,总体结果更加支持采用手术治疗。

■ 初发创伤性肩关节前脱位手术治疗和保守治疗的效果比较(Wintzell 等,1999)[101]

- 前瞻性随机对照研究。
- **纳入标准:** 经临床症状和影像学诊断为初发创伤性肩关节前脱位的患者,年龄为 30 岁以下。一共 60 例患者,包括 46 例男性患者和 14 例女性患者,年龄为 16~30 岁,平均年龄 24 岁。所有患者均可选择麻醉下肩关节闭合复位后悬带固定 1 周。随机分为手术治疗组和保守治疗组。手术治疗组包括 30 例患者,全身麻醉后沙滩椅体位,在关节镜下冲洗清理。在应用压力调节泵情况下,冲洗量平均 400 ml 生理盐水。同时,术中对 10 例患者关节囊附近的碎片进行了清理。保守治疗组包括 30 例患者,仅用悬带固定 1 周。随访 1 年。
- **结果:** 发现手术治疗组中 10%的患者报告其术后患肢功能未能达到损伤前活动水平,而保守治疗组则有 90%的患者报告其术后患肢功能未能达到损伤前活动水平。结果还显示手术治疗组的患者发生肩关节再脱位的时间更晚,而且发生再脱位的人数也更少。另外,随访过程中使用 Rowe 肩关节评分(一种特殊疾病肩关节功能评分),结果发现手术治疗组患者不满意率显著低于保守治疗组。手术治疗组患者术后肩关节不稳的情况显著少于保守治疗组患者,而且未发现任何术后并发症。
- **结论:** 对于急性肩关节前脱位,总体结果更加支持采用手术治疗。

■ 汇总 3 项 RCT 数据发现手术治疗组患者在术后肩关节不稳定、再脱位或半脱位发生率低于保守治疗组患者，两组存在显著统计学差异。

■ **结论：** 目前有限的证据支持对年轻且从事高强度体力活动的男性患者优先采用手术治疗其急性肩关节脱位。但对于其他患者目前没有证据可以确定哪一种治疗最优。

三、成人急性肩关节前脱位手法复位

关节内利多卡因（Intraarticularlidocaine，IAL）镇痛和静脉药物镇痛（Intravenous Analgesia and Sedation，IVAS）的效果比较。

临床上脱位是指关节面完全分离，相互不再接触[102]。脱位需要及时复位以减少疼痛，并最大程度降低对关节和周围软组织的损伤。肩关节脱位是最常见的关节脱位，人群中整体发生率约为 1.7%[103]，其中 96%为肩关节前脱位[104]。

大多数急诊接诊的肩关节前脱位患者，通常在手法复位的时候需要静脉应用地西泮镇静，伴或不伴镇痛（阿片类药物）。静脉应用镇静药物伴或不伴镇痛药物有利于急性肩关节前脱位的手法复位，但是也存在发生严重副作用的风险，例如严重的中枢神经系统和呼吸系统抑制症状[105]。故静脉联合镇痛应该谨慎地应用于某些特定的患者，例如心肺储备较差的老年人，孕妇以及合并多发伤的患者。

近来，关节内注射利多卡因被提倡作为急性肩关节前脱位手法复位时的镇痛手段。对某些可耐受一定疼痛的患者，关节内注射利多卡因可以取代静脉使用镇静药物。由于避免静脉注射镇静药物，故不需要在复位时以及复位后监测血氧饱和度和心电图，从而可能缩短在急诊处理的时间[105]。另外，肩关节复位时应用关节内利多卡因镇痛，将显著降低并发症发生率[106]。但是关节内注射利多卡因镇痛的局限在于其难以确定正确的注射位置，而且可能存在关节内感染的风险。而且关节内注射利多卡因镇痛难以达到实质性肌松的效果，而且难以确定镇痛的程度，这些都不利于复位。就两者对于急性肩关节脱位手法复位的成功率而言，目前尚存在争议。有研究表明相比于静脉应用药物镇痛，关节内注射利多卡因镇痛更有利于急性肩关节前脱位的手法复位[107]。

以下研究评估了应用关节内注射利多卡因镇痛和静脉注射药物镇痛对急性肩关节前脱位后手法复位的效果[108]。

▲ 数据来源：The Cochrane Central Register of Controlled Trials（CENTRAL）（*The Cochrane Library*，2010 年第 1 期），MEDLINE，EMBASE，Current Controlled Trials Meta Register of Clinical Trials（2010 年 5 月）.

■ 比较成人急性肩关节前脱位手法复位时应用关节内镇痛和静脉镇痛效果（Kosnik 等，1999）[109]

- 单中心无盲法前瞻性随机对照研究。
- **纳入标准：** 经 X 线片诊断为急性肩关节前脱位的患者。一共 49 例患者，随机分为两组。一组应用关节内注射利多卡因镇痛，剂量为 4 mg/kg（最大剂量 200 mg）的 1%利多卡因。另一组应用静脉注射硫酸吗啡和地西泮联合镇痛，硫酸吗啡初始剂量为 10 mg(最大剂量 30 mg),地西泮剂量为 5 mg(最大剂量 20 mg)。最后影像学检查是否复位成功以及疼痛情况。

- **结果**：①在疼痛评分上,关节内利多卡因镇痛(Intraarticularlidocaine, IAL)组(4.90±2.34)和静脉药物镇痛(Intravenous Analgesia and Sedation, IVAS)(3.95±2.39)组之间不存在显著的统计学差异($P=0.18$)。②在复位成功率上,IAL 组(25/29)的复位成功率低于 IVAS(20/20)组的复位成功率,但是差异不是非常显著。③在复位难易程度,IAL 组(4.45±2.46)和 IVAS(3.32±2.36)组之间不存在显著的统计学差异($P=0.12$)。④IAL 组报告了 5 例复位失败患者,其中 4 例通过 IVAS 后成功复位,另一位老年患者 IVAS 后也未成功复位。⑤IVAS 组报告 3 例患者出现了神经损伤表现,包括 2 例腋神经感觉异常和 1 例桡神经感觉异常。
- **结论**：对于急性肩关节前脱位患者,静脉药物镇痛下手法复位的成功率要高于关节内利多卡因注射镇痛下手法复位的成功率,但是两者差异并不大。其余方面也不存在显著差异。故对于不能接受 IVAS 下手法复位的患者,急诊骨科医生可以采用关节内利多卡因注射镇痛下进行急性肩关节前脱位的手法复位。

■ 比较成人急性肩关节前脱位手法复位时应用关节内镇痛和静脉镇痛效果(Matthews 等,1995)[107]

- 单中心单盲前瞻性随机对照研究。
- **纳入标准**：经 X 线片诊断为急性肩关节前脱位的患者。一共 30 例患者,随机分为两组。一组应用关节内注射利多卡因镇痛,剂量为 1%的利多卡因 20 ml。另一组应用静脉注射硫酸吗啡和咪达唑仑联合镇痛,硫酸吗啡剂量为 10 mg,咪达唑仑剂量为 2 mg。最后统计复位操作所需时间、复位难度、主观疼痛并发症以及急诊时间等方面。
- **结果**：①IVAS 组(186 min, 80～480 min)和 IAL 组(78 min, 45～190 min)的患者在急诊就诊时间上存在显著差异($P=0.004$)。②IVAS 组中 3 例患者出现了并发症,而 IAL 组则没有患者出现并发症。③IVAS 组和 IAL 组患者在复位难易程度、复位时间、疼痛程度上均不存在显著的统计学差异。④IAL 组患者的治疗费用(117～133 美元)比 IVAS(159.55～240.55 美元)组低。
- **结论**：成人急性肩关节脱位需要手法复位时,关节内注射利多卡因镇痛是一种安全有效,而且花费较低的镇痛方法,可以替代手法复位时静脉药物镇痛。

■ 比较成人急性肩关节前脱位手法复位时应用关节内镇痛和静脉镇痛效果(Miller 等,2002)[105]

- 前瞻性随机对照研究。
- **纳入标准**：经 X 线片诊断为急性肩关节前脱位的患者,年龄为 18～70 岁。一共 30 例患者,随机分为两组。一组应用关节内注射利多卡因镇痛,剂量为 1%的利多卡因 20 ml。另一组应用静脉注射芬太尼和咪达唑仑联合镇痛,芬太尼剂量为 100 mg,咪达唑仑剂量为 2 mg。最后统计复位成功率、疼痛评分、复位所需时间、在急诊所花时间等项目。

- **结果：** ①IAL 组(7.0)和 IVAS 组(7.41)在手法复位时的平均疼痛程度不存在显著统计学差异($P=0.37$)。②IAL 组(14/16)和 IVAS 组(11/14)的手法复位成功率不存在显著统计学差异($P=1.00$)。③IVAS 组(75 min)和 IAL 组(185 min)的患者在急诊就诊时间上存在显著差异($P<0.01$)。④IAL 组患者的治疗费用(0.52 美元)比 IVAS(97.64 美元)组低。⑤IAL 组在复位前后均不需要监测，包括血氧饱和度监测、心电监测等。
- **结论：** 成人急性肩关节脱位手法复位时，相比于静脉药物镇痛，应用关节内注射利多卡因镇痛具有许多优势，包括低花费、节约时间、操作简单等。但是存在关节内感染的风险。

■ 比较成人急性肩关节前脱位手法复位时应用关节内镇痛和静脉镇痛效果(Moharari 等，2008)[110]

- 单中心无盲法随机对照研究。
- **纳入标准：** 经 X 线片诊断为急性肩关节前脱位的患者，年龄为 18～80 岁。一共 48 例患者，随机分为两组。一组应用关节内注射利多卡因镇痛，剂量为 1%的利多卡因 20 ml。另一组患者利用静脉注射哌替啶和安定联合镇痛，哌替啶剂量为 25 mg，安定剂量为 5 mg。最后统计复位前后疼痛评分、在急诊所花时间、复位所需时间等项目。
- **结果：** ①IAL 组和 IVAS 组均能有效缓解疼痛($F=207.493$，$P<0.001$)，并且两组疼痛缓解的时间相似($F=3.077$，$P=0.056$)。②IAL 组的初次复位成功率为 58.3%，而 IVAS 组的初次复位成功率达到 79.2%。随后 IVAS 组中 5 例患者需要二次复位，而 IAL 组中 4 例患者需要二次复位。另外，IAL 组中 6 例患者需要第三次复位。最后两组的复位成功率之间不存在显著的统计学差异($t=1.894$，$P=0.058$)。③IVAS 组复位所需平均时间显著短于 IAL 组($t=3.660$，$P=0.001$)，但是 IAL 组在急诊就诊的时间显著短于 IVAS 组($t=2.454$，$P<0.018$)。④IVAS 组报告了 14 例(58.3%)并发症。而 IAL 组只有 3 例患者(12.5%)发生并发症，均为嗜睡。
- **结论：** 成人急性肩关节脱位手法复位时，关节内注射利多卡因镇痛可以成为一种替代静脉注射药物镇痛的方法，从而减少阿片类药物和苯二氮卓类药物的应用。而且其具有费用低、操作简易、并发症发生率低等优势。

■ 比较成人急性肩关节前脱位手法复位时应用关节内镇痛和静脉镇痛效果(Orlinsky 等，2002)[111]

- 随机对照研究。
- **纳入标准：** 经 X 线片诊断为急性肩关节前脱位的患者，年龄为 18～80 岁。一共 54 例患者，随机分为两组。一组患者关节内注射利多卡因镇痛，剂量为 1%的利多卡因 20 ml。另一组静脉注射哌替啶和安定联合镇痛，哌替啶剂量为 2 mg/kg，安定剂量为 5～10 mg。最后统计复位成功率、复位所需时间、麻醉后复位前疼痛减轻程度、复位后疼痛评分、发生副作用患者数量等项目。

- **结果**：①相比于 IAL 组，IVAS 组在复位前能够更有效缓解疼痛，两者存在显著的统计学差异（$P=0.045$）。但两组在复位全程疼痛缓解方面不存在显著差异（$P=0.98$）。②IAL 组所需的复位以及恢复时间显著短于 IVAS 组，两组存在显著的统计学差异（$P=0.025$）。③在肌肉放松和麻醉程度方面，医生和患者主观认为 IVAS 组优于 IAL 组，但未经统计学检验。
- **结论**：尽管在成人急性肩关节脱位后手法复位时，静脉药物镇痛具有临床和统计学意义上的优势，但是关节内注射利多卡因镇痛可以成为一种替代静脉应用药物镇痛的方法。
- **结论**：成人急性肩关节前脱位手法复位时关节内镇痛和静脉镇痛在复位即时成功率、复位时间、复位后疼痛减轻以及复位失败率上没有显著差异。但相比于静脉镇痛，关节内镇痛经济花费更少，副作用更少，恢复时间更短，并且在急诊科处理所需的平均时间显著较短。可见，成人急性肩关节脱位时，关节内注射利多卡因镇痛可以作为静脉药物镇痛的一种替代方法。

四、脑卒中后预防和治疗肩关节半脱位的支持装置效果比较

下盂肱关节的移位称为肩关节半脱位，是脑卒中后最常见的上肢并发症。由于中风后偏瘫，上肢肌肉无力，在肱骨重力的作用下拉伸肩关节的关节囊导致其过度伸展，产生肩关节半脱位[112]。半脱位的发生频率与上肢肌肉的瘫痪程度有关。数据显示无上肢肌肉活动时脑卒中患者并发肩关节半脱位的比例可以达到 56%～81%[113-115]。而在保持上臂一定活动的情况下，肩关节半脱位发生率可以降到 40%[116]，若保持活动 1 个月，则发生率可以降到 7%～15%[117，118]。

由于其常常造成疼痛、阻碍上肢功能恢复，肩关节半脱位是一个需要解决的问题。人们认为疼痛是由于肩关节周围软组织被过度拉伸所致[119，120]。但是许多研究表明肩关节半脱位和疼痛之间不存在显著相关性[121-123]，并且提示肩关节半脱位可能只是引起脑卒中后肩部疼痛的几个原因之一。但是，许多研究证据表明肩关节半脱位与上肢功能低下[124]和反射性交感神经营养不良[125]（一种综合征，表现为患处疼痛、压痛，且伴有血管舒缩不稳定和皮肤变化）相关。故脑卒中后肩关节半脱位的预防是上肢功能康复的一个重点。

肩关节半脱位的主要症状为肩峰下可触及凹陷，在 X 线下肩峰与肱骨头之间的间隙增大。目前各种支持器械已经应用于脑卒中后肩关节半脱位，例如悬带、轮椅附件、肩外矫形器，其机制是抵消肱骨重力对肩关节的牵拉作用。同时需要配合上肢肌肉锻炼以加强肩关节周围肌群的力量。

以下研究评估了不同支持装置对脑卒中后肩关节半脱位的康复治疗效果[126]。

▲ **数据来源**：Cochrane Stroke Group Trials Register, the Cochrane Central Register of Controlled Trials(CENTRAL)(*The Cochrane Library*, 2004 年第 1 期), MEDLINE, CINAHL, EMBASE, AMED, Physiotherapy Evidence Database(PEDro，2004 年 3 月).

■ 比较使用吊带和不使用支持装置（Ancliffe 等，1992）[127]

- 单中心随机对照研究。

- **纳入标准**：上肢瘫痪且既往无肩部疼痛的患者。一共8例急性脑卒中后并发肩关节半脱位的患者，包括4例男性患者和4例女性患者，均于卒中发生2天内纳入研究。随机分组后，实验组包括4例患者，平均年龄69岁。对照组包括4例患者，平均年龄74岁。实验组先在腋下放置保护垫，然后从锁骨中点开始沿对角方向穿过三角肌，缠绕数圈初步固定。然后利用第二卷捆扎带以相同方向进行捆扎固定，但是固定位置比第一卷捆扎带低2 cm。捆扎带每3到4天更换一次。另一组患者不使用吊带。之后随访过程中利用Ritchie关节指数(Ritchie Articular Index，0＝患者无压痛；1＝患者主诉疼痛；2＝患者主诉疼痛和畏缩；3＝患者主诉疼痛、畏缩以及撤除)评价并统计其肩关节无痛天数。结果显示相比于对照组，捆扎带固定肩关节明显延缓了肩关节发生疼痛的时间，平均延缓了14天。
- **结果**：捆扎组患者的无痛天数(平均21天)显著长于未捆扎组(平均5.5天)。
- **结论**：脑血管意外事件后及时捆扎受影响的肩关节能显著延长疼痛的发生时间。但还需要进行更大样本数量的实验探究其他因素的影响。

■ 比较使用吊带和不使用支持装置(Griffin等，2003)[128]

- 多中心单盲随机对照研究。
- **纳入标准**：发生卒中后4周内，既往无肩关节疼痛史，运动评估量表(Motor Assessment Scale，MAS)的第6个项目得分低于4分且Ritchie关节指数(0＝患者无压痛；1＝患者主诉疼痛；2＝患者主诉疼痛和畏缩；3＝患者主诉疼痛、畏缩以及退出)得分低于2分。一共32例患者，包括22例男性和10例女性。1例男性患者中途退出，最终纳入31例患者。随机分为实验组、安慰剂组和对照组。实验组一共10例患者，1例中途退出，最后实验组纳入9例患者，平均年龄65岁，于卒中发生10天后纳入。安慰剂组一共10例患者，平均年龄62岁，于卒中发生10天后纳入。对照组一共12例，平均年龄59岁，于卒中发生12天后纳入。实验组先在腋下放置保护垫，然后从锁骨中点开始沿对角方向穿过三角肌，缠绕数圈初步固定。然后利用第二卷捆扎带以相同方向进行捆扎固定，但是固定位置比第一卷捆扎带低2 cm(图2-9)。捆扎带每3到4天更换一次。安慰剂组患者仅进行安慰捆扎，捆扎带每3到4天更换一次。对照组患者不使用吊带。三组患者在试验期间均进行相同的常规管理。之后随访过程中利用Ritchie关节指数评价并统计其肩关节无痛天数。

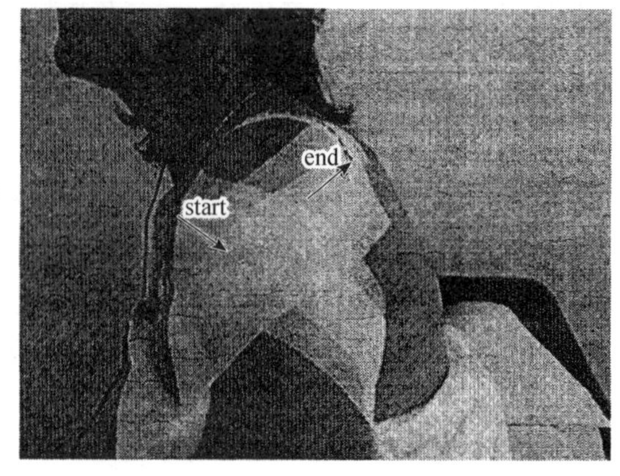

图2-9　实验组治疗方法

- **结果**：捆扎组(平均26.2天)和非捆扎组(平均15.9天)之间的肩关节无痛天数存在显著差异($P＝0.02$)。但两组患者的肩关节活动度和功能提升不存在显著差异。
- **结论**：脑血管意外事件后及时捆扎受影响的肩关节能显著延长疼痛的发生时间。

■ 比较使用吊带和不使用支持装置(Hanger 等,2000)[124]

- 单中心单盲随机对照研究。
- **纳入标准：** 卒中发生后 4 周内,既往无肩关节手术治疗史,肩关节无法外展 90°,且无法保持外展状态 2 s 以上,即上臂功能相当于运动评估量表(MAS)第 6 项低于 4 分。一共 98 例患者,包括 39 例男性患者和 59 例女性患者,中途退出 15 例患者,最后纳入 83 例患者。随机分为实验组和对照组。实验组一共 41 例患者,平均年龄 79 岁。对照组一共 42 例患者,平均年龄 78 岁。两组患者均于发生卒中后第 12 天纳入研究。实验组一共利用了 3 块保护垫和 3 卷捆扎带。手臂从肘以下开始固定,前 2 卷捆扎带纵向捆扎。第 1 卷捆扎带从肘前部开始,然后往上捆扎经过肩关节顶部,最后终止于肩胛骨脊柱侧。第 2 卷捆扎带起始于肘后部,然后向上捆扎经过肩关节顶部,最后终止于锁骨。最后 1 卷捆扎带横向捆扎。从锁骨内侧 1/3 开始,经过肱骨外科颈,然后沿着肩胛骨脊髓侧止于肩胛骨内侧 1/3 处(图 2-10)。捆扎带每 2 到 3 天更换 1 次,保持固定 6 周。随访过程中利用 10 cm 垂直视觉模拟评分法(VAS)(起始端 0 cm 表示无痛,末端 10 cm 表示剧痛,然后患者在一条 10 cm 的横线上依据自我疼痛感觉画一个记号)评估疼痛情况。利用肩关节被动外展最大角度表示肩关节挛缩程度。最后利用运动评估量表(MAS)的第 6、7、8 项评估肩关节功能。
- **结果：** 在视觉模拟疼痛评分(VAS)上,两组患者的疼痛自评情况不存在显著差异,但捆扎组患者有疼痛缓解的趋势($P=0.11$)。另外在运动评估量表(Motor Assessment scale, MAS)的第 6、7、8 项上,两组的肩关节功能也不存在显著差异,但存在上肢功能提升的趋势($P=0.16$)。同时,结果显示捆扎固定肩关节并未加重肩关节挛缩情况。
- **结论：** 脑血管意外事件后捆扎肩关节固定后虽然没有显著缓解疼痛和提升肩关节功能,但是仍然具有积极作用。

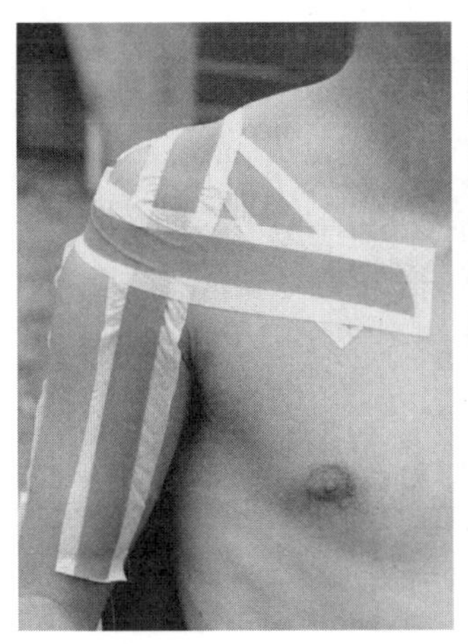
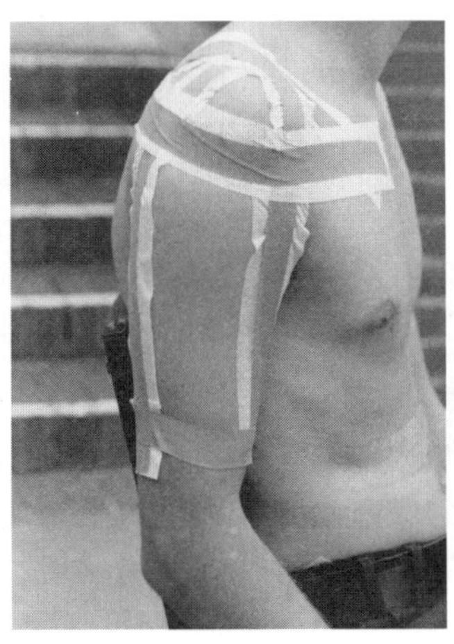
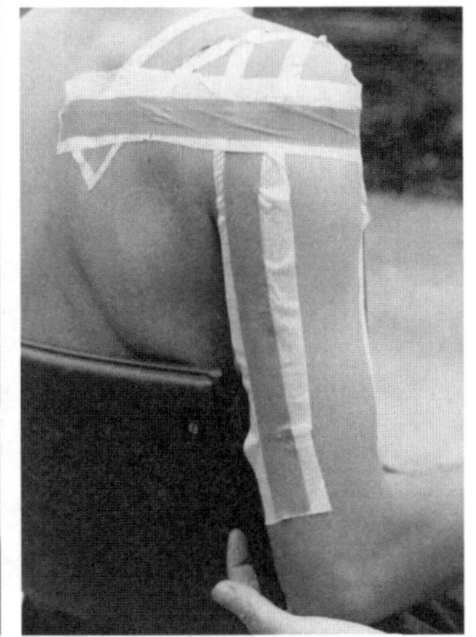

图 2-10　实验组捆扎方法

■ 比较使用吊带和不使用支持装置(Hurd 等,1974)[118]

- 单中心随机对照研究。

- **纳入标准**：初次发生卒中患者，上肢瘫痪且既往无上肢、肩关节以及颈部损伤。一共 14 例患者，包括 4 例男性患者和 10 例女性患者，年龄分布为 22～87 岁。随机分为实验组和对照组。实验组一共 7 例患者，采用 Hemi 悬带固定 2～3 周。对照组不固定。随访统计两组患者中半脱位超过 10 mm 的患者人数；分别统计疼痛自评为无、轻微、严重的患者人数；统计肩外展角度极限小于 60°的患者人数。
- **结果**：只有 1 例使用 Hemi 吊带的患者于随访第 5 个月出现肩关节半脱位大于 10 mm的情况，但随访第 4 周的时候未见有患者出现该情况。另外在随访第 4 周的时候，对照组患者的疼痛情况显著优于实验组患者。但是在肩关节挛缩方面，两组不存在显著差异。
- **结论**：使用 Hemi 吊带固定肩关节并不一定能有效缓解脑血管意外事件后的肩关节疼痛。但也不会导致关节挛缩。
- **结论**：现有证据不足以得出结论表明利用悬带固定肩关节是否能预防脑卒中后肩关节半脱位，减轻疼痛，提高上肢功能以及加重肩关节挛缩。部分证据表明悬带固定肩关节能延缓疼痛发作，但无法减轻疼痛程度，也不会提高上肢功能，而且也不会加重肩关节挛缩程度。

第三节　肩锁关节脱位

成人肩锁关节脱位的保守治疗和手术治疗比较

肩锁关节位于肩关节的最上方，由肩胛骨的肩峰端和锁骨的外侧缘组成。该关节是由一个动态稳定系统（三角肌和斜方肌）和静态稳定系统（坚韧的纤维）所组成，后者包括关节囊、肩锁韧带和喙锁韧带[129]。肩锁关节脱位常见于拳击、足球、冰球和武术等体育运动[130]。数据显示，肩锁关节发生率在足球运动员和橄榄球运动员中分别高达 40%和 41%，并且男性多于女性[131]。

最常见的受伤机制是肩关节的直接暴力，比如摔伤。急性肩锁关节脱位的临床特点是肩锁关节疼痛，体格检查显示肩锁关节处肿胀畸形，其中锁骨凸显，下方有一凹陷。

肩锁关节脱位分为三度[132]：①一度：轻微外力导致肩锁韧带及关节囊部分撕裂；②二度：中等外力导致肩锁韧带及关节囊撕裂，喙锁韧带完整，肩锁关节半脱位；③三度：严重外力导致肩锁韧带及喙锁韧带断裂，肩锁关节完全脱位。

肩锁关节脱位是临床中常见的肩关节问题之一。是否需要手术治疗，目前仍存在较多争议。通过纳入目前所有手术与保守治疗成人肩锁关节脱位的随机对照试验和半随机对照试验，评估手术与保守治疗肩锁关节脱位的临床疗效[133]。

▲ 数据来源：the Cochrane Bone, Joint and Muscle Trauma Group Specialized Register（2009 年 2 月），the Cochrane Central Register of Controlled Trials（*The Cochrane Library*，2009 年第 1 期），MEDLINE（1966 年至 2009 年 2 月），EMBASE（1988 年 2009 年 2 月），及 LILACS（1982 年至 2009 年 2 月）.

■ 肩锁关节脱位手术治疗和保守治疗的比较(Bannister 等,1989)[134]

- 单中心随机对照研究。
- **纳入标准**:纳入 60 例(男 58 例,女 2 例)肩锁关节脱位患者,平均年龄 32.5 岁。37 例患者因运动损伤,17 例患者因交通事故,6 例患者因工作损伤。33 例患者行保守治疗,27 例患者行手术治疗,2 例患者术后一年失访,6 例患者患者术后 4 年失访。手术治疗组行松质骨螺钉、踝螺钉切开复位内固定术;保守治疗组行肩肘吊带固定。手术治疗组所有患者损伤后 10 天内行内固定术,不重建喙锁韧带,术后两周肩肘吊带固定,术后 6 周行内固定取出术。所有患者于术后 6 周、12 周、16 周、1 年及 4 年进行随访。记录肩关节活动度、力量及疼痛程度,其中,疼痛 40 分(无疼痛 40 分;轻微/偶有疼痛 25 分;中度疼痛,但可以忍受 10 分;严重持续疼痛 5 分);功能 30 分(Weakness percentage of preinjury 20 分;Use of shouler 5 分;Vocational change 5 分);运动 30 分(外展 10 分;屈曲 10 分;内收 10 分)。91～100 分为优;81～90 分为良;61～80 分为一般;小于 61 分为差。
- **结果**:保守治疗的体力劳动患者平均 4 周开始工作,而手术治疗组平均在术后 11 周回归工作岗位。保守治疗的脑力劳动患者平均 1 周开始工作,而手术治疗组平均在术后 4 周开始工作。末次随访,保守治疗组 59%为优,其余为良;手术治疗组 60%为优,24%良、16%为一般。
- **结论**:肩锁关节保守治疗患者较早期手术治疗患者恢复肩关节运动及回归工作岗位更快,并发症更少;对于肩锁关节移位大于 2 cm,早期手术可获得较好的结果。保守治疗适用于大部分肩锁关节患者,但对于肩锁关节移位较大的年轻患者早期复位及固定效果可能更好。

■ 肩锁关节脱位手术治疗和保守治疗的比较(Imatani 等,1975)[135]

- 前瞻性随机对照研究。
- **纳入标准**:年龄在 17～40 岁之间;肩锁关节垂直移位至少 50%。纳入 30 例肩锁关节脱位患者,平均年龄 27.6 岁。比较手术治疗(克氏针、喙锁螺钉)和保守治疗(肩肘吊带)。保守治疗组采用肩肘吊带固定,至少 3 周;手术治疗组采用克氏针或喙锁螺钉固定,喙锁韧带不常规修复,所有手术在损伤后 14 天内完成,在术后大约 12 周左右行内固定取出术。术后两名患者于术后 48 h 内因喙锁螺钉切出、复位丢失被排除此次研究。随访 12 个月,期间 5 例患者失访,最终 23 例患者纳入此项研究,期间对所有患者进行评分。其中,疼痛 40 分(无疼痛 40 分;轻微/偶有疼痛 25 分;中度疼痛,但可以忍受 10 分;严重持续疼痛 0 分);功能 30 分;运动30 分(外展 10 分;屈曲 10 分;内收 10 分)。90～100 分为优;80～89 分为良;70～79 分为一般;小于 70 分为差。
- **结果**:保守治疗组:6 例优、1 例良好、2 例一般、3 例差;手术治疗组:4 例优、1 例良好、1 例一般、5 例差。手术治疗组结果并没有优于保守治疗组。
- **结论**:对于急性完全性肩锁关节脱位主张短期肩肘吊带固定、早期肩关节重建。

■ 肩锁关节脱位手术治疗和保守治疗的比较(Larsen 等,1986)[136]

- 前瞻性随机对照研究。

- 纳入84例(男74例,女10例)肩锁关节脱位患者,平均年龄36岁。41例患者(男39例,女2例)行手术治疗;43例患者(男35例,女8例)行保守治疗。纳入标准:肩锁关节移位至少75%;排除标准:年龄小于18岁;合并其他严重外伤如头部外伤;全身麻醉风险较高患者。手术治疗组:两枚2 mm带螺纹克氏针+喙锁韧带肩锁韧带缝合。保守治疗组:肩肘吊带固定1个月。术后1个月两组患者进行上肢无负重运动,6周允许上肢自主运动。手术治疗组局麻下于术后5~12周行克氏针取出术。所有患者于术后3周、6周、3个月、末次随访(平均13个月)进行随访,于术后3月、末次随访进行影像学评估。
- **结果**:临床结果通过肩关节疼痛、运动度降低程度及患肢力量降低程度进行评估,11~12分为优、9~10分为良、7~8分为一般、6分以下为差。结果显示:保守治疗组在术后3月临床结果优于手术治疗组;在术后13月,两组无明显统计学差异。
- **结论**:大部分肩锁关节脱位病人通过肩带固定,疼痛减轻后早期功能锻炼,通常可以获得较好的功能结果。对于经常从事重体力、肩关节活动度较大的患者,手术治疗是更优的选择。
- **结论**:肩锁关节脱位的治疗方法很多,其中喙锁螺钉、锁骨钩钢板、钛缆固定等较为常用。通过测量疼痛、活动度、力量综合评估肩关节功能发现,手术治疗和保守治疗没有显著统计学差异。临床随机对照试验研究发现,目前手术治疗肩锁关节脱位临床疗效存在争议,尚缺乏充足证据说明手术治疗是最佳选择,仍然需要更高质量的随机对照试验来对比手术与保守对肩锁关节脱位治疗的临床疗效。

第四节　锁骨中段骨折

一、手术治疗和保守治疗对急性锁骨中段1/3骨折治疗效果比较

锁骨具有非常重要的作用,作为连接上肢和胸廓的桥梁,它不仅起到加固肩胛带的作用,同时帮助扩大了上肢的运动范围,为肌肉提供了附着点,对重要的血管神经起到了保护作用,也为呼吸功能的正常进行提供了支持。锁骨骨折是骨折中非常常见的一个类型,占全身骨折的2.6%~4%[137]。1967年,Allman将锁骨骨折分为3个类型,分别为锁骨中段,锁骨远段和锁骨近段1/3骨折[138]。Nordqvist等通过对13年内锁骨骨折病例的分析发现,76%的病人为锁骨中段1/3骨折。锁骨骨折的好发人群主要为年轻和年老的男性患者[139]。发生骨折的主要原因有二:一是跌落引起的肩膀外侧的损伤,约占全部锁骨骨折的90%;另一重要原因是跌落引起的上肢损伤,约占全部锁骨骨折的10%[140, 141]。目前对锁骨骨折的治疗方法主要有保守治疗和手术治疗两类。除开放性骨折外,手术方法并非必须,保守治疗不失为治疗锁骨骨折的一项重要选择。

以下研究评估比较了手术治疗和保守治疗对锁骨中段1/3骨折的疗效。

▲ **数据来源**:Cochrane Bone, Joint and Muscle Trauma Group Specialized Register(to December 2012), Cochrane Central Register of Controlled Trials(CENTRAL; in The Cochrane Library 2012, Issue

11), MEDLINE(1966 to December 2012), EMBASE(1980 to 2012 Week 40), LILACS(1982 to December 2012), and trial registries(December 2012).

■ 比较手术治疗和保守治疗的差异(Chen 等,2011)[142]

- 单中心单盲随机对照研究。
- **纳入标准:** 18~63 岁,被诊断为 AO/OTA 分类系统中,锁骨中段 1/3 骨折的患者。一共 60 例骨折,其中手术组 30 例,平均年龄 39 岁;保守治疗组 30 例,平均年龄为 38 岁,随访 15~20 个月,无数据丢失。手术组病人实行闭合复位术并用2~3 mm的弹性稳定髓内钉进行髓内固定(图 2-11),保守组病人用绷带悬吊 3 周。采用 Constant 问卷[143]和 DASH 评分[144]对患者上肢功能进行评分。如出现骨折块移位,症状性骨不连或骨连接不正,即治疗失败,研究对术后并发症进行了统计。
- **结果:** 弹性稳定髓内钉组愈合时间明显较短,尤其是用于单纯骨折时。手术组的全部病人骨折均愈合,5 例出现了中等程度的皮肤刺激,1 例病人由于移植失败,需进行修正手术。在非手术组中,有 3 例未愈合,两例由于骨连接不正,需进行截骨矫正术。经过 15 个月治疗后,手术组病人对肩关节外观及各项恢复均感到满意,除此之外,手术组 DASH 评分低于非手术组,而 Constant 评分高于非手术组。
- **结论:** 弹性稳定髓内钉是一种安全,稳定的手术方式,其并发症发病率低,愈合迅速,对外观和功能的恢复均具有卓越成效,是钢板固定或非手术治疗的有效替代疗法。

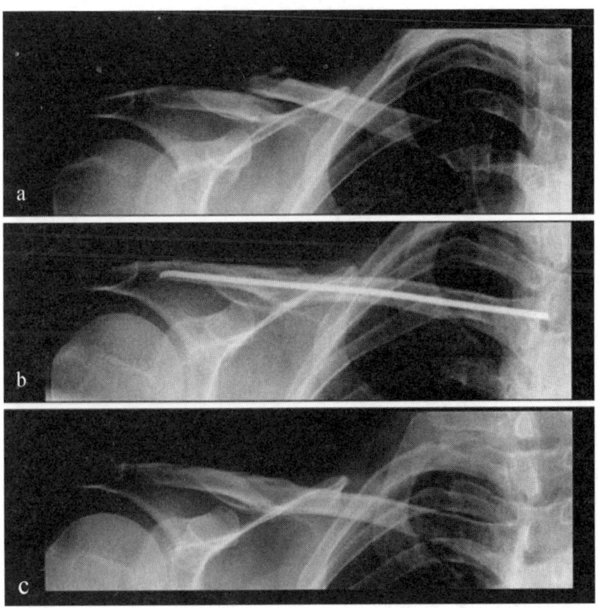

图 2-11 实验组手术方法

■ 比较手术治疗和保守治疗的差异(McKee 等)[145, 146]

- 多中心前瞻性随机对照研究。
- **纳入标准:** 16~60 岁,被诊断为锁骨中段 1/3 骨折的病人,一共 132 例。其中手术组 67 例,平均年龄 33.5 岁;保守治疗组 65 例,平均年龄 33.5 岁。随访 2 年,21 例因随访丢失而被剔除，最后纳入 111 例。手术组病人实行切开复位术，并用钢板固定；保守组病人用绷带悬吊 6 周。采用 Constant 问卷和 DASH 评分分别在第 3、12、24 个月对患者上肢功能进行评分。如出现骨折块移位，症状性骨不连或骨连接不正导致二次手术，即治疗失败，研究还对伤口感染和愈合，皮肤或神经问题以及肩关节僵硬等方面进行了统计。

- **结果**：Constant 肩部评分和 DASH 评分均显示手术治疗组疗效显著($P=0.001$, $P<0.01$)。手术组和非手术组骨折愈合的平均时间分别为 16.4 周和 28.4 周($P=0.001$)，手术组有 2 例出现骨不连而非手术组有 7 例。同时，非手术组有 9 例出现骨连接畸形，而手术组则没有出现。手术组主要的并发症是出现各种硬块。在受伤后一年，与保守治疗组相比，手术组病人普遍对肩关节外观及功能恢复感到满意。
- **结论**：在一年随访期内，手术钢板固定治疗锁骨中段骨折的功能恢复和骨不连，骨连接畸形发病率明显优于保守治疗组。肿块是导致手术组病人再次手术的主要原因。

■ 比较手术治疗和保守治疗的差异(Mirzatolooei 等，2011)[147]

- 单中心随机对照研究。
- **纳入标准**：18～65 岁，被诊断为锁骨中段 1/3 骨折的病人，一共 60 例骨折，其中手术组 29 例，平均年龄 36 岁；保守治疗组 31 例，平均年龄 35.3 岁。随后随访1 年，10 例因随访丢失而剔除，最后纳入 50 例。手术组病人实行切开复位术，并使用 3.5 mm的重建钢板进行固定；保守治疗组使用绷带悬吊。采用 Constant 问卷和 DASH 评分分别在第 1、3、12 个月对患者上肢功能进行评分。如出现症状性骨不连或骨连接不正，即治疗失败，研究还对术后伤口愈合和感染，皮肤和神经问题以及肩关节僵硬情况进行了统计调查。
- **结果**：手术组和非手术组各出现 1 例骨不连患者。感染是导致手术组患者出现骨不连的原因。手术组有 4 例骨连接不正患者而非手术组有 19 例($P<0.001$)，手术组有 3 例患者因为疼痛的原因而对其治疗感到不满，而非手术组有 18 例对其治疗感到不满。非手术组锁骨短缺 26.5 mm 而手术组仅有 4 mm。手术组和非手术组的 DASH 评分分别为 8.6 和 21.3，Constant 评分分别为 89.8 和 79.8。
- **结论**：利用钢板内固定的开放复位手术是治疗锁骨中段骨折的有效方式。尽管有诸多并发症，与保守治疗相比，其治疗满意度更高。

■ 比较手术治疗和保守治疗的差异(Smekal 等，2009)[148]

- 单中心随机对照研究。
- **纳入标准**：18～65 岁，被诊断为 AO 分类中锁骨中段 1/3 骨折的病人，一共 68 例骨折，其中手术组 33 例，平均年龄 35.5 岁；保守治疗组 35 例，平均年龄 39.8 岁。随后随访 2 年，8 例因随访丢失而剔除，最后纳入 60 例。手术组病人实行闭合复位术，并使用 2.5 mm 的钛制弹性髓内钉进行髓内固定；保守治疗组使用绷带悬吊 3 周。采用 Constant 问卷和 DASH 评分对患者上肢功能进行评分。如出现症状性骨不连或骨连接不正，即治疗失败，研究还对骨折缺损，伤口愈合及神经损伤情况进行了统计调查。

- **结果**：手术组病人骨折全部愈合，保守治疗组有 3 例出现骨不连。非手术组有 2 例病人由于症状性骨不连，需要进行截骨矫正术。手术组有 7 例出现髓内钉突出，有 2 例由于移植失败而需要再次手术。手术组 DASH 评分在治疗后前 6 个月和 2 年后均低于非手术组，Constant 评分在治疗后 6 个月后和 2 年后均高于非手术组。手术组锁骨缺损状况明显改善，病人普遍对肩关节外观和各项功能恢复感到满意。
- **结论**：弹性稳定髓内钉治疗锁骨中段骨折具有并发症发病率低，延迟愈合少的优点，并且病人肩关节功能恢复状况良好。病人对手术治疗普遍满意度较高。

■ 比较手术治疗和保守治疗的差异(Virtanen 等)[149, 150]

- 随机对照研究。
- **纳入标准**：18～70 岁，被诊断为锁骨中段 1/3 骨折的病人，一共 60 例骨折，其中手术组 28 例，平均年龄 41 岁；保守治疗组 32 例，平均年龄 33 岁。随访 1 年，9 例因随访丢失而剔除，最后纳入 51 例。手术组病人实行切开复位内固定术，使用不锈钢重建钢板进行固定；保守治疗组使用绷带悬吊 3 周处理。采用 Constant 问卷和 DASH 评分分别在第 1，3 周，以及第 3 个月，第 12 个月对患者上肢功能进行评分。如出现症状性骨不连或骨连接不正，即治疗失败。通过 VAS 评分，对病人术后的疼痛情况进行评估，研究也对术后并发症进行了统计。
- **结果**：在一年的随访期内，Constant 评分($P=0.75$)和 DASH 评分($P=0.89$)无显著统计学差异，疼痛状况无差异($P=0.98$)。手术组所有病人骨折均愈合，非手术组有 6 例病人出现骨不连。
- **结论**：锁骨中段骨折后 1 年，与手术组相比，非手术组具有更高的骨不连发病率，但功能恢复状况相仿。

■ 比较手术治疗和保守治疗的差异(Figueiredo 等，2008)[151]

- 前瞻性随机对照研究。
- **纳入标准**：大于 18 岁，被诊断为锁骨中段 1/3 骨折的病人，一共 50 例。其中手术组 28 例，平均年龄 28.2 岁；保守治疗组 22 例，平均年龄 33.2 岁。随后随访 12～24 个月，10 例因随访丢失而剔除，最后纳入 40 例。手术组病人实施切开复位术，并使用 3.5 mm DCP 钢板进行固定；保守治疗组使用绷带悬吊 6 周处理。采用 UCLA 评分对患者上肢功能进行评分，该评分由 0～35 进行打分，分数越高，说明上肢功能越好。如出现症状性骨不连或骨连接不正，即治疗失败，研究还对术后伤口愈合，肩关节僵硬以及病人的术后生活情况进行了统计调查。
- **结果**：手术组治疗满意度为 91.5%，非手术组为 81.25%。手术组平均恢复期为 8.67 周，非手术组为 15.13 周。在治疗后并发症方面，手术组出现肥厚性瘢痕(12.5%)，假关节(8.3%)，残余痛(8.3%)，骨质疏松(4.1%)，非手术组出现外观畸形(43.75%)，黏连性囊炎(12.5%)，假关节(6.25%)。
- **结论**：在 12 个月随访期内，手术治疗骨折愈合更快，功能恢复更好，但与非手术组相比，无统计学差异。

■ 比较手术治疗和保守治疗的差异(Judd 等，2009)[152]

- 单中心随机对照研究。
- **纳入标准：** 18～70 岁，被诊断为锁骨中段 1/3 骨折的病人，一共 57 例。其中手术组 29 例，平均年龄 28 岁；保守治疗组 28 例，平均年龄 25 岁。随后随访 1 年，无数据丢失，最后纳入 57 例。手术组病人实行切开复位术，并使用改良的 Higiepin 进行固定；保守治疗组使用绷带悬吊 3 周处理。采用 SANE 评分和 L'Insalata 肩部评分分别在第 3，第 6 周，以及第 3 个月，第 6 个月，第 12 个月对患者上肢功能进行评分。如出现症状性骨不连或骨连接不正，即治疗失败，研究还对术后伤口感染和愈合，以及神经损伤等方面进行了统计。
- **结果：** 第 3 周时，手术组功能评分稍高，具有统计学意义；在治疗后第 6 个月和 1 年时，非手术组评分稍高，但无统计学意义。两组各出现 1 例骨不连患者，1 例再次骨折。手术组并发症发病率更高，多为后肩出现针状突出。
- **结论：** 尽管手术治疗锁骨中段骨折短期内功能评分更好，但在 6 个月和 1 年后与非手术治疗相比无明显差别，且手术治疗具有更高的并发症发病率。

■ 比较手术治疗和保守治疗的差异(Koch 等，2008)[153]

- 单中心随机对照研究。
- **纳入标准：** 被诊断为锁骨中段 1/3 骨折的病人，一共 68 例。其中手术组 35 例，平均年龄 35.4 岁；保守治疗组 33 例，平均年龄 34.2 岁。随后随访 1 年，无数据丢失，最后纳入 68 例。手术组病人实行闭合复位术，并使用 2 mm 钢针进行固定；保守治疗组使用 8 字绷带悬吊 6～8 周处理。通过 VAS 评分，对病人术后的疼痛情况进行评估。如出现症状性骨不连或骨连接不正，即治疗失败，研究还对术后伤口愈合，肩关节僵硬程度等方面进行了统计调查。
- **结果：** 手术组病人外伤后疼痛程度更低，受伤区域功能恢复更好。120 天后对受伤区域进行力量测试，发现手术组效果更优。
- **结论：** 手术组具有更优的疗效，它还具有操作简单，并发症少的优势。

■ 比较手术治疗和保守治疗的差异(Robinson CM 等，2013)[154]

- 多中心随机对照研究。
- 比较手术和非手术治疗锁骨中段骨折：切开复位钢板固定和非手术的效果。
- **纳入标准：** 急性锁骨中段骨折患者。纳入 200 例患者，平均随访 12 个月，所有患者均获得随访；手术组：切开复位术并钢板固定；非手术组：绷带固定方法。分别在第 3 周，第 3、6、12 个月时，使用 DASH 评分和 Constant 评分进行功能评估。使用 X 线摄影对骨折愈合情况进行评估，进行经济性评价。
- **结果：** 手术组骨不连(1 例)情况明显低于非手术组(16 例)，$P=0.007$。术后一年随访，手术组 DASH 评分和 Constant 评分明显好于非手术组($P=0.04$)。手术组病人更少出现肩关节运动不适，肩关节不对称的情况($P<0.0001$)。手术组治疗

费用更高($P<0.001$)。

- **结论**：切开复位术钢板固定法治疗锁骨中段骨折与非手术法相比，更少发生骨不连状况，且病人预后更好，但花费较高。
- **结论**：尽管目前手术治疗有较多的并发症存在，但目前尚缺乏充足证据评价手术治疗和保守治疗对锁骨中段1/3的骨折效果。治疗方案的选择不仅应基于病人的基本情况，还应均衡各方面的利弊并考虑到病人的个人意愿等。

二、髓内钉固定与普通钢板固定的治疗效果比较

■ 比较髓内钉固定与普通钢板固定的治疗效果(Assobhi等，2011)[155]

- 单中心随机对照研究。
- **纳入标准**：16～60岁，无皮质骨连接或短缺超过15 mm的急性锁骨中段1/3骨折患者。一共38例骨折，其中髓内固定组19例，平均年龄30.3岁，治疗时间1～23天；普通钢板固定组19例，平均年龄为32.6岁，治疗时间1～22天。随访12个月，无数据丢失。内固定组病人实行开放复位术并用TEN(髓内钉)内固定，普通钢板固定组病人实行切开复位术并用3.5 mm重建钢板进行固定。采用Constant问卷[143]分别在第6周，第3、6、12个月对病人上肢功能进行评分。如出现症状性骨不连或骨连接不正，即治疗失败，研究还对术后的感染等并发症以及外观情况进行了统计。
- **结果**：在第12周时，两组的功能恢复和X线下愈合情况无明显差别($P>0.05$)。但在第6周时，髓内钉组骨折愈合和功能恢复更好($P<0.05$)。钢板固定组并发症发病率比髓内钉组高15.8%。
- **结论**：两种方法治疗锁骨中段1/3骨折均有效，但相对来说，髓内钉组具有更多优点，且与钢板固定相比，其并发症较少。因此被推荐用于运动员或年轻人之间。

■ 比较髓内钉固定与普通钢板固定的治疗效果(Ferran等，2010)[156]

- 单中心随机对照研究。
- **纳入标准**：伴有缺损或骨断端重叠的急性锁骨中段1/3骨折的患者。一共32例骨折，其中髓内固定组17例，平均年龄23.8岁，平均治疗时间13.3天；普通钢板固定组15例，平均年龄为32.4岁，平均治疗时间13.3天。随访12个月，无数据丢失。内固定组病人实行开放复位并用以诺力氏钢针(RockWoodpin)内固定，普通钢板固定组病人实行切开复位术并用LC-DCP钢板进行固定。采用Constant问卷分别和OSS评分在第2周、第6周、第3个月、第6个月、第12个月对病人上肢功能和术后疼痛情况进行评分[157]。如出现症状性骨不连或骨连接不正，即视为治疗失败，同时还对术后感染、伤口麻痹等并发症以及外观情况进行了统计。
- **结果**：两组Constant评分($P=0.365$)和Oxford评分(附录11)($P=0.773$)无明显差别。两组病人骨折均已愈合。内固定组中，1例在钢针移除后出现软组织刺激症状，1例钢针重新拔出进行修正。钢板固定组中，3例因伤口感染而移除钢板，8例进行钢板移除。
- **结论**：两者均对治疗锁骨中段1/3骨折有效。但这些金属制品可能需要再次手术进行移除。

■ 比较髓内钉固定与普通钢板固定的治疗效果(Silva 等,2011)[158]

- 随机对照研究。
- **纳入标准**：16～65 岁,无皮质骨连接的急性锁骨中段 1/3 骨折患者。一共 22 例骨折,其中髓内固定组 12 例;普通钢板固定组 19 例。随访 6 个月,9 例因随访丢失而剔除,最终纳入 13 例。内固定组病人实行开放复位并用髓内钉(TEN)内固定,普通钢板固定组病人实行切开复位术并用 3.5 mm 重建钢板进行固定。采用 VAS 评分对病人术后疼痛情况进行评分。如出现症状性骨不连或骨连接不正,即治疗失败,研究还对术后的感染等并发症,肩关节运动情况以及骨折愈合时间进行了统计。
- **结果**：内固定组和钢板固定组骨折愈合时间相仿,分别为 12.3 周和 12.4 周,两者在肩关节运动,术后疼痛和骨不连出现率方面亦无明显区别。1 例病人在髓内钉移除后 3 个月出现了再次骨折,1 例病人由于钢板变形需要再次手术。两组功能评分无明显差别。
- **结论**：髓内固定和钢板固定对治疗锁骨中段 1/3 骨折在愈合时间,并发症数量,肩关节功能恢复方面无明显差别。尚无充足数据表明两者疗效之间的差异。
- **结论**：尽管髓内固定组的手术失败率更低,但目前尚缺乏充足证据评价髓内固定治疗和普通钢板固定治疗对锁骨中段 1/3 骨折效果。治疗方案的选择应基于各种现实条件决定。

三、各类手术治疗方法的疗效

■ 比较各类手术治疗方法的疗效(Kabak 等,2004)[159]

- 单中心单盲随机对照研究。
- **纳入标准**：初次骨折后 6 个月出现骨不连或骨折块移位,以及伴有疼痛和功能问题的锁骨中段 1/3 骨折的患者。一共 36 例骨折,其中低接触动力加压钢板(Low-contact Dynamic Compression Plate, LC-DCP)组 18 例,平均年龄 42.7 岁,平均治疗时间 11.4 个月;普通钢板固定组 18 例,平均年龄 40.0 岁,平均治疗时间 13.3 天。随访 44 个月,3 例因随访丢失而剔除,最后纳入 33 例。LC-DCP 组病人实行开放复位术并用 3.5 mm LC-DCP 钢板进行固定,动力加压钢板(Dynamic Compression Plate, DCP)组病人实行切开复位术并用 DCP 钢板进行固定。采用 DASH 评分[144]在第 1、3、6、12 和随访的最后一个月对病人上肢功能和术后疼痛情况进行评分。如出现症状性骨不连或骨连接不正,即治疗失败,研究还对术后的感染等并发症以及肩关节运动情况进行了统计。
- **结果**：LC-DCP 组患者骨折愈合时间较 DCP 组短($P<0.001$)。LC-DCP 组中,患者骨折均愈合,DCP 组 87.5%的患者骨折愈合。所有 LC-DCP 组患者均回到了以前的工作岗位,而 DCP 组则有两名患者被迫更换工作。LC-DCP 组病人在随访期结束时的肩,手臂和手的功能评分优于 DCP 组($P<0.001$)。
- **结论**：LC-DCP 固定具有缩短愈合时间,增加愈合率和功能恢复良好的优点。

■ 比较各类手术治疗方法的疗效(Lee 等,2007)[160]

- 随机对照研究。

- **纳入标准：** 50 岁以上，伴有骨缺损的开放性锁骨中段 1/3 骨折的患者，一共 69 例。其中内固定组 35 例，平均年龄 59 岁；普通钢板固定组 18 例，治疗时间平均年龄为 60 岁。随访 44 个月，7 例因随访丢失而剔除，最后纳入 62 例。内固定组病人实行开放复位术并用 Knowles 钢针进行固定，普通钢板组病人实行切开复位术并用 DCP 钢板进行固定。采用 Constant 评分和 VAS 评分对病人上肢功能和术后疼痛情况进行评分。如出现症状性骨不连或骨连接不正，即治疗失败，研究还对术后的感染等并发症以及骨折愈合时间的情况进行了统计。
- **结果：** 肩部功能评分，Knowles 钢针组 85，钢板组 84 分，无明显差异(P=0.7)。Knowles 钢针治疗手术时间更短(P<0.001)，伤口更小(P<0.001)，住院时间更短(P=0.03)，哌替啶使用量更少(P=0.02)，并发症更少(P=0.04)，硬结更少(P=0.015)。
- **结论：** 如果需要手术治疗老年患者锁骨中段 1/3 骨折，Knowles 钢针与钢板固定相比具有更多优势。

■ 比较各类手术治疗方法的疗效(Shen 等，2008)[161]

- 多中心单盲随机对照研究。
- **纳入标准：** 18～60 岁，急性锁骨中段 1/3 骨折患者。一共 133 例骨折，其中 3D 钢板固定组 67 例，平均年龄 43.8 岁；普通钢板固定组 66 例，平均年龄为 44.7 岁。随访 12 个月，12 例因随访丢失而剔除，最终纳入 121 例。3D 钢板组病人实行开放复位术并用 3.5 mm 3D 重建钢板进行固定(图 2-12)，普通钢板固定组病人实行切开复位术并用 3.5 mm 重建钢板进行固定。如出现症状性骨不连或骨连接不正，即治疗失败，研究还对术后的延迟愈合等并发症进行了统计。
- **结果：** 与 3D 钢板组相比，普通钢板固定组病人延迟愈合发生率更高且具有更多并发症(P<0.05)。
- **结论：** 如果需要钢板固定来治疗锁骨中段 1/3 骨折，3D 重建钢板将会是更好地选择，因为它能更好的适应应力分布，并可根据锁骨形状进行调整。

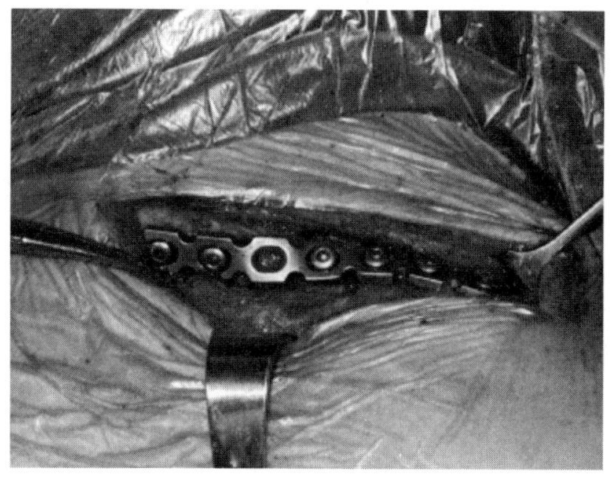

图 2-12 3D 重建钢板

■ 比较普通钢板和动力加压钢板加螺钉固定手术治疗方法的疗效(Tabatabaei 等，2011)[162]

- 单中心单盲随机对照研究。
- **纳入标准：** 短缺超过 2 cm 的急性锁骨中段 1/3 骨折患者，一共 68 例。其中髓内固定组 34 例，平均年龄 28.9 岁；普通钢板固定组 34 例，平均年龄为 29.2 岁。随访 6 个月，18 例因随访丢失而剔除，最终纳入 50 例。内固定组病人实行开放复位术并用动力加压钢板和钢钉内固定，普通钢板固定组病人实行切开复位术并用 3.5 mm LC-DCP 钢板进行固定。采用 DASH 和 OSS 评分分别在第 2，4，6 周和第 6 个月对病人上肢功能进行评分。如出现症状性骨不连或骨连接不正，即治疗失败，研究还对术后的感染骨不连等并发症以及骨折愈合时间进行了统计。

- **结果：** 两组在骨折愈合时间，骨连接不正，感染和 DASH，Oxford 评分方面均无显著差异。但动力加压钢板和钢钉组手术时间和出血量均少于钢板组。8 例钢板固定组的病人术后出现硬结。
- **结论：** 两种方法均可用于治疗锁骨中段 1/3 骨折，但钢钉组并发症发生率较低。

■ 比较手术治疗锁骨中段骨折，弹性髓内钉和预塑形钢板的效果（Nidhi Narsaria 等，2014）[163]

- 单中心单盲随机对照研究。
- **纳入标准：** 年龄 16～65 岁，缺损超过 15 mm，轴向错位大于 30°，无皮质骨连接。所有骨折类型为 Robinson 分型 $2A_2$ 和 $2B_1$ 型。纳入 65 例患者，其中男 50 例，女 15 例。平均随访 24 个月，所有患者获得随访。预塑形钢板固定组：32 例患者，使用预塑形钢板进行固定；弹性髓内钉固定组：33 例患者：使用弹性髓内钉进行固定。定期进行临床和影像学方面评估。
- **结果：** 弹性髓内钉组在伤口长度，手术时间，失血量和住院时间方面明显少于钢板组；钢板组 ASES 和 Constant 评分在前两个月时高于髓内钉组（$P<0.05$），但在 2 年时无明显差别；钢板组病人发生再次骨折的几率高于髓内钉组（$P<0.05$）；钢板组病人发生感染和修正手术的几率更高（$P>0.05$）。
- **结论：** 弹性髓内钉是一种安全，微创治疗锁骨中段骨折的有效方法，可替代钢板固定治疗锁骨骨折的。

■ 比较手术治疗锁骨中段骨折：新型髓内钉和微创钢板的效果（Sinan Zehir 等，2015）[164]

- 多中心随机对照研究。
- **纳入标准：** 所有骨折类型为 Robinson 分型 B1 或 B2。纳入 45 例患者，其中男 26 例，女 19 例。两组分别平均随访 11.82，14.45 月，所有患者获得随访；髓内钉组：24 例患者，平均年龄 33.17 岁，使用 Sonoma CRx Collarbone 钢针（图 2-13）进行固定；钢板组：21 例患者，平均年龄 32.38 岁，锁骨中段上方微创锁定钢板固定。使用 DASH 评分对患者情况进行评估。
- **结果：** 髓内钉组手术时间和 X 线透视检查时间明显短于钢板组（$P<0.001$）；髓内钉组住院时间明显少于钢板组（$P<0.001$）；髓内钉组骨质连接时间明显短于钢板组。两组几乎无

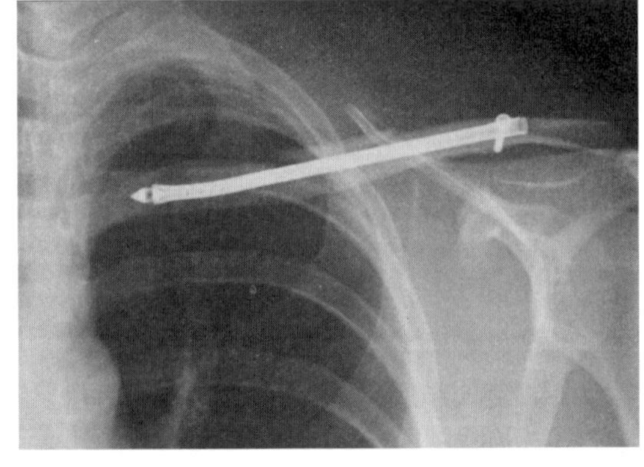

图 2-13　Sonoma CRx Collarbone 钢针

并发症，DASH 评分无显著差别；钢板组更容易出现病人对矫形外观不满意的情况。

- **结论：** Sonoma CRx 髓内钉可缩短手术时间，使病人获得更好的矫形效果。期待有更多关于这两种疗法安全性的研究。

■ 比较手术治疗锁骨中段骨折：钢板和髓内钉的效果（Houwert RM 等，2015）[165]

- 多中心单盲随机对照研究。
- **纳入标准：** 年龄 18～65 岁，锁骨中段骨折患者。纳入 120 例患者，平均随访 12 个月，所有患者均获得随访。髓内钉组：62 例患者，使用髓内钉进行固定；钢板组：58 例患者，锁骨中段使用钢板进行固定，使用 DASH 评分对患者情况进行评估。
- **结果：** 术后 6 个月时，利用 DASH 评分和 Constant-Murley 评分评估前臂残疾程度，两周治疗方式无明显差别。在术后 6 个月前，利用 DASH 评分评估前臂残疾程度，钢板组优于髓内钉组（$P=0.02$）；不考虑并发症的严重程度，两组病人并发症的数量无明显差别，钢板组（0.67），髓内钉组（0.74）。
- **结论：** 钢板组病人康复更快，但在术后 6 个月时，两组效果相仿。无论何种方法，植入物所致的并发症都较为常发。

■ 比较手术方法治疗锁骨中段骨折：重建钢板法和弹性髓内钉的效果（Andrade-Silva FB 等，2015）[166]

- 单中心随机对照研究。
- **纳入标准：** 锁骨中段骨折患者。纳入 59 例患者，平均随访 12 个月，所有患者均获得随访。重建钢板组：33 例患者，锁骨中段上方重建钢板固定；弹性髓内钉组：26 例患者，锁骨髓内钉固定。使用 DASH 评分和 Constant-Murley 评分对肩关节功能进行评估，对骨折愈合，骨折缺损，疼痛情况和并发症发病率进行评估。
- **结果：** 术后 6 个月，钢板组 DASH 评分（9.9）和弹性髓内钉组（8.5）无显著差别（$P=0.329$），同样，12 个月后，两组 DASH 评分及 Constant-Murley 评分亦无显著差别。钢板组（16.8 周）和弹性髓内钉组（15.9 周）骨折愈合时间无显著差别（$P=0.352$）；钢板组骨折缺损长度比髓内钉组长 0.4 cm（$P=0.032$）。VAS 评分显示，两组疼痛情况相似，但髓内钉组植入物相关痛更为常见（$P=0.035$）；两组并发症发生率无明显区别。
- **结论：** 重建钢板和弹性髓内钉在锁骨中段骨折中比较。肩关节功能恢复，骨折愈合，疼痛程度和病人舒适程度等方面效果无明显差别，两种方法都较为安全。
- **结论：** 目前尚缺乏充足证据比较不同手术骨折固定方式对锁骨中段 1/3 骨折和骨不连的治疗的优劣。

四、各类保守治疗方法的疗效

■ 比较各类保守治疗的疗效（Andersen 等，1987）[167]

- 前瞻性随机对照研究。
- **纳入标准：** 13 岁以上，诊断为锁骨中段 1/3 骨折的患者，共纳入 79 例。其中 8 字型绷带组 45 例，平均年龄 19 岁，随访 12 周，无数据丢失；悬吊组 34 例，平均年龄为

19岁，随访13周，无数据丢失。8字型绷带组病人用8字型绷带进行固定，并在治疗后第2天，第1，2周时，根据病人的主观感受对固定进行适当调节；悬吊组病人用绷带悬吊，悬吊持续到病人认为无需悬吊为止。对患者上肢功能进行VAS评分。同时通过镇痛药消耗的药片数量，对患者的疼痛情况进行分析。对治疗后骨折愈合情况和病人的舒适程度进行了分析。

- **结果：** 与8字型绷带法相比，普通吊带法更为舒适，且并发症较少，两组外观和功能恢复方面无明显差异。
- **结论：** 普通吊带法更为舒适，且并发症较少，两组外观和功能恢复方面无明显差异。

■ 比较各类保守治疗的疗效（Lubbert 等，2008）[168]

- 多中心双盲随机对照研究。
- **纳入标准：** 18岁以上，诊断为开放性锁骨中段1/3骨折的患者。一共120例骨折，其中超声波治疗组61例，平均年龄37.7岁；安慰剂组59例，平均年龄为36.9岁，随访12～43个月，10例因随访丢失而剔除，最终纳入110例。超声波治疗组病人通过低脉冲超声波进行治疗，平均时间25.38天，安慰剂组病人使用无信号的传感器，不进行任何处理，平均时间24.43天。对患者的疼痛情况进行分析。研究对治疗后骨折愈合情况和治疗的失败率进行了分析。
- **结果：** 两者骨折愈合时间，日常活动和工作的恢复均无明显差异。VAS评分和镇痛药的使用量无明显差异。
- **结论：** 尚不能确定超声波可加速骨折的愈合。

■ 比较非手术方法治疗锁骨中段骨折：简单吊带法和8字型吊带法的效果（Ersen A 等，2015）[169]

- 前瞻性随机对照研究。
- **纳入标准：** 15～75岁，锁骨中段骨折患者。纳入60例患者。简单吊带组：30例患者，使用简易吊带法进行固定；8字型绷带法组：30例患者，使用8字型绷带法进行固定。使用VAS评分对患者的疼痛程度进行评估。
- **结果：** VAS评分显示，治疗后第1天，8字型绷带法较简单吊带法评分更高（$P=0.034$）；8字型绷带法平均缺损长度9 mm，简单吊带法平均缺损长度7.5 mm（$P=0.30$）；8字型绷带法操作难度更高。
- **结论：** 考虑到较低的疼痛感和简易的操作性，作者认为简单吊带法更适合于锁骨中段骨折的治疗。

述　评

肩关节周围创伤

肩关节周围创伤的临床治疗往往面临多种选择，手术治疗或保守治疗的选择，手术方法的确定，内固定的方式以及绷带悬吊的方法等都是近些年来的讨论热点。

本章汇总了 67 项 RCT 研究，分析了手术和保守方法治疗肱骨近端骨折，肩关节脱位和锁骨中段骨折等方面的一系列问题。

现有证据表明，在治疗老年人肱骨近端骨折方面，并无明显证据表明切开复位手术治疗效果优于保守治疗，但前者并发症发生率明显高于后者。在治疗急性肩关节脱位方面，有限的证据表明，对年轻且从事高强度体力活动的男性患者优先采用手术治疗其急性肩关节脱位，但对于其他患者目前没有证据可以确定哪一种治疗效果最优。在治疗锁骨中段骨折方面，尚无充分证据表明手术治疗和保守治疗孰优孰劣，需要进一步的高质量 RCT 研究。

第三章　肱骨干骨折

成人肱骨干骨折占全部骨折的1%～3%[41]。根据瑞典1项401例肱骨干骨折的研究，随着年龄增长肱骨干骨折的发生率大幅提升，平均为14.5/10 000，而90～100岁人群中可达60/100 000[170]。约90%的骨折直接来自于创伤，而创伤基本是单纯的摔落引起的（占总体的68%）。其余病因还包括病理性骨折（8.5%）和假体周围骨折（1.5%）。大部分肱骨干骨折是闭合性骨折。

一、成人肱骨干远端骨折的手术治疗方式比较

传统上，大部分肱骨干骨折都采取非手术治疗方法[171]。非手术（保守）治疗包括应用长夹板、石膏夹板或悬吊带进行肘关节、肩关节固定，或应用功能性固定装置（如Sarmiento固定装置）进行固定，这种方法保留肘关节和肩关节一定的活动度[172]。

手术治疗包括骨折断端的复位和固定，通常需要使用钢板或髓内钉进行固定。髓内钉固定将髓内钉插入患肢骨髓腔内，可以采取从肱骨头正向插入，也可以选择从肘关节上方逆向打入，有时还会应用锁定钉进行固定。除此之外还可以选择外固定。外固定通常应用于更为严重的开放性骨折（Gustilo ⅢB和ⅢC型）。

肱骨干骨折的手术固定通常适用于相对复杂的移位性骨折，以及伴随其他损伤的情况。一般手术治疗的指征是：Gustilo Ⅱ型和Ⅲ型开放性骨折，多处损伤或高能量损伤，同侧前臂骨折，神经损伤以及严重血管损伤。

以下研究评估比较了成人远端肱骨干骨折的手术治疗方法。

▲ 数据来源：Cochrane Bone, Joint and Muscle Trauma Group Specialised Register, the Cochrane Central Register of Controlled Trials, MEDLINE, EMBASE, trial registers, and bibliographies of trial reports. The full search was conducted in October 2011.

■ 比较交锁髓内钉与锁定加压钢板对肱骨干骨折的治疗效果（Fan等，2015）[173]

- 单中心随机对照研究。
- **纳入标准：** 18岁以上的肱骨干闭合骨折，且需要手术干预的患者。纳入研究60例患者，年龄（39.3±10.8）岁，其中30人（18男，12女）接受交锁髓内钉治疗，30人（19男，11女）接受锁定加压钢板治疗。交锁髓内钉组30人，均接受前向髓内钉手术；锁定加压钢板组30人均采用标准锁定钢板（4.5 mm锁定钢板）。评测内容包括：术中出血量、手术时间、住院时间、愈合时间、愈合率、功能恢复及并发症发生率，功能评价方法为美国肩肘外科评分（ASES）及Constant评分。
- **结果：** 术中出血量、手术时间、住院时间等方面，交锁髓内钉组明显小于锁定加压

钢板组。功能评分方面，交锁髓内钉组 Constant 评分(90.20±1.19)和 ASES 评分(90.53±1.07)，与锁定加压钢板组 Constant 评分(90.33±1.32)和 ASES 评分(90.37±1.13)，差别无统计学意义(P=0.682，P=0.560)。骨折愈合方面，交锁髓内钉组愈合时间(6.7 周)明显短于锁定加压钢板组(10.6 周，P<0.001)，愈合率方面没有明显差别。并发症方面，10%的锁定加压钢板出现桡神经麻木。

- **结论：** 研究结果提示交锁髓内钉在肱骨干骨折方面优于锁定加压钢板。

■ 钛制弹性髓内钉与钢板内固定对于治疗小儿肱骨干骨折的比较(Wu Quan-zhou 等，2014)[457]

- 前瞻性队列研究。
- **纳入标准：** 肱骨干骨折儿童患者。共纳入 32 例，随机分为两组，19 位患者使用钛制弹性髓内钉进行干预，AO 分型进行分类，11 位 A 型，6 位 B 型，2 位 C 型。13 位患者进行钢板内固定治疗，其 AO 分型为 3 位 A 型，6 位 B 型，2 位 C 型。从手术时间，出血量，切口长度，住院时间，骨折愈合时间，术后并发症及两组功能恢复情况进行比较评价。平均随访期为 25.3 个月。
- **结果：** 钛制弹性髓内钉干预组手术时间，住院时间，初次手术后取出植入的时间，愈合时间分别为(56.7±11.2) min，(6.6±3.9)天，(8.1±2.3)个月，(12.6+3.8)周；钢板内固定组分别为(51.5±8.3)分，(7.8±4.8)天，(7.8±1.6)个月，(11.8±2.8)周。两组间没有统计学差异(P>0.05)。钛制弹性髓内钉干预组的软组织炎症发生率较高。钛制弹性髓内钉干预组结果优 13 例，良 3 例，中 2 例，差 1 例，在钢板内固定组优 10 例，良 2 例，中 1 例。
- **结论：** 钛制弹性髓内钉干预和钢板内固定在各方面无显著差别，在临床中这两种方法应根据相关骨折的类型，父母的意愿，疤痕的预期值等方面进行选择。

■ 比较肱骨干骨折中传统开放钢板治疗与微创钢板固定的治疗效果(Kim 等，2015)[174]

- 多中心前瞻性随机对照研究。
- **纳入标准：** 单纯肱骨干骨折患者(AO/OTA 分类 A 或 B 类)。纳入研究 68 例患者，其中传统开放钢板治疗(COP)组 32 人，微创钢板骨缝术(MIPO)组 36 人。两组手术均采用肱骨前外侧入路。主要结果包括：骨折愈合时间、手术持续时间、射线暴露时间、术中神经损伤，功能评分包括：UCLA 评分系统，Mayo 肘关节指数(包括活动范围、疼痛)，通过影像学检查确定骨折愈合、延迟愈合与骨不连。
- **结果：** 骨折愈合方面，COP 组有 97%的患者在 16 周内愈合，MIPO 组有 100%的患者在 15 周内愈合。手术时间和并发症发生率方面，两者没有统计学差别。两组均达到完全愈合，Mayo 评分和 UCLA 评分系统结果均为“非常好”。
- **结论：** MIPO 与 COP 均能非常好地治疗单纯肱骨干骨折，且外科医生具备施行 MIPO 手术的技术。

■ 比较肱骨干中远 1/3 骨折中髓内钉治疗与微创钢板骨缝术的治疗效果(Lian 等，2013)[175]

- 单中心前瞻性随机对照研究。

- **纳入标准：** 肱骨中段或远段 1/3 闭合骨折，以及同时遭受两段骨折的患者。纳入研究 47 例患者，其中髓内钉治疗(IMN)组 24 人，微创钢板固定术(MIPO)组 23 人，两组患者在骨折位置、骨折块、年龄、附加损伤等方面均相似。主要结果包括：骨折愈合时间、手术持续时间、射线暴露时间、术中神经损伤，功能评分包括：美国肩肘外科评分，Mayo 肘关节指数(包括活动范围、疼痛)，通过影像学检查确定骨折愈合、延迟愈合与骨不连。
- **结果：** 功能评分方面，MIPO 组的美国肩肘外科评分和 Mayo 评分都优于 IMN 组(98.2 vs 97.6，93.5 vs 94.1，$P<0.001$)。MIPO 组耗费更少的手术时间，并且术中出血量更少。骨折愈合时间两者相似。骨折愈合率 MIPO 组为 23/24，IMN 组为 22/23。
- **结论：** MIPO 更实用于复杂股骨干骨折，IMN 更适合于简单肱骨干骨折。

■ 比较肱骨干骨折骨不连时交锁髓内钉与锁定加压钢板的治疗效果(Singh 等，2014)[176]

- 前瞻性随机对照研究。
- **纳入标准：** 年龄 16～65 岁之间，在保守治疗或手术治疗之后肱骨干骨折骨不连的患者。纳入研究 40 例患者，其中 20 例接受肱骨交锁髓内钉(HIL)治疗，20 例接受锁定加压钢板(LCP)治疗。术后随访 2 年，主要结果为骨折愈合时间与骨折愈合率，次要结果为功能评价(DASH 评分，Steward Hundley 评分)与并发症发生率，包括感染、植入失败、关节僵硬、医源性桡神经损伤等。
- **结果：** 两组患者的骨折愈合时间没有统计学差异(HIL：15.8±4.2 周；LCP：17.2±3.8 周，$P=0.12$)。HIL 组患者愈合率为 95%，LCP 组患者愈合率为 100%，$P=0.14$。肩肘关节活动度方面，两组患者的差别没有统计学意义。两组患者在功能评分方面的差别没有统计学意义(DASH 评分：$P=0.14$，Steward Hundley 评分：$P=0.08$)。并发症发生率方面，两组没有统计学差异。
- **结论：** 研究得出对于肱骨干骨折骨不连，两种植入物均可达到良好的治疗效果与可接受的并发症发生率。

二、动态加压钢板内固定与锁定髓内钉治疗成人肱骨干骨折的效果比较

手术治疗肱骨干骨折患者，哪种手术术式最优仍然存在争议。对于肱骨干骨折的手术固定，可以采用钢板、髓内钉或外固定支架。采取外固定支架固定的指征是：对开放性骨折进行临时固定，或应用于除肱骨干骨折外多处损伤的患者。对于闭合性骨折患者，钢板和髓内钉是主要的手术干预手段[177]。

以下研究主要比较两种最常用的手术方式——动态加压钢板(DCP，Dynamic Compression Plating)和锁定髓内钉(Locked Intramedullary Nailing)对肱骨干骨折的治疗效果。

▲ 数据来源：Cochrane Bone，Joint and Muscle Trauma Group Specialised Register(2011 年 2 月)(*The Cochrane Library*，2011 年第 1 期) MEDLINE and EMBASE(均至 2011 年 2 月)and trial registries for ongoing trials.

■ 比较动态加压钢板内固定与锁定髓内钉治疗成人肱骨干骨折(Changulani 等,2007)[178]

- 单中心前瞻性随机对照研究。
- **纳入标准**：1 级和 1a 级开放性骨折,多发伤,保守治疗失败的骨折,不稳定性骨折。最终入选 47 例,其中 24 例接受 AO 4.5 mm 动态加压钢板治疗,24 例接受 Russell-Taylor 髓内钉治疗(近端、远端都有锁定)。其中 7 名钢板组患者和 12 名髓内钉组患者还接受了自体髂骨移植。平均随访 14.3 个月,其中 2 例失访。结果评估:ASES(American Shoulder and Elbow Surgeons)评分量表,是否能够回到原来的工作岗位,骨折愈合,感染,神经损伤,移植骨存活状态,肩关节外展是否受限。
- **结果**：ASES 评分没有统计学差异($P>0.05$)。愈合时间方面髓内钉组的愈合时间明显短于动态加压钢板组($P<0.05$)。愈合率方面两组相似。在感染的并发症方面,动态加压钢板组高于髓内钉组,然而上肢缩短(1.5～4 cm)及肩部活动度受限类的并发症方面,髓内钉组高于动态加压钢板组。
- **结论**：研究提示髓内钉是肱骨干骨折手术治疗中更好的选择。

■ 比较动态加压钢板内固定与锁定髓内钉治疗成人肱骨干骨折(Chapman 等,2000)[179]

- 前瞻性随机对照研究。
- **纳入标准**：急性开放性或闭合性肱骨干骨折。87 例符合纳入标准,筛选后最终纳入 84 例,其中 46 例接受 AO 4.5 mm Synthes 动态加压钢板或 LC 动态加压钢板治疗,38 例接受 Russell-Taylor 髓内钉治疗(近端、远端都有锁定)。其中 3 名钢板组患者和 1 名髓内钉组患者还接受了自体髂骨移植。平均随访 13 个月,无失访。结果评估:骨折愈合,神经损伤,感染,反射性交感神经营养不良,继发桡神经或骨间背侧神经麻痹,肩部疼痛,肘部疼痛,肩关节活动受限,肘关节活动范围受限,植入物是否需取出。
- **结果**：随访 13 个月的结果显示,钢板组 42(93%)例骨折在 16 周后愈合,而髓内钉组有 33(87%)例($P=0.70$)。肩部疼痛及活动度受限方面,髓内钉组更为明显($P=0.007$)。肘部活动受限方面钢板组更为明显($P=0.03$),特别是对于远端 1/3 肱骨干骨折更为明显。其他并发症方面两组没有显著统计学差异。
- **结论**：对于肱骨干骨折,髓内钉和加压钢板两种手术方式均能达到治疗目的。

■ 比较动态加压钢板内固定与锁定髓内钉治疗成人肱骨干骨折(Kesemenli 等,2003)[180]

- 随机对照研究。
- **纳入标准**：AO 分型 A, B, C 型肱骨干骨折,最终入选 60 例,其中 27 例接受 AO 4.5 mm 动态加压钢板治疗,33 例接受顺行肱骨髓内钉治疗(近端、远端都有锁定)。平均随 42 个月,未有失访报道。结果评估:骨折愈合,感染,肩部撞击征,医源性桡神经损伤,骨折愈合时间,二次手术,Steward & Hundley 功能评价量表。
- **结果**：平均随访 42 个月,愈合时间没有统计学差异($P>0.05$)。桡神经麻痹仅发生于动态加压钢板组,共有 4 名患者。髓内钉组骨不连发生率更高($P<0.05$)。
- **结论**：目前对于肱骨干骨折没有完全满意的治疗方法。尽管髓内钉治疗有较高的骨不连风险,但是其优点如低死亡率、微小软组织损伤及易应用性,仍然是肱骨干骨折的良好选择。

■ 比较动态加压钢板内固定与锁定髓内钉治疗成人肱骨干骨折(McCormack 等, 2000)[181]

- 前瞻性随机对照研究。
- **纳入标准**: 开放性骨折,多发伤,保守治疗失败的骨折,不稳定性骨折。最终入选44例,其中23例接受动态加压钢板治疗(钢板类型未说明),21例接受Russell-Taylor髓内钉治疗(近端、远端都有锁定)。其中7名钢板组患者和12名髓内钉组患者还接受了自体髂骨移植。平均随访14.3个月,其中3例失访(2例死亡)。结果评估:ASES评分量表,医源性桡神经损伤,骨折愈合,术中骨块处理,感染,严重肩部撞击征,肩关节囊粘连,骨折固定轻微松动,严重疼痛,失血量。
- **结果**: 肩部和肘部功能方面,ASES评分提示两组没有统计学差异;疼痛评分、活动度,以及回到正常生活所需时间方面均没有统计学差异。动态加压钢板组有1例患者出现肩部损伤,而髓内钉组有6例;动态加压钢板组有3例出现并发症,而髓内钉组有13例;髓内钉组有7例患者经历2次手术,动态加压钢板组只有1例($P=0.016$)。
- **结论**: 研究发现对于不稳定性肱骨干骨折,动态加压钢板优于髓内钉。

述 评

肱骨干骨折

随着年龄增长,肱骨干骨折的发病率增加,创伤是肱骨干骨折主要的发病原因。对于肱骨干骨折,临床目前有多种手术术式,对于不同术式的选择,是困扰临床医生的重要问题。

本章汇总了10篇RCT研究,分析了不同肱骨干骨折条件下,对于不同手术术式的选择。

现有证据表明,在治疗肱骨干骨折方面,手术治疗是首选治疗方法。主要术式包括:锁定加压钢板切开复位内固定术、髓内钉内固定、微创钢板骨缝术(MIPO)等。三种术式均能够达到满意的肱骨干骨折治疗效果,然而锁定加压钢板治疗的并发症更高。相对于MIPO,髓内钉治疗更适用于简单肱骨干骨折,而MIPO更适合于复杂肱骨干骨折。相对于曲型髓内钉,直型髓内钉并发症发生率更低。对于肱骨干骨折的手术治疗与非手术治疗,尚缺乏有效的RCT证据。在髓内钉与钢板之间,有2篇RCT证明髓内钉优于钢板,有2篇RCT证明两者效果相当,有1篇RCT证明加压钢板对于复杂肱骨干骨折的治疗优于髓内钉。更深入的研究需要更多RCT证据支持。

第四章 肘关节周围创伤

第一节 尺骨鹰嘴骨折

尺骨鹰嘴骨折不同治疗方法的效果

肘关节由上臂骨(肱骨)远端与前臂骨(尺骨、桡骨)近端构成。尺骨鹰嘴即尺骨的近端,在屈肘时即形成一个骨性突起。尺骨鹰嘴的尖端与肱骨的下端形成铰链式的连接,在屈肘和伸肘过程都能完好契合。尺骨鹰嘴的后上侧为肱三头肌附着点,肱三头肌是带动伸肘的主要肌肉。尺骨鹰嘴在肘关节处仅有皮肤覆盖其上,以致其非常容易受伤。

上肢骨折总体发生率为(11.5～12)/100 000[182]。尺骨鹰嘴骨折约占整个上肢骨折的1%[183],病因包括直接创伤以及间接创伤[184-186]。直接创伤主要指患者从高处跌落手肘着地,尺骨鹰嘴会受外力嵌入肱骨内,导致粉碎性骨折。间接损伤主要发生于老年人,从高处跌落时外伸的手臂着地,间接导致尺骨鹰嘴骨折,这种情况通常导致交叉骨折或斜形骨折[186]。

尺骨鹰嘴骨折的治疗目的是达到骨折的解剖复位,并将肘关节固定在相对稳定的姿势,以达到早期活动和保留功能的目的[187]。非手术或保守治疗通常指石膏固定,常应用于无移位或轻微移位骨折,骨折块之间的移位在 2 mm 以内,伸肌完好且屈肘时不会产生位移[188]。符合以上标准的患者能够在非手术治疗的情况下完全治愈[189]。

尺骨鹰嘴骨折的外科手术干预适用条件包括:开放性骨折,移位骨折,骨折影响肱三头肌在尺骨鹰嘴的附着以致影响伸肘等情况。尺骨鹰嘴的外科手术有四种基本方法:张力带内固定,钢板内固定,髓内固定,切除近端骨折碎片行肱三头肌附着点重建。

以下研究评估比较了手术治疗与保守治疗,以及不同手术治疗术式对尺骨鹰嘴骨折的治疗效果[190]。

▲ 数据来源:Cochrane Bone, Joint and Muscle Trauma Group Specialised Register(2014 年 9 月 22 日), the Cochrane Central Register of Controlled Trials(*CENTRAL*, 2014 年第 8 期), MEDLINE(1946～2014 年 9 月第 2 周), EMBASE(1980～2014 年 9 月 19 日), trial registers, conference proceedings and reference lists of articles.

■ 比较钢板固定与标准的张力带内固定术治疗尺骨鹰嘴骨折的效果(Hume 等,1992)[191]

- 随机对照研究。
- **纳入标准:** 需要手术干预的移位性尺骨鹰嘴骨折。最终纳入 43 例患者,其中 22

例接受钢板固定手术，21例接受标准张力带内固定术。干预方式：钢板固定：使用1/3管型钢板与3.5 mm螺钉进行固定，钢板沿尺骨近端后侧面与尺骨鹰嘴放置，如果有穿过骨折线进行折块加压的需要，再用拉力螺钉进行固定；标准钢丝张力带内固定术：清除碎骨块后，通过两根平行克氏针固定骨折块，然后将18-gauge钢丝折成8字形进行固定。两组康复锻炼手段相同：术后采用长上肢夹板固定2～3天，之后鼓励患者进行主动屈伸锻炼。平均随访28.5周，没有失访病例。

- **结果：** 采用基于Helm标准的临床疗效，术后并发症，活动受限量，手术时间等指标。钢板固定手术时间较长，但是并发症发生率较低。两组之间，6个月之后的肘关节运动范围没有显著差异。
- **结论：** 相比张力带，钢板固定有更好的临床效果；钢板固定后患者更少出现有症状的金属植入物突出；其他并发症方面没有显著差异。

■ 比较两种不同的改良张力带内固定术与标准张力带内固定术治疗尺骨鹰嘴骨折的效果（Ahmed等，2008）[192]

- 随机对照研究。
- **纳入标准：** 移位横行或斜行尺骨鹰嘴骨折，移位骨折累及尺骨半月切迹，移位大于1 cm。最终纳入30例患者，其中15例接受附加髓内钉固定的张力带固定术（图4-1），15例接受标准张力带内固定术（图4-2）。两组康复锻炼手段相同：患者术后采用悬带固定上肢，术中内固定不满意的使用悬臂板固定，患者在拆线后开始进行适量的主动锻炼。平均随访8.2个月，没有失访病例。结果评估：改良Morphy评分系统进行评分，主要不良反应包括植入物突出和感染，未进行活动受限量的评测。
- **结果：** 髓内钉加张力带固定术的患者中，11例（73.3%）患者有非常良好的治疗效果，4例（26.7%）患者有较好的疗效，无患者报告术后效果微小，只有1例（6.6%）患者接受了二次手术以移除植入物。在AO张力带固定组的患者中，6例（40%）患者有非常良好的效果，5例（33.3%）患者取得较好效果，3例（20%）患者效果一般，还有1例（6.7%）患者的治疗效果微小，其中8例（53.3%）患者经历了二次手术以取出内固定植入物。
- **结论：** 在各方面，髓内钉加张力带固定治疗优于AO张力带固定治疗。

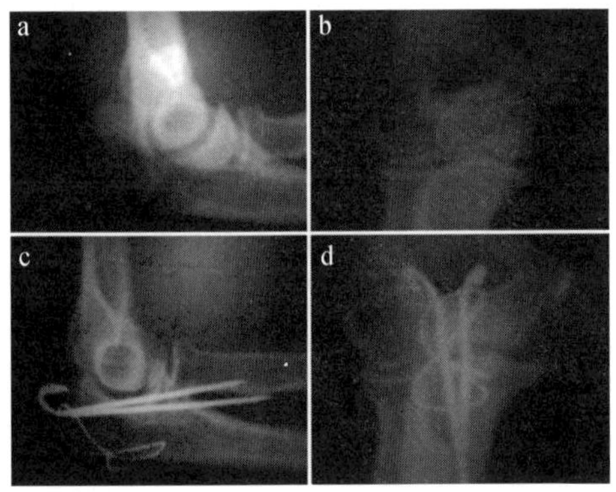

图4-1　附加髓内钉固定的张力带固定术
（a、b为术前；c、d为术后）

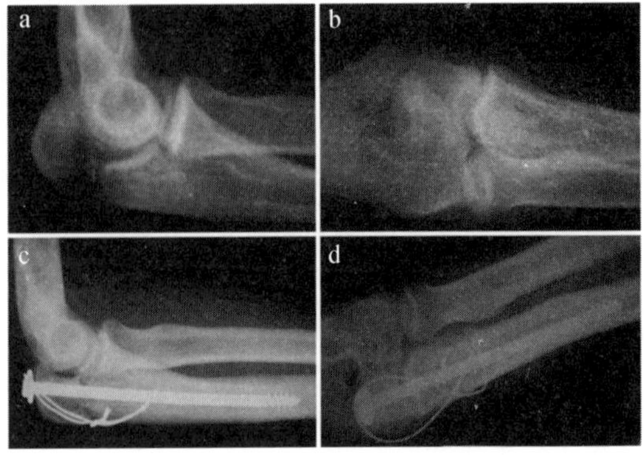

图4-2　标准张力带内固定术
（a、b为术前；c、d为术后）

■ 比较两种不同的改良张力带内固定术与标准张力带内固定术治疗尺骨鹰嘴骨折的效果(Juutilainen 等,1995)[193]

- 随机对照研究。
- **纳入标准:** 年龄 16 岁以上闭合性尺骨鹰嘴骨折患者,影像学提示 2～3 个骨折块的横行或斜行骨折。最终纳入 25 例患者,其中 15 例使用生物可降解材料的张力带固定术,10 例接受标准张力带内固定术。干预方式:可降解内固定为 50 cm 聚乳酸张力带,结合聚乙醇酸胶质或聚乳酸螺钉。两组康复锻炼手段相同:患者佩戴夹板 4 周,期间允许 75°～95°小幅度肘关节运动,术后 2 周拆线,1 年后移除金属植入物。平均随访 19.7 个月,没有失访病例。结果评估:功能评估分为"好",自我评测:有良好的肘关节功能,同时关节稳定;客观评测:术后 6 个月肘关节活动情况(是否能够无痛活动肘关节,两侧肘关节日常使用没有差别),后续疼痛状况。
- **结果:** 随访发现,两组治疗方法均取得良好效果,可吸收材料组患者由于不需二次手术取出植入物,因此平均费用更低。
- **结论:** 在治疗效果方面两组无显著差异,但可吸收材料治疗更经济。

■ 比较两种不同的改良张力带内固定术与标准张力带内固定术治疗尺骨鹰嘴骨折的效果(Larsen 等,1987)[194]

- 随机对照研究。
- **纳入标准:** 需要手术复位的移位性尺骨鹰嘴骨折。最终纳入 46 例患者,其中 21 例接受使用 Netz pin 的张力带固定术,10 例接受标准张力带内固定术。手术方式:Netz pin 为非滑动钉,直径 2.0 mm,长度 60～120 mm,底部为柳叶型,并有 1 mm 孔洞供环扎线穿过。可降解内固定由 50 cm 聚乳酸张力带,结合聚乙醇酸胶质或聚乳酸螺钉构成。康复锻炼手段未提及。平均随访 13 周,没有失访病例。结果评估:术中并发症,术后并发症(移除植入器械的原因,骨折愈合时间与关节活动范围)。
- **结果:** 两组患者在骨折愈合时间方面的差异没有统计学意义。Netz pin 组患者由于 Netz pin 不易滑动,因此皮肤损伤更小。皮肤受压及穿孔等并发症的发生率在两组间没有统计学差异。
- **结论:** 根据结果,作者推荐在尺骨鹰嘴骨折的张力带固定技术中采用 Netz pin。

■ 比较两种不同的改良张力带内固定术与标准张力带内固定术治疗尺骨鹰嘴骨折的效果(Liu 等,2012)[195]

- 随机对照研究。
- **纳入标准:** 患者年龄 20～70 岁,横行或斜行尺骨鹰嘴骨折,闭合性骨折,新鲜骨折,移位大于 2 cm。最终纳入 62 例患者,其中 30 例使用 Cable Pin System 的张力带固定术(图 4-3),32 例接受标准张力带内固定术。两组康复锻炼手段相同:患者术后 2 天内使用悬带固定上肢屈曲成 90°,之后进行主动屈肘锻炼及重力辅助伸肘锻炼。平均随访 21 个月,没有失访病例。结果评估:MEPS 量表、术中失血、术后并发症、手术时间。
- **结果:** 使用 cable-pin 系统的患者有更好的功能恢复结果,同时减少术后并发症的发生。

- **结论：** 推荐使用 cable-pin 系统治疗尺骨鹰嘴骨折。

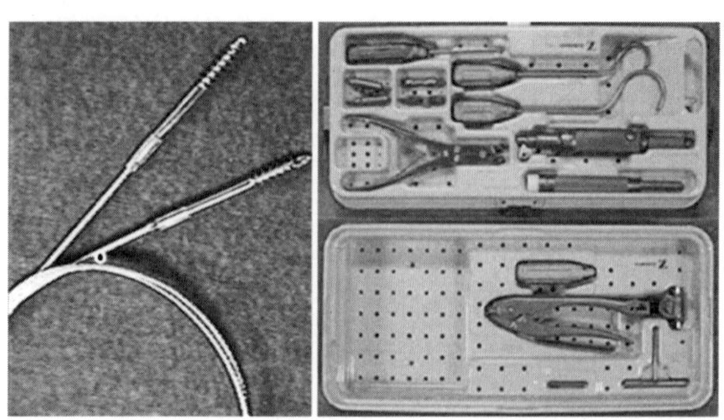

图 4-3 cable-pin System 及辅助器械

- **结果：** 张力带附加髓内固定术组患者更少出现有症状金属植入物突出；使用可吸收植入物在主观和客观评分方面优于标准术式；使用金属植入物的患者均在 1 年后因各种并发症再次手术取出植入物；使用 cable-pin 系统的患者有更好的功能恢复结果，同时术后并发症的发生减少。

■ 比较双空心螺钉复合张力带钢丝与传统张力带钢丝固定对于尺骨鹰嘴骨折的治疗效果(Lu 等，2015)[196]

- 多中心单盲随机对照研究。
- **纳入标准：** 20～70 岁患者，非粉碎性或短斜行性骨折，单侧、闭合、新发，且移位<2 mm。纳入研究 88 例患者，57 例男性，31 例女性，随访时间(32.7±6.6)个月。42 例患者接受双空心螺钉复合张力带钢丝固定，46 例患者接受传统张力带钢丝固定。两组患者术后康复锻炼相似，大约 3 天后，允许进行被动肘关节活动，第二周开始允许进行主动屈伸和负重，根据影像学愈合情况，大约 10 周后允许对抗运动，3 个月后才允许费力运动。随访时间为术后 3 个月、6 个月、1 年、2 年。
- **结果：** 骨折平均愈合时间为双空心螺钉张力带钢丝组 11.4 周，张力带钢丝组 12.6 周($P=0.000$)。两组固定相关并发症发生率有明显统计学差异，双空心螺钉张力带钢丝组有 2 名患者感觉到钉头引起的不适，但都不需要进一步处理，张力带钢丝组有 21 名患者遭受内固定引起的并发症。Mayo 肘关节评分(MEPS)，双空心螺钉张力带钢丝组(87.90±6.0)与张力带钢丝组(83.67±6.6)有统计学差异($P=0.002$)。肘关节功能康复率，双空心螺钉张力带钢丝组(29/42，69.05%)与张力带钢丝组(16/46，34.78%)有统计学差异($P=0.000$)。
- **结论：** 相对于传统张力带钢丝固定法，双空心螺钉复合张力带钢丝固定能够明显降低并发症发生率，再手术率，改善肘关节功能，缩短骨折愈合时间。

■ 比较鹰嘴记忆接骨器与锁定钢板在肘关节功能恢复方面的效果(Chen 等，2013)[197]

- 随机对照研究。
- **纳入标准：** 闭合性骨折，Mayo 分型Ⅱ型、Ⅲ型，横行或斜行骨折，无神经血管损伤，患者知情同意的尺骨鹰嘴骨折。最终纳入40例患者，其中20例使用OMC鹰嘴记忆连接器(图4-4)，20例使用锁定钢板。两组康复锻炼手段相同：患者术后应用抗生素，使用模具固定2周，之后进行主动屈伸肘锻炼。平均随访36.65个月，没有失访病例。结果评估：MEPS量表，DASH量表(Disabilities of the Arm, Shoulder and Hand Score)，并发症，患者满意度。

- **结果**：MEP评分表明鹰嘴记忆连接器效果优于锁定钢板；DASH评分、并发症发生率、以及肘关节活动度方面，两者没有统计学差异。
- **结论**：研究表明鹰嘴记忆接骨器在尺骨鹰嘴骨折治疗方面是更好的选择。

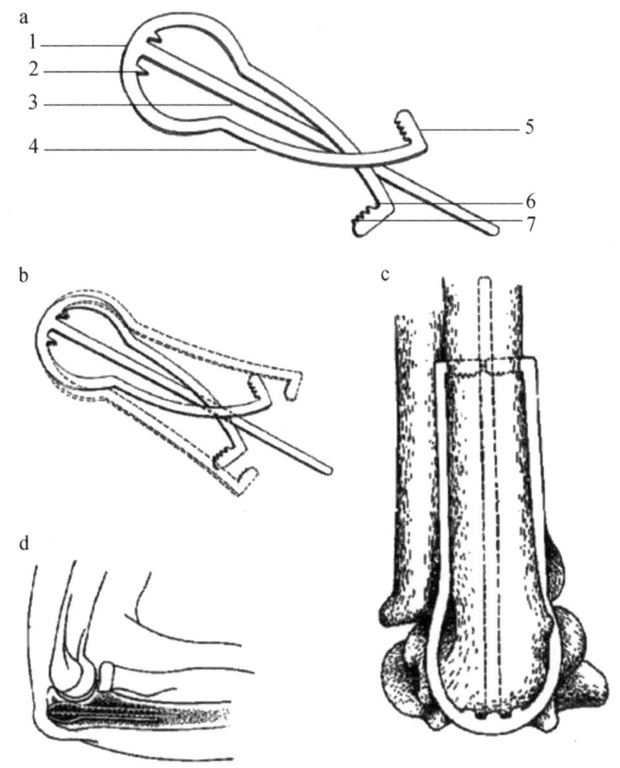

图4-4 鹰嘴记忆接骨器OMC的结构

a. OMC的结构(1—弓形基座 2—固定针 3—髓内固定锁 4—压缩固定臂 5—头钩 6—头钩和压缩固定臂之间的角度 7—头钩的尖端)
b. 压缩固定臂的延伸状态 c. OMC固定器置入后的正视图 d. OMC固定器置入后的侧视图

- **结论**：目前开展的研究不能提供充足证据确定尺骨鹰嘴骨折的最优治疗方法；针对某些方面如患者对于钢板作用的自评数据应当进一步研究以提供更有力的证据；今后的研究应当采用完善的设计和方法研究患者关于疼痛、日常生活、关节功能的自评，包括比较钉缆系统(cable screw system)和髓内钉固定(intramedullary screw)的效果；此类研究还应当包括对于并发症的系统评价，如金属内固定取出状况。

第二节　桡骨头骨折

桡骨头位于桡骨近端，与尺骨近端以及肱骨远端共同构成肘关节。肘关节有三个不同的关节面，包括肱骨和尺骨，肱骨和桡骨头，桡骨头和尺骨之间的关节面，这三个关节面都包含在肘关节囊中。肘关节的主要作用是弯曲和拉伸前臂，前臂的旋转功能也在一定程度上依靠肘关节。桡骨头对于肘关节的稳定性起着关键的作用。

在成人肘部骨折中，桡骨头骨折占有很大的比例，大约 30%～50%。男性发病率高于女性。桡骨头骨折多发生在平地跌倒或体育运动。跌倒时，肘关节伸直，肩关节外展位，手掌着地，使肘关节置于极度的外翻位，会导致肱骨头猛烈撞击桡骨小头，引起桡骨头骨折。

桡骨头骨折的主要临床表现是肘关节功能障碍以及肘外侧局限性肿胀压痛，尤以前臂旋后功能受限最明显。拍摄肘关节前后位和侧位 X 线片可以诊断并能确定骨折类型。桡骨头骨折最常用的分类是 Mason 分类。分为 4 型。Ⅰ型：为线行骨折，即无移位型骨折，骨折线可通过桡骨头边缘或呈劈裂状。Ⅱ型：为有移位的骨折，有分离的边缘骨折。Ⅲ型：为粉碎性骨折，移位或无移位或呈塌陷性骨折。Ⅳ型：为桡骨头骨折伴肘关节脱位。

一、外科手术治疗成人桡骨头骨折

桡骨头骨折时可以手术治疗，也可以保守治疗，如Ⅰ型桡骨头骨折，或骨折块无移位时。手术治疗方式包括切开复位内固定（ORIF）、骨折块切除、关节置换术、桡骨头置换术等。目前切开复位内固定是手术治疗中最常见的治疗方法。

手术治疗目的在于恢复肘关节功能，提高肘关节运动范围，防止继发性病变。切开复位内固定通常用于Ⅱ～Ⅳ型桡骨头骨折，该手术能够使肘关节获得较好的稳定性，使其能够早期活动，避免肘关节僵硬。桡骨头置换术主要用于桡骨头不能修复的时候。然而手术干预通常会发生并发症，如骨折不愈合、畸形愈合、内固定失效、感染、创伤性关节炎、异位骨化和软组织损伤等[198]。

本文评估比较了不同手术治疗方法对桡骨头骨折的效果[198]。

▲ 数据来源：Cochrane Bone, Joint and Muscle Trauma Group Specialised Register（May 2012），the Cochrane Central Register of Controlled Trials（*The Cochrane Library*，2012 年第 4 期），MEDLINE（1946 to May 2012），EMBASE（1980 to 2012 Week 19）and trialregisters（November 2011）.

■ 比较桡骨头置换术和切开复位内固定（ORIF）治疗 Mason Ⅲ型桡骨头骨折（Chen 等，2011）[199]

- 随机对照研究。
- **纳入标准：** 一共 45 例患者，平均年龄为 37 岁，包括 11 名女性和 34 名男性。干预方式：随机对一部分患者进行桡骨头置换治疗，另一部分患者进行切开复位内固定（ORIF）治疗，进行治疗的骨折类型主要为 Mason Ⅲ型以及桡骨头的多重损伤，并且在2年后进行随访。桡骨头置换术干预方法：手术进行之后的3到7天开始进行早期活动(除损伤的肘部外)，如果伤势比较重，则在活动之后将肘关节屈曲60°进行固定，持续3周。切开复位内固定(ORIF)干预方法：手术进行之后先进行长臂石膏固定，在2周之后改为短臂石膏固定，4周之后，除去石膏并进行康复性锻炼，进行一些屈伸运动，整个锻炼过程中逐步增加锻炼强度。效果评价：2年后进行随访，采用 Broberg and Morrey 评分(附录12)系统进行评分比较。

- **结果：** 桡骨头置换术的优良的临床效果比例为91%(20/22)，ORIF组为65.2%(15/23)，具有显著的统计学差异。桡骨头置换术组的并发症发生率为13.6%，ORIF组为47.9%，具有显著的统计学差异。
- **结论：** 桡骨头置换术在桡骨头骨折方面比传统切开复位内固定具有更好的效果，但是存在假体老化，松弛等问题存在。

■ 比较桡骨头置换术和切开复位内固定(ORIF)治疗 Mason Ⅲ型桡骨头骨折(Ruan 等，2009)[200]

- 随机对照研究。
- **纳入标准：** 一共22例 Mason Ⅲ型骨折患者，其中包括9名女性和13名男性。桡骨头置换术治疗的患者的平均年龄为37.4岁，切开复位内固定治疗的患者的平均年龄为40.1岁。干预方式：对一部分患者进行桡骨头置换治疗，一部分患者进行切开复位内固定(ORIF)治疗。桡骨头置换术中使用了法国 Tornier 公司的桡骨头假体。切开复位内固定之后用石膏进行固定，在手术4周之后除去石膏，并进行康复性训练。效果评价：采用 Broberg and Morrey 评分系统进行评分比较。
- **结果：** 桡骨头置换术(92.1)评分比切开复位内固定术(72.4)高，桡骨头置换术优良率(33/36)比切开复位内固定术(16/31)高，桡骨头置换术和切开复位内固定在并发症方面无统计学差异。
- **结论：** 在 Mason Ⅲ型桡骨头骨折治疗中，双极性桡骨头假体置换优于 ORIF。

■ 比较生物可降解聚丙交酯针和传统金属螺钉治疗 AO 分类 21 B2 型桡骨头骨折(Helling 等，2006)[201]

- 多中心随机对照研究。
- **纳入标准：** 一共165例患者，平均年龄39岁，包括59名女性和106名男性。干预方式：生物可降解螺钉治疗方法：用长度为35 mm，直径为2 mm 的生物可降解螺钉进行固定，所使用的聚丙交酯为70∶30的 L/DL-丙交酯聚合物，螺钉的头部被包埋在周围软骨组织的下方。金属螺钉治疗方法：使用直径为1.5～2 mm 的金属钉进行固定，术后进行6周的康复性锻炼。效果评价：采用 Broberg and Morrey 评分系统进行评分比较。
- **结果：** 传统金属螺钉植入组治疗优良率为92%(56/61)，生物可降解聚丙交酯针治疗优良率为96%(71/74)，无明显统计学差异。并发症发生率也无显著差异。
- **结论：** 生物可降解聚丙交酯针具有至少与传统的标准金属植入物相当的结果。

■ 比较桡骨小头置换术与桡骨头修复治疗恐怖三联征(Mingming Yan 等,2015)[202]

- 单中心双盲随机对照研究。
- 共纳入 39 例恐怖三联征患者,19 位患者采取桡骨头修复治疗,20 位患者采取桡骨头置换术治疗。在术后从并发症发生率,影像学检查,肘关节活动度,Mayo 肘关节评分等方面进行随访评估。
- **结果**: 在桡骨头置换术组中,Mayo 肘关节功能评分($P=0.009$),屈曲—伸展弧($P=0.01$)和旋前—旋后弧($P=0.04$)的结果明显更好。此外,桡骨头置换术组患者的术后并发症明显少于桡骨头修复组患者($P=0.04$)。
- **结论**: 桡骨头置换治疗对于恐怖三联征是一个更有效的方法。其术后效果好且并发症少。

二、肘关节抽吸术用于治疗桡骨头骨折

轻微的桡骨头骨折可以采取保守治疗,比如 Mason Ⅰ型骨折。桡骨头骨折后肘关节囊中产生血肿,导致患者出现疼痛。肘关节抽吸术一般会在桡骨头骨折后的第二天进行。肘关节抽吸术是指在无菌条件下,对患者进行局部麻醉(比如使用利多卡因)之后,使患者仰卧,将患者的患肢弯曲 80°放在患者的腹部,注射器通过鹰嘴,桡骨头和肱骨外上髁形成的三角形间隙,穿透进肘关节囊中,吸出淤血。肘关节抽吸术可以从内侧,外侧等不同方位进针,但一般选择横向进针,从而可以避免损伤尺神经。

桡骨头骨折后,及时进行肘关节抽吸术会使患者的疼痛大大减轻,并且能够提高肘关节的活动范围。肘关节抽吸术的并发症有医源性感染,肌腱损伤,针头进入血管、神经等,但这些并发症一般都可以避免。

本文评估比较了桡骨头骨折时进行肘关节抽吸术对治疗的影响[203]。

▲ 数据来源:Cochrane Bone, Joint and Muscle Trauma Group Specialised Register(14 April 2014), the Cochrane Central Register of Controlled Trials(CENTRAL)(14 April 2014), MEDLINE(1946 to AprilWeek 1 2014) and EMBASE(1980 to 2014 Week 15), trial registries, bibliographies and conference proceedings.

■ 比较桡骨头骨折时肘关节抽吸术对治疗的影响(Dooley 等,1991)[204]

- 前瞻性随机对照研究。
- **纳入标准**: 包括 28 例骨折,其中 Mason Ⅰ型 11 例,Mason Ⅱ型 17 例,包括 15 名男性和 13 名女性,患者平均年龄为 32 岁。干预方式:所有的肘关节抽吸术是在无菌条件下进行的,手术中没有使用局部麻醉(无患者感到不适),注射器入路选择后外侧入路,平均从每名患者抽出 8 ml 血液。在抽吸术后第 3、6、12 周进行随访。没有进行肘关节抽吸术患者采取了冰敷,早期活动等措施。效果随访:在 6、12 周之后进行随访,从关节活动度,疼痛等级等方面进行评价。
- **结果**: 实验组中关节炎产生率较对照组多;在治疗 6 周后,实验组中有 62%的患者肘关节恢复了全范围的运动,而对照组的仅为 28%。
- **结论**: 实验表明早期进行肘关节抽吸术对缓解疼痛和肘关节运动功能较早恢复有

一定的作用。建议肘关节抽吸术成为治疗 Mason Ⅰ型和Ⅱ型桡骨头骨折的一部分。

■ 比较桡骨头骨折时肘关节抽吸术对治疗的影响(Holdsworth 等,1987)[205]

- 随机对照研究。
- **纳入标准：** 一共 80 例骨折,其中 Mason Ⅰ型占 67%，Mason Ⅱ型占 19%，Mason Ⅲ型占 9%。患者平均年龄 36.4 岁,其中包括 33 名男性和 47 名女性。干预方式：进行肘关节抽吸术之前先用 2 ml 的 0.5%布比卡因做皮肤浸润麻醉,然后使用注射器抽吸,平均每名患者抽出 7.9 ml 血液。未行肘关节抽吸术的患者只进行早期康复训练。效果评价:在第 2、6、12、26 周后进行随访,从关节活动度,疼痛等级等方面进行评价。
- **结果：** 研究表明使用肘关节抽吸术的骨骼功能恢复较不用肘关节抽吸术的提前了 3 天,但没有统计学差异;表明肘关节抽吸术在缓解疼痛方面有很好的效果(35/38);研究表明是否进行肘关节抽吸术与 6 周后肘关节活动范围无关。
- **结论：** 目前没有足够的研究从肘关节抽吸术在骨折后功能恢复,疼痛,活动范围,手术过程的安全性等方面进行评价。

三、成人肘部骨折早期活动

成人肘部骨折手术治疗后为防止关节僵化,会进行早期活动,通常在手术后两到四周时间内进行。在传统治疗中,如钢板固定或石膏固定之后的 2～4 周之后进行康复性训练。康复性训练是指肘关节在能够活动的范围之内,进行弯曲、伸直等活动。

早期活动有助于骨折后的恢复,预防关节僵化,减少疼痛和肿胀,预防软组织萎缩,有利于骨折的愈合并且减少骨折后的继发性病变。

本文评估比较了肘部骨折后进行早期康复性训练对恢复的影响[206]。

▲ 数据来源:Cochrane Bone, Joint and Muscle Trauma Group Specialised Register(August 2010), the Cochrane Central Register of Controlled Trials(*The Cochrane Library*, 2010 年第 2 期), MEDLINE (1950 to August 2010), EMBASE(1980 to August 2010),CINAHL(1982 to June 2010),PEDro(31 May 2010), and ongoing trials registers(April 2010).

■ 比较早期活动与未进行早期活动对疼痛以及肘关节活动范围的影响(Unsworth-White 等,1994)[207]

- 随机对照研究。
- **纳入标准：** 一共 81 例骨折,包括 Mason Ⅰ型和 Mason Ⅱ型,其中包括 58 名女性和 23 名男性。患者平均年龄为 50.5 岁。干预方式:有三种干预方案:第一种方案为立即进行活动,包括 24 名女性,5 名男性。22 例 Mason Ⅰ型骨折和 7 例 Mason Ⅱ型骨折。第二种方案为在 90°曲屈位进行石膏固定,2 周之后进行活动,包括 19 名女性,10 名男性。第三种方案为在伸直位石膏固定两周后进行活动,包括 15 名女性和 8 名男性。效果评价:在试验进行的 2 周和 6 周进行 2 次随访,从疼痛等级,关节活动度，患者主观感受等方面进行评价。

- **结果：** 早期活动组中有 62/81 例患者在术后获得了肘关节全范围的运动；两组在疼痛以及肘关节活动范围方面无显著差异；文章中未提到并发症的比较。
- **结论：** 目前缺少有力的证据来说明对于成人肘关节骨折后手术治疗和非手术治疗后的合适的活动时机。需要有高质量的随机对照试验来比较成人肘部骨折后的早期活动和晚期活动的差别，试验中应该使用上肢功能评分，并且需要分别比较长期(1 年以上)和短期的情况。

第三节 肘关节脱位

一、成人急性肘关节脱位的治疗

肘关节由肱骨远端、尺骨近端和桡骨近端的三个关节面构成。肘关节作为一个铰链关节，能使前臂屈曲和伸展。同时肘关节作为一个枢轴关节，使手部转动至手掌朝上或者手掌朝下。肘关节是人体最稳定的关节之一，不仅具有高度匹配的关节面，而且周围软组织结构进一步加强了肘关节的稳定性。周围软组织主要包括内外侧副韧带，关节囊以及肌肉。

肘关节脱位的年发生率约为(6～8)/10 万人，男性肘关节脱位发生率更高，10～20 岁人群的肘关节脱位发生率最高。而且大约 60%的脱位影响非优势手臂[208]。肘关节脱位最常见的原因是跌倒时手掌着地，一般分为半脱位和全脱位。继发损伤以桡侧副韧带、前后关节囊、尺侧副韧带撕裂伤为主。肘关节完全脱位时桡侧副韧带和尺侧副韧带均被撕裂。更严重的肘关节脱位还会继发骨折[209]。

通常情况下，肘关节脱位通过麻醉后闭合复位治疗。接着评估肘关节稳定性，如果评分显示肘关节已经稳定，则需要前臂和上臂保持 90°并利用支架固定 1～2 周[209]。支架去除后还需要理疗以恢复活动性。手术治疗则针对于无法完全闭合复位的患者或者复位后仍不稳定的患者。手术干预方法包括切开复位、修复或者重新固定各软组织。若软组织修复固定后关节仍不稳定，则可应用带铰链的外固定架[210]。理疗需要在术后一段时间的恢复后进行以促进其恢复。

以下研究比较评估了手术治疗和保守治疗肘关节脱位的效果以及复位后早期活动和石膏固定的效果[211]。

▲ 数据来源：Cochrane Bone, Joint and Muscle Trauma Group Specialised Register(2011 年 4 月), the Cochrane Central Register of Controlled Trials(*The Cochrane Library*, 2011 年第 1 期), MEDLINE, EMBASE, PEDro(2011 年 4 月), CINAHL(2011 年 4 月).

■ 比较手术治疗和保守治疗肘关节脱位后韧带撕裂的效果(Josefsson 等，1986)[208]

- 单中心随机对照研究。
- **纳入标准：** 16 岁以上的肘关节脱位患者，且既往无肘关节症状。一共 30 例患者，包括10例男性患者和20例女性患者。随访丢失2例患者(1例男性患者,1例女性患者),最后一共纳入28例患者。全部患者均在急诊进行早期复位和固定。手术治疗组一共14例患者,手术操作包括肘内外侧双独立纵向切开后探查,然后利用可吸收聚羟基乙酸缝线经髁钻孔或者经组织本身对损伤的肌肉和韧带进行缝合。术后肘部弯曲90°并且利用石膏固定两周。拆除石膏后积极进行活动。保守治疗组在闭合复位后,肘部弯曲90°然后利用石膏固定两周。拆除石膏后积极进行活动。随后对两组随访平均27.5个月。评估肘关节活动度、稳定性、神经功能、伸屈力量、骨性关节炎等方面。

- **结果**：无患者由于肘关节损伤而改变职业。患者自评患侧肘功能是否不如健侧肘部功能,手术治疗组中10例(10/14)不如健侧,保守治疗组中7例(7/14)不如健侧,两组不存在显著差异。同时在患者主诉无力、疼痛、天气相关性不适方面也不存在显著差异。手术治疗组和保守治疗组患者均未发生治疗后肘关节不稳定、半脱位或者再脱位病例。两组在肘关节活动度(伸展、屈曲、内旋、外旋)以及握力方面不存在显著差异。但是10周的随访和后续1年以上的随访结果显示,手术治疗组的患者在肘关节伸展方面有不利的倾向,手术组患者有更高的肘关节伸展受限发生率。手术治疗组和保守治疗组中均没有患者发生手神经功能障碍。但是手术治疗组报告了2例复发性尺神经脱位。并且每一组中均有1例患者经X线片检查发现存在骨化性肌炎。
- **结论**：对于肘关节脱位后韧带撕裂,该项研究无法确定手术治疗和保守治疗的效果孰优孰劣。

■ 比较肘关节脱位复位后三天早期活动和石膏固定的效果(Rafai等,1999)[212]

- 随机对照研究。
- **纳入标准**：肘关节后脱位且既往无肘关节症状的年轻患者。一共纳入50例患者,包括43例男性患者和7例女性患者,随访过程无失访。首先全部患者在麻醉后进行闭合复位,经检查肘关节稳定。早期活动组一共26例患者。在复位后3天开始康复锻炼,每天进行3次,每次10 min以增加肘关节活动度。且在最初3周,肘关节不活动时利用悬带固定。石膏固定组一共24例患者,先使肘关节保持90°屈曲,然后利用石膏固定3周。3周后拆除石膏。随访12个月,评估患者肘关节活动度、疼痛、稳定性以及复发率。
- **结果**：早期活动组报告了1例肘关节未能完全伸展的患者,而石膏固定组则报告了5例肘关节未能完全伸展的患者。在屈曲、旋前、旋后项目上的结果与伸展项目一致,而且两组不存在显著的统计学差异。每组均有1例患者在1年后仍有疼痛。两组均未报告肘关节不稳定或者再脱位的患者。
- **结论**：对于肘关节脱位复位后,早期活动和石膏固定策略之间尚无法确定孰优孰劣。

二、手法复位干预减少青少年儿童Nursemaid's Elbow(牵拉肘)

Nursemaid's Elbow意为牵拉肘,指成年人或者身高高于儿童的人在某些情况下用力牵拉儿童手臂而导致的急性肘关节脱位。通常会导致儿童的患肢突然失去运动功能[213]。由于通过桡骨牵拉环状韧带,还可能会导致环状韧带部分撕裂并嵌入桡骨头和肱骨小头之间[214]。这也导致了儿童桡骨小头半脱位。

儿童 Nursemaid's Elbow 是常见的损伤。发生率约为 2.4/1 000 人(0 至 5 岁儿童)[215],最常发生于左手臂和女童[216]。

在病史和体格检查的基础上,儿童 Nursemaid's Elbow 很容易诊断。典型的表现是儿童突然因为疼痛而大哭,并且在被牵拉之后不愿意活动自己的手臂。被牵拉期间可能听到咔哒声[217]。儿童会保持手臂轻微屈曲以及内旋[218],通常没有肿胀或者淤血[219]。一般只感受到肘部疼痛,但也可能只感受到手腕或者肩部疼痛[220]。发生 Nursemaid's Elbow 之后儿童手臂可以屈曲和伸展,但是前臂无法旋转而且会伴有肘部疼痛[219]。

牵拉肘通常采用桡骨小头半脱位的手法复位治疗。经典的手法复位动作包括把前臂旋后[221-224],即把前臂向外旋转致手掌朝上。虽然通过外旋前臂复位牵拉肘已经成为标准的治疗方法,但是这不是唯一方法。一些其他的方法例如内旋前臂复位也已经开始使用。这两种方法一般都是安全的,尽管可能并发肘部水肿以及疼痛。

以下研究比较评估了外旋手法复位和内旋手法复位治疗儿童牵拉肘的效果[225]。

▲ 数据来源:Cochrane Bone, Joint and Muscle Trauma Group Specialised Register, the Cochrane Central Register of Controlled Trials, MEDLINE, EMBASE, LILACS, PEDro.

■ 旋前复位桡骨头脱位和旋后复位桡骨头脱位的比较(Serafin G 等,2014)[226]

- 随机对照研究。
- **纳入标准**: 桡骨头脱位患儿,无上肢损伤史,无潜在的骨骼肌肉疾病。纳入 115 例桡骨头脱位患儿,平均年龄 2.25 岁(1 年 8 个月~5 岁)。随机分为两组,A 组 65 例患儿,B 组 55 例患儿。A 组采用旋前复位法治疗患儿的脱位,B 组采用旋后复位法治疗患儿的脱位。统计复位成功率和复位次数。
- **结果**: 最终复位总成功率为 97.39%。101 例患儿(87.82%)第一次复位即成功,其中旋前组 93.84%的患儿初次复位成功,旋后组 80%的患儿初次复位成功($P=0.024\ 3$)。A 组第 1 次复位失败患儿第 2 次采用旋后复位,两次成功率为 96.9%。B 组 1 次复位失败患儿第 2 次采用旋前复位,成功率为 96%($P=0.788\ 4$)。A 组第 2 次仍失败的患儿第 3 次复位采用旋前复位,三次复位成功率为 98.4%。B 组第 2 次仍失败的患儿第 3 次复位采用旋后复位,三次复位成功率为 96%。
- **结论**: 对于桡骨头脱位,旋前复位和旋后复位都是有效的复位方法。但是旋前复位组有更高的初次复位成功率,且疼痛更轻,故初次复位应该选择旋前复位。对于复发患儿,可以教授患儿父母旋前复位法以实现早期复位。

■ 旋前复位桡骨头脱位和旋后复位桡骨头脱位的比较(Gunaydin YK 等,2013)[227]

- 假随机非盲法对照研究。
- 纳入 150 例患儿,男性 51 例,女性 99 例。纳入标准:桡骨小头脱位患者。随机分为两组,A 组采用旋后复位,包括 18 例男性患儿,41 例女性患儿,年龄(28.14±

15.12)个月。B组采用旋前复位，包括33例男性患儿，58例女性患儿，年龄(26.69±11.91)个月。统计复位成功率和疼痛情况。

- **结果**：一共121例患儿初次复位即成功(80.7%)，包括56例A组患儿(68.3%)和65例B组患儿(95.6%)，两组差异显著($P<0.001$)。两组的复位过程中疼痛情况不存在显著的统计学差异(5.13±1.41 vs 5.15±1.73，$P=0.801$)。
- **结论**：对于桡骨头脱位，旋前复位相比旋后复位有更高的复位成功率，但是无法显著改善疼痛情况。

■ 比较旋前复位和旋后屈曲复位的效果(Bek等，2009)[228]

- 随机对照研究。
- **纳入标准**：5岁以下牵拉肘患儿。一共66例患儿，包括26例男性患儿和40例女性患儿，平均年龄为28.6个月。根据出生日期的奇偶数分为两组。分别对两组患儿进行旋前复位治疗和旋后屈曲复位治疗。复位成功被定义为复位后肘关节立即恢复至无痛，而且手臂功能完全恢复。复位失败被定义为需要后续治疗(通常是尝试二次复位)，以及患儿无法主动活动手臂。最后评估包括首次复位成功率、复位操作难度、患儿疼痛情况。
- **结果**：旋前复位中有2例患儿首次复位失败，而旋后屈曲复位中有10例患儿首次复位失败。
- **结论**：对于儿童牵拉肘，该项研究显示旋前复位的失败率更低，但仍需要更大样本量的研究。

■ 比较被动旋前复位和旋后屈曲复位的效果(Green等，2006)[229]

- 随机对照研究。
- **纳入标准**：年龄在6个月至7岁之间的诊断为桡骨小头半脱位的患儿。一共75例，但由于3例患儿丢失数据，9例患儿首次复位失败，最后纳入63例患儿。随机分为两组，一组患儿采用被动旋前复位，一组患儿采用旋后屈曲复位。最后评估首次复位成功率以及患儿疼痛情况。
- **结果**：被动旋前复位中有2例患儿首次复位失败，而旋后屈曲复位中有10例患儿首次复位失败。
- **结论**：对于儿童牵拉肘，该项研究显示被动旋前复位的失败率更低，但仍需要更大样本量的研究。

■ 比较旋前复位和旋后屈曲复位的效果(Macias等，1998)[230]

- 随机对照研究。
- **纳入标准**：6岁以下的桡骨小头脱位患儿，并且既往身体健康。一共85例患儿，包括34例男性患儿和51例女性患儿，平均年龄27.7岁。随机分为两组，一组患儿采取旋前复位法，另一组患儿采取旋后屈曲复位法。最后评估首次复位成功率。
- **结果**：旋前复位中有3例患儿首次复位失败，而旋后屈曲复位中有6例患儿首次复位失败。

- **结论：** 对于儿童牵拉肘，该项研究显示旋前复位的失败率更低，但仍需要更大样本量的研究。

■ 比较快速旋前屈曲复位和快速旋后屈曲复位的效果(McDonald 等，1999)[231]

- 随机对照研究。
- **纳入标准：** 7 岁以下主诉上肢损伤和拒绝活动手臂的患儿。一共 148 例患儿，其中 13 例被剔除(6 例并发骨折，2 例自发性复位，2 例丢失，3 例数据丢失)，最后纳入 135 例患儿。包括 58 例男性患儿，77 例女性患儿。最后评估首次复位成功率以及复位时的疼痛情况，疼痛情况由医生和家长利用 4 级疼痛评分表评估。用 0～3 表示疼痛的程度，分数越高疼痛程度越大。
- **结果：** 快速旋前复位中有 14 例患儿首次复位失败，而快速旋后屈曲复位中有 21 例患者首次复位失败。
- **结论：** 对于儿童牵拉肘，该项研究显示旋前复位的失败率更低，但仍需要更大样本量的研究和统计分析证据。
- **结果：** 汇总数据发现，旋前复位法的失败率(21/177)比旋后复位法(47/181)更低，两组存在显著统计学差异。汇总数据发现，在疼痛程度的主观评估项目上，旋前复位法在操作过程中疼痛程度更低。
- **结论：** 来自 4 项小型低质量 RCT 的有限证据表明，在青少年儿童 Nursemaid's Elbow(桡骨小头脱位)手法复位中，相比于旋后复位技术，旋前复位技术可能更有效并且疼痛更小。

第四节　肱骨远端骨折

肱骨远端骨折(AO 3 型)的手术治疗方法比较

肱骨远端是构成肘关节的近端结构[232]，肘关节骨折约占成人骨折的 7%，其中 30%为肱骨远端骨折[233]。肱骨远端骨折的发病率有两个高峰期，分别是 12～19 岁，主要继发于高能量损伤，以及 60 岁以上老年，尤其是女性，主要继发于骨质疏松及低能量损伤[234]。

肱骨远端的解剖结构较为复杂，其远端分别于桡骨及尺骨形成关节，可实现较大角度及多平面的关节活动，肱骨远端骨折后肘关节活动极大受限。肘关节特有的解剖结构使得尺神经及桡神经在肱骨远端骨折后极易受损，据报道其神经损伤几率高达 3.8%[234]。

针对肱骨远端骨折有多种分型方式，根据传统的分型方法可将其分为：肱骨髁上骨折，肱骨单侧髁骨折以及肱骨双侧髁骨折。Jupiter 和 Mehne 等人[235]则提出根据术中所见骨折形态分型。但是最常用同时也最全面的分型方法是 OTA/AO 分型，A 型为关节外骨折，B 型为累及单侧关节面的骨折，C 型为完全的关节内骨折，关节面可与肱骨干分离。对于移位的肱骨远端骨折通常提倡手术治疗[236]。

手术治疗方式主要包括：

(1) 切开复位内固定(钢板，螺钉)；

（2）全肘关节置换术；
（3）闭合复位外固定支架固定；
（4）半肘关节置换术。

关于该部位骨折的手术入路也有多种，国际上目前多采用肘关节后侧切口[237]。通过该入路，可有效暴露尺神经并通过原位或转位予以保护[238]，值得注意的是切开复位内固定所选择的内固定种类也有多种，比如预弯钢板/锁定钢板，且种类随着近年来的科技发展不断增多。非手术治疗在肱骨远端骨折中的运用较为有限，主要运用于无移位骨折，或者因无法耐受麻醉，并发症较多无法进行手术的患者。其具体方法主要包括屈曲 60°进行固定 2～3 周，并进而辅以循序渐进的功能锻炼。

以下研究评估比较了不同手术方法治疗肱骨远端骨折的效果[171]。

▲ 数据来源：Cochrane Bone, Joint and Muscle Trauma Group Specialised Register, the Cochrane Central Register of Controlled Trials（*The Cochrane Library*, 2013 年第 1 期），MEDLINE, EMBASE, CINAHL and the WHO International Clinical Trials Registry Platform and Current Controlled Trials.

■ 比较切开复位内固定（Open Reduction & Internal Fixation, ORIF）与全肘关节置换治疗老年移位性肱骨远端关节内骨折（Total Elbow Arthroplasty, TEA）的疗效（McKee 等，2009）[239]

- 随机对照研究。
- **纳入标准：** 将 42 名患者采用密封信封的方法随机分为内固定组和肘关节置换组，纳入标准：年龄>65 岁，肱骨远端粉碎性关节内骨折（OTA 分型 13C），以及闭合性或 Gustilo Ⅰ型开放性骨折（受伤后 12 h 内接受治疗）。术后 6 周，3 月，6 月，12 月，2 年定期评定患者术后功能，功能评分采用 MEPS（附录 13），DASH 评分系统，并统计并发症种类，相应处理以及二次手术情况。随机分组后，ORIF 组和 TEA 组各有 21 名患者，其中 2 名患者在随访完成前死亡。ORIF 组中有 5 名患者因术中发现骨折过于粉碎，转为施行 TEA。故 ORIF 组有 15 名患者（3 男，12 女），平均年龄为 77 岁，TEA 组有 25 名患者（2 男 23 女），平均年龄为 78 岁。患者基本资料包括受伤机制、分型、合并症、活动度以及同侧肢体受伤情况统计显示两组之间无明显统计学差异。
- **结果：** TEA 组的手术时间明显较少（P=0.001），TEA 术组后 3 月，6 月，12 月，2 年的 MEPS 评分与 ORIF 组比较明显较好（83 vs 65，P=0.01，86 vs 68。P=0.003；88 vs 72；P=0.007；86 vs 73，P=0.015）；且 TEA 组术后 6 周，6 月的 DASH 评分明显优于 ORIF 组（43 vs 77，P=0.02；31 vs 50；P=0.01），但术后 12 月和 2 年的优势并不明显（32 vs 47，P=0.1；34 vs 38；P=0.6）。TEA 组术后肘关节平均活动度为 107°（42°～145°），ORIF 组为 95°（30°～140°），无明显统计学差异（P=0.19）。二次手术率方面，TEA 组为 3/25（12%），ORIF 组为 4/15（27%），无明显统计学差异（P=0.2）。
- **结论：** 针对粉碎性的老年肱骨远端关节内骨折，TEA 更有利于达到更好的远期疗效（2 年），而且 TEA 术后的二次手术率更少，故对于老年粉碎性肱骨远端关节内骨折，TEA 是相对更理想的选择。

■ 比较垂直双钢板与平行双钢板内固定(Shin 等，2010)[240]

- 随机对照研究。
- **纳入标准**：闭合性肱骨远端关节内骨折(OTA/AO C 型)的成年患者，总共 38 例，分别采用垂直钢板和平行双钢板的内固定方法进行治疗，研究者未采用治疗意向性分析(ITT)，其中 3 名失访的患者被剔除，剩余对 35 例患者的情况进行统计分析比较。17 名患者采用双钢板垂直固定方式(Ⅰ组)，18 名患者采用双钢板平行固定(Ⅱ组)，两组患者术前平均关节活动度分别为 106°±23°，112°±19°。
- **结果**：术后Ⅰ组中 7 名患者恢复了完全的关节弯曲度，Ⅱ组中 13 名患者恢复了完全的关节弯曲度。除了Ⅰ组中的 2 名患者外所有随访的患者均达到了骨性愈合，该 2 名患者发生骨折不愈合的部位为肱骨髁上位置。Ⅰ组发生并发症的患者例数为 6，Ⅱ组为 8，MEPS 评分，二次手术率，术后并发症发生率无明显差异。
- **结论**：2 种内固定方式对于该种类型的肱骨远端骨折预后无明显差异，2 种双钢板内固定方式均能提供足够的解剖重建和固定稳定性。

■ 比较前筋膜转位与原位减压治疗术前尺神经压迫综合征(Ruan 等，2009)[241]

- 随机对照研究。
- 成人肱骨远端骨折往往因骨折粉碎而难于处理，而尺神经在该种类型骨折发生以及手术治疗时极易受到损伤，该研究就 C 型肱骨远端骨折中早期尺神经功能障碍的发生率，处理以及预后进行研究。纳入标准：移位性的粉碎性肱骨远端骨折(OTA/AO C 型)并伴有尺神经压迫症状，共 29 例，随机分配至前筋膜转位组及原位减压治疗组，内固定采用内外侧钢板，患者无失访。根据 Bishop 评分系统对其术后恢复情况进行评估。
- **结果**：术后神经转位组的功能优良率为 13/15(86.7%)，原位神经减压组的优良率为 8/14(57.1%)，两组具有统计学差异($P<0.05$)。
- **结论**：对于 C 型肱骨远端骨折，神经转位术(图 4-5)对于尺神经功能障碍的疗效优于原位减压术。

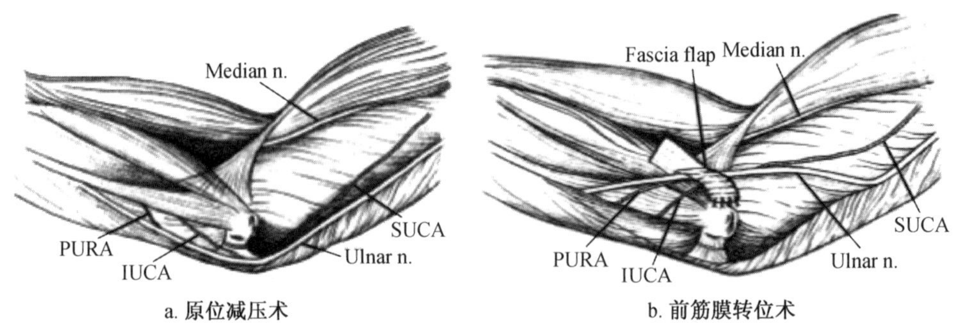

图 4-5 神经转位术

述 评

肘关节周围创伤

肘关节周围创伤，包括尺骨鹰嘴骨折，桡骨头骨折，肘关节脱位等。在治疗方面，临床上有多种选择，是否手术、是否用生物可降解螺钉、手术方法、是否早期活动、不同骨折分型对应的治疗方法等都是近年来讨论的热点。

本篇文章汇总了52篇RCT研究，分析了尺骨鹰嘴骨折不同治疗方法的效果、外科手术治疗成人桡骨头骨折、肘关节抽吸术用于治疗桡骨头骨折、成人肘部骨折是否应该早期活动、成人急性肘关节脱位的治疗、手法复位干预能否减少青少年儿童Nursemaid's Elbow(牵拉肘)等一系列问题。

现有证据表明，与切开复位内固定(ORIF)相比，桡骨头置换术治疗Mason Ⅲ型桡骨头骨折效果最好，短期内较少有并发症。使用生物可降解材料植入物比金属植入物更好。在青少年儿童Nursemaid's Elbow(桡骨小头脱位)手法复位中，相比于旋后复位技术，旋前复位技术可能更有效并且能够减少更多的疼痛。但目前还缺少高质量的RCT研究表明对于肘关节脱位是否进行手术，桡骨头骨折后合适的活动时机，以及尺骨鹰嘴的最优治疗方法等方面的问题，需要进一步做高质量RCT研究。

第五章　桡骨和尺骨骨干骨折

桡骨和尺骨干骨折通常指双前臂骨的骨折，通常发生在12周岁以下的儿童中，在英国的流行病学调查中显示，12岁以下儿童中桡骨和尺骨干骨折占全部骨折的6.5%，并且男性的发病率约为女性的两倍。在爱丁堡的一项流行病学调查中显示16周岁以下儿童的桡骨和尺骨干骨折占全部骨折的5.4%，其平均年龄为7.8岁。

桡骨和尺骨干骨折通常需要进行固定并缓解疼痛，疼痛往往会在干预的两周逐渐缓解。桡骨和尺骨干骨折有可能会导致肘关节桡骨头的脱位或桡骨远端的骨折，并且前臂骨具有正向或反向旋转能力，所以桡骨和尺骨干骨折需要更好地治疗，以恢复其内旋，外旋功能。儿童骨折与成人骨折的一个重要区别是儿童具有更好的增长以及愈合潜力，而且儿童骨折的重塑性高。在5岁儿童中这种潜力最高。

桡骨和尺骨干骨折通常发生在青少年当中，多见于打击造成的直接伤害，跌倒之后用手撑地造成的骨折，前臂受到扭转暴力造成的骨折等。单纯尺骨干骨折很少见。临床表现为局部肿胀，畸形及压痛，可有骨擦音及异常活动，前臂活动受限等。可使用X线片进行诊断。

成人尺骨干骨折的治疗措施

尺骨干骨折目前没有最合适的治疗方法，往往需要根据患者的意愿以及骨折情况进行选择。通常有保守治疗和手术治疗两种方法。保守治疗通常是石膏固定，手术治疗有钢板和髓内钉两种方法。对治疗方法的评价标准包括运动范围，疼痛，握力，软组织损伤以及肿胀情况，局部并发症，固定方式的外观形象，患者的满意度，干预措施的普及率等。

▲ 数据来源：Cochrane Bone, Joint and Muscle Trauma Group Specialised Register(April 2012), the Cochrane Central Register of Controlled Trials(*The Cochrane Library*, 2012年第3期), MEDLINE(1966 to April week 1 2012), EMBASE(1981 to week 15 2012), CINAHL(1982 to 16 April 2012).

■ 比较功能支具与石膏绷带(Gebuhr等，1992)[242]

- 随机对照研究。
- **纳入标准：** 一共46例骨折，包括19名男性，27名女性，患者平均年龄为44岁。骨折类型均为闭合的尺骨中段骨折或者尺骨远端骨折。干预方式：分别用功能支具与石膏绷带对患者的骨折部位进行固定。效果评价：20周之后进行随访，从患者满意度，活动范围等方面进行评价。
- **结果：** 骨折愈合方面无明显差异(50天 vs 56天)，两组肘伸展和屈曲角度无差别($P=0.215$)，两组前臂内翻角度无明显差别($P=0.071$)，两组腕伸展和屈曲角度功能支具组明显优于石膏绷带组(130 vs 90 天，$P=0.004$)。

- **结论**：功能支具组患者满意度较高。

■ 比较立即活动,肘上石膏绷带固定和肘下石膏绷带固定(Van Leemput 等,2007)[243]

- 前瞻性对照研究。
- **纳入标准**：一共 102 例骨折患者,其中 43 名为男性,59 名为女性,患者平均年龄为 42 岁。所有的骨折都是由低能量撞击前臂造成的骨折。干预方式:立即活动、肘下石膏绷带固定和肘上石膏绷带固定。效果评价:在干预后 6、9、12 周之后进行随访,从患者满意度,活动范围等方面进行评价。
- **结果**：三组疼痛得分无显著差异(8.62 vs 8.69 vs 8.62)肘旋转角度无明显差异(5.86° vs 6.66° vs 5.53°),三组屈曲,伸展方面无明显差别(4.68° vs 4.50° vs 4.33°),骨愈合时间平均为 10.7 周,10.5 周,10.4 周,无统计学差异。
- **结论**：在短期随访中三种治疗方法无明显差别,但需要进行长期随访来观察三组的差别。

■ 比较两种不同的手术固定钢板(Leung 等,2003)[244]

- 随机对照研究。
- **纳入标准**：一共 29 例骨折患者,其中包括 26 名男性,3 名女性,患者平均年龄为 35 岁。其中包括 3 例开放性骨折及 26 例闭合性骨折。骨折筛选条件为 10 周岁以上患者的前臂急性骨折。干预方式:一种是使用点接触钢板(图 5-1),其特点为固定板的螺钉不进入骨的对侧的骨皮质。另一种是采用动力加压钢板。效果评价在干预之后的 2、4、12 周之后进行随访,患者满意度,活动范围,疼痛程度等方面进行评价。
- **结果**：两种钢板功能恢复以及解剖结果无显著差异,动力加压钢板组中有 5 例患者延迟愈合,点接触固定板组中 4 例患者延迟愈合。两种钢板固定的并发症,手术时间,并发症等方面都无显著差异。每组中都有一例患者有深部感染。
- **结论**：这两种钢板的治疗效果相同。

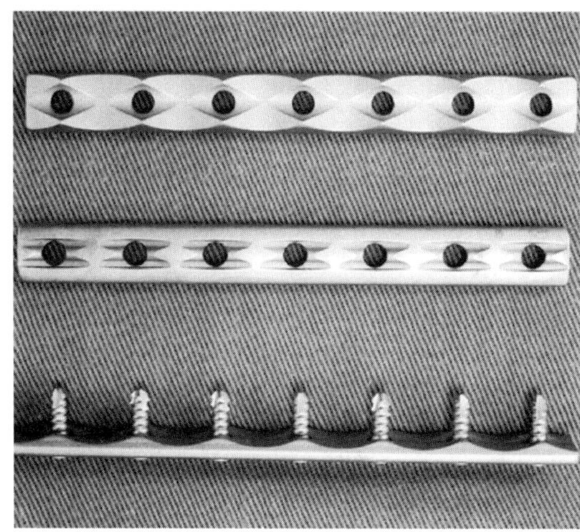

图 5-1　点接触钢板

■ 比较锁定加压钢板(LCP)和动力加压钢板(OCP)对前臂骨干骨折的有效性(Azboy 等,2013)[245]

- 随机对照研究。
- **纳入标准**：共纳入 42 例前臂骨干骨折骨折患者,其中 22 例患者使用锁定加压钢板进行干预,20 例患者使用动力加压钢板进行干预。使用 AO/ASIF 分类对患者进行分类，并且使用 Grace-Eversmann 问卷对患者进行随访。锁定加压钢板组平均随访 21 周，动力加压钢板组平均随访 23 周。

- **结果**：锁定加压钢板组平均愈合时间为 15 周，动力加压钢板组平均愈合时间为 17 周。但两组骨折愈合时间差异无统计学意义（$P>0.05$）。组中各有一例骨不连发生，需要额外的手术治疗。两组前臂评分无显著差异（$P>0.05$）。
- **结论**：前臂骨干骨折的不同固定方法所得到的结果是相似的，所以治疗时应更重视手术方法，而非固定板的选择。

述评

桡骨和尺骨骨干骨折

对于桡骨和尺骨骨干骨折，临床上有手术治疗与保守治疗，儿童和成人前臂骨干骨折治疗方法，钢板的选择，绷带的选择是近年来研究的热点。

本章汇总了 4 篇 RCT 研究，分析了儿童和成人前臂骨干骨折不同治疗措施，钢板的选择，绷带的选择等一系列问题。

现有证据不足以表明成人和儿童前臂骨干骨折适合用哪种干预措施，但对于成人前臂骨干骨折临床上更倾向于保守治疗。在治疗儿童前臂骨干骨折方面，目前需要进一步做高质量 RCT 研究。

第六章 腕关节周围及手部创伤

第一节 桡骨远端骨折

桡骨远端骨折，通常被称为"腕关节骨折"，为桡骨远端3厘米内发生的骨折，一般为闭合性骨折。随着年龄的增加桡骨远端骨折的发生率也相应增加。40～60岁阶段发病率男性高于女性，而在60岁以后的人群中，女性发病率超过男性。男性桡骨远端骨折通常发生在交通事故等高能量损伤，而老年女性的骨折通常发生于跌落等低能量损伤，主要由于老年女性骨质疏松，桡骨远端脆性增加。英国的一项流行病学调查发现，男性年发生率为9/10 000，女性为37/10 000。老年女性桡骨远端骨折占总骨折的15%。

桡骨远端骨折有三种类型：伸直型骨折，通常由跌倒时腕关节处于背伸及前臂旋前位，手掌着地造成。屈曲型骨折，由跌倒时手背着地，骨折远端向掌侧及尺侧移位造成。Barton骨折，指桡骨远端关节面纵斜型骨折，伴有腕关节脱位。桡骨远端骨折临床表现为，腕部肿胀、压痛明显，手和腕部活动受限。伸直型骨折有畸形，尺桡骨茎突在同一平面，直尺试验阳性。屈曲型骨折畸形与伸直型相反。可由X线片辅助诊断。并发症通常有正中神经损伤，感染等。

一、不同外固定技术治疗桡骨远端骨折效果比较

保守治疗通常不能取得令人满意的结果，尤其对老年性骨质疏松症患者的骨折。外固定是在骨折的肢体外安装骨外固定器。外固定的最常见的并发症是神经功能障碍，骨折移位，软组织损伤等，晚期包括腕关节不稳定，握力下降，创伤性关节炎等[246]。

以下旨在评估比较不同外固定方法对桡骨远端骨折的效果。

▲ 数据来源：Cochrane Bone, Joint and Muscle Trauma Group Specialised Register(June 2007), the Cochrane Central Register of Controlled Trials, MEDLINE, EMBASE and other databases, conference proceedings and reference lists of articles.

■ 比较桥接外固定与穿针加石膏固定治疗不稳定性桡骨远端骨折（Hutchinson等，1995）[247]

- 随机对照研究。
- **纳入标准**：一共89例骨折患者，包括68名女性和21名男性，平均年龄为65岁。骨折类型包括闭合型桡骨远端骨折，或有关节受累，严重粉碎性骨折。干预方式：在全身麻醉之后分别对患者采取外固定或穿针石膏固定。效果评价：在手术后4

个月和 1 年后进行随访，从解剖形态，功能恢复，并发症，感染，疼痛程度，临床评价，患者满意度等方面进行评价。

- **结果：** 所有患者总体满意率为 81%。功能与畸形程度无显著差异。两组疼痛，并发症无显著差异。两组桡神经炎发生例均为 4 例；桥接外固定组针道感染例为 4 例，穿针加石膏固定组无针道感染。
- **结论：** 在治疗不稳定性桡骨远端骨折，桥接外固定与穿针加石膏固定都是可以选择的。

■ 比较桥接外固定与穿针加石膏固定治疗桡骨远端骨折(Raskin 等，1993)[248]

- 随机对照研究。
- **纳入标准：** 一共 60 例骨折患者，其中男性与女性的比例随机，平均年龄为 45 岁。骨折类型均为闭合型不稳定关节内桡骨远端骨折。干预方式：在损伤之后的 1 到 2 周之内进行干预，干预方式包括桥接外固定与穿针加石膏固定，8 周之后移除支架。效果评价：12 周和 60 周分别进行随访，从解剖形态，功能恢复，并发症，感染，疼痛程度，临床评价，患者满意度等方面进行评价。
- **结果：** 功能与畸形程度无统计学差异；外固定组有较多的严重并发症以及较少的不适感和畸形。
- **结论：** 穿针和石膏固定的优点是方法相对简单，成本相对低，患者接受度相对高。外固定器的独特优点是具有优越的愈合率，在愈合期间对骨折有调整的能力。临床上可根据具体情况选择治疗方法。

■ 比较非桥接外固定与桥接外固定治疗桡骨远端骨折(Atroshi 等，2006)[249]

- 单中心单盲随机对照研究。
- **纳入标准：** 一共 38 例骨折患者，包括 31 名女性和 7 名男性，平均年龄为 71 岁。骨折类型均为背侧移位桡骨远端骨折。干预方式：非桥接外固定使用 Hoffman Ⅱ紧凑型固定架固定 6 周，桥接外固定使用 Hoffman 外固定架固定 6 周。所有患者手术之后都给予 10 天的抗生素(氟氯西林)治疗，并且指导患者进行手指，手腕，肘部，肩部的早期活动。效果评价：分别在 2、6、10、26 周后进行随访，利用 DASH 评分系统，从解剖形态，功能恢复，并发症，感染，疼痛程度，临床评价，患者满意度等方面进行评价。
- **结果：** 桥接外固定组的平均手术时间缩短了 10 min。两组间 DASH 评分无显著差异，在疼痛评分，运动范围，握力或患者满意度方面没有发现统计学上的显著差异。非桥接组在 52 周时具有显著更好的径向长度；平均差异为 1.4 mm($P=0.04$)。
- **结论：** 对于中度或重度移位的远端桡骨骨折的老年人，非桥接外固定较桥接外固定没有显著的优势，但能够更有效的维持径向长度。

■ 比较非桥接外固定与桥接外固定治疗桡骨远端骨折(Krishnan 等，2003)[250]

- 随机对照研究。
- **纳入标准：** 一共 60 例骨折患者，其中 41 名为女性，19 名为男性，患者平均年龄为 56 岁。骨折类型有关节内桡骨远端骨折以及严重的粉碎性骨折。干预方式：非桥接外固定采用了动态非桥接外固定架(AO三角形固定架),并且在术后2周之后开始进行康复性训练。桥接外固定采用了Hoffman Ⅱ紧凑型固定架,在6周后进行康复性训练,并且给予患者抗生素(头孢唑啉)治疗。(图6-1)效果评价:随访1年,从解剖形态,功能恢复,并发症,感染,疼痛程度,临床评价,患者满意度等方面进行评价。

- **结果:** 两组间疼痛分数无差异。在腕部屈曲方面Hoffman Ⅱ组更显著,6周时($P=0.02$),26周($P=0.008$)和52周($P=0.02$)。在日常生活的改善方面Hoffman Ⅱ比非桥接外固定有更好的效果($P=0.034$)。并发症方面无显著差异。
- **结论:** 这项研究表明复杂不稳定桡骨远端关节内骨折患者使用Hoffman Ⅱ型桥接外固定器效果更好。

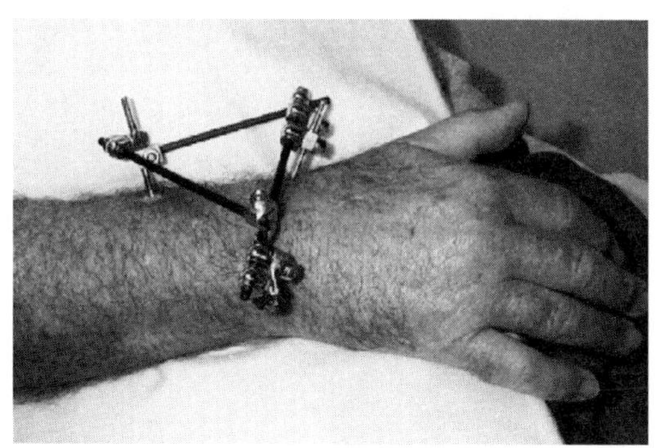

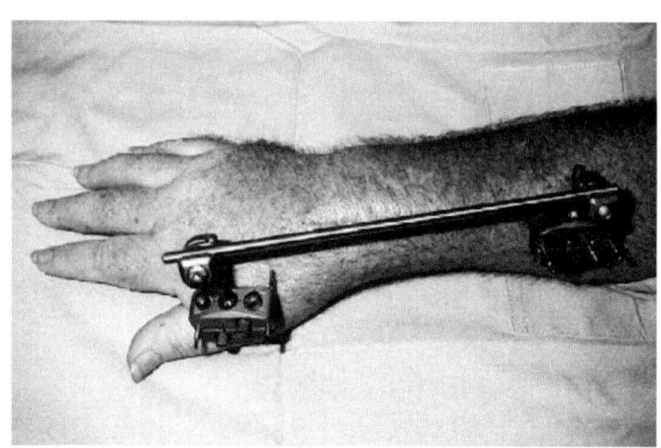

图6-1 AO三角形固定架与Hoffman Ⅱ型固定架

■ 比较锁定钢板固定与外固定治疗桡骨远端骨折(McQueen等,2008)[251]

- 随机对照研究。
- **纳入标准:** 一共60例骨折患者,包括55名女性,5名男性,平均年龄为61岁。骨折类型为移位型不稳定桡骨远端骨折(成角大于10°或桡骨缩短3 mm)。干预方式:创伤2周后进行治疗,两种干预措施都采用闭合复位外固定法,6周后移除支架。效果评价:在6周、3个月、6个月、1年后进行随访,从解剖形态,功能恢复,并发症,感染,疼痛程度,临床评价,患者满意度等方面进行评价。
- **结果:** 两组治疗的腕关节运动范围与抓持力无显著差异。锁定动态钢板组的平均DASH评分为9,而外固定组的平均DASH评分为23。锁定钢板组没有并发症,有两例针道感染,外固定组有一例手指僵硬的患者。
- **结论:** DASH评分,康复率和X线片的参数在用外固定治疗的患者中更优。

■ 比较非桥接外固定与桥接外固定治疗桡骨远端骨折(Werber等,2003)[252]

- 随机对照研究。
- **纳入标准:** 一共50例骨折患者,其中35名女性,15名男性,平均年龄58.5岁。骨折类型包括不稳定性背侧成角桡骨远端骨折,严重的粉碎性骨折。干预方式:在受伤10天后进行干预,在全身麻醉的条件下,用小AO(ASIF)型固定器进行固定。有5针固定和4针固定两种方法。3周后移除支架,并且进行康复性训练。效果评价：随访 6 个月，从解剖形态，功能恢复，并发症，感染，疼痛程度，临床评价，患者满意度等方面进行评价。

- **结果：** 使用 5 针固定器之后，在六个月时手腕和前臂的运动范围，握力和 Lidstrom 功能评级都显著更好。针头感染在 4 针固定组中更常见。
- **结论：** 使用 5 针外固定器，第 5 针稳定远端径向关节片段，产生比 4 针固定器更好的射线照相和功能结果。

■ 比较羟基磷灰石涂层针与无涂层针（Moroni 等，2001）[253]

- 随机对照研究。
- **纳入标准：** 一共 20 例骨折患者，全部为女性，平均年龄为 74.5 岁。骨折类型为关节外桡骨远端骨折，女性骨质疏松性骨折（DXA 检查小于 2.5T）。干预方式：使用 Pennig Ⅱ手腕固定支架外固定，一部分针具有羟基磷灰石涂层，另一部分无涂层。针部位置每天用生理盐水清洁，并且给予抗生素治疗。效果评价：6 周后进行随访，从解剖形态，功能恢复，并发症，感染，疼痛程度，临床评价，患者满意度等方面进行评价。
- **结果：** 无涂层针针插入扭矩为（461±254）N·mm，羟基磷灰石涂布针为 332±176 N·mm（P=0.01）。用无涂层针治疗的换这种两名患者有针道感染，而使用涂有羟基磷灰石的针的患者没有感染。两组间针移除期间的疼痛没有差异。
- **结论：** 在对骨质疏松症患者的骨折的治疗中，本研究表明羟基磷灰石涂层外固定针能提供更好的的治疗效果。

■ 比较动态和静态外固定治疗桡骨远端骨折（Sommerkamp 等，2010）[254]

- 多中心随机对照研究。
- **纳入标准：** 一共 73 例骨折，包括 26 名女性和 47 名男性，平均年龄为 36 岁。骨折类型包括桡骨远端不稳定性粉碎性骨折（成角>20°或桡骨缩短>10 mm）。干预方式：平均在创伤后 2 到 14 天内进行干预，包括动态固定和静态固定。动态固定采用手法复位和动态克莱伯恩外固定器（图 6-2），平均在 10 周之后移除支架。静态固定采用手法复位和静态 AO/ASIF 型外固定架，平均在 9 周之后移除支架。效果评价：随访 1 年，从解剖形态，功能恢复，并发症，感染，疼痛程度，临床评价，患者满意度等方面进行评价。
- **结果：** 与静态固定相比，动态固定在径向长度的恢复方面具有更好的效果。两组在径向倾斜方面没有显著差异。在动态固定组中，手腕屈曲，径向偏离和旋前—旋后具有更好的恢复效果。在随访过程中，与静态固定组相比，动态固定组的腕伸展明显更好。针道感染在动态外固定器组中比在静态固定器组中更常见。
- **结论：** 使用动态外固定器的连续动态牵引与使用静态外固定器用于治疗桡骨远端部分的不稳定骨折效果相当。

■ 比较外固定与切开复位内固定治疗桡骨远端骨折（Jeudy 等，2012）[255]

- 随机对照研究。

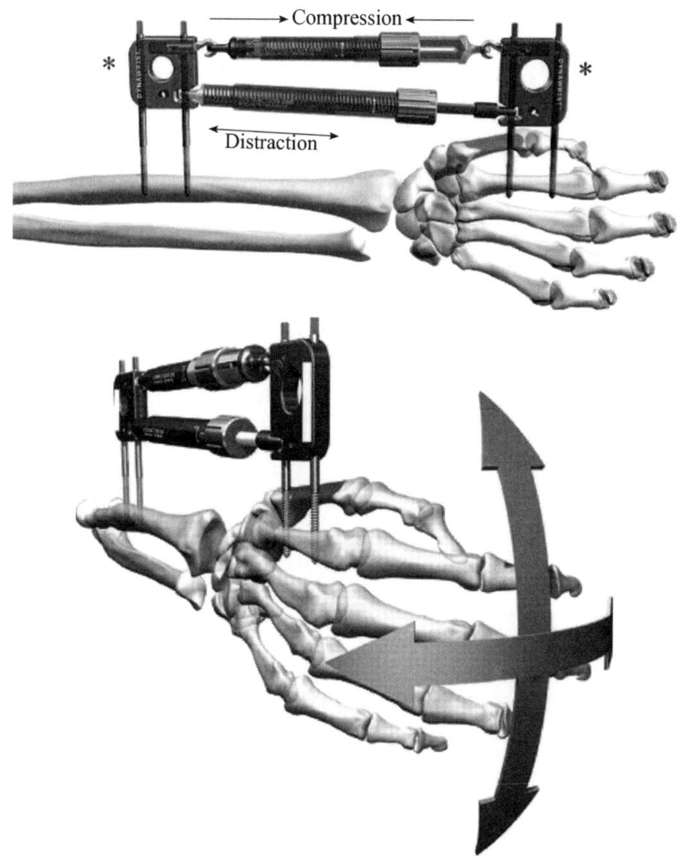

图 6-2 动态克莱伯恩外固定器

- **纳入标准**：共纳入 75 例桡骨远端骨折患者，其中 39 位接受外固定治疗，36 位接受切开复位内固定治疗。在第 6 周，第 6 个月，使用 Green and O'Brien 评分（附录 14）系统从疼痛程度，运动范围，握力，影像学结果等方面进行随访评估。
- **结果**：根据 Green and O'Brien 比较，切开复位内固定临床效果优于外固定治疗（第 6 周，$P<0.01$；第 6 个月，$P<0.05$）。外固定组有两例关节复位不佳患者，有一位患者有严重的关节愈合畸形。
- **结论**：建议使用切开复位内固定治疗桡骨远端骨折。

■ 比较掌侧锁定钢板与外固定加辅助针固定治疗桡骨远端骨折（Williksen J. H 等，2013）[256]

- 随机对照研究。
- **纳入标准**：共纳入 111 例不稳定型桡骨远端骨折患者，并且随机使用两种方法之一进行治疗。患者平均年龄为 54 岁。对患者使用 QuickDASH 评分从疼痛程度、运动范围、握力、影像学结果等方面进行随访评估。
- **结果**：52 周后，掌侧锁定钢板的 Mayo wrist 评分优于外固定加辅助针固定（90 vs 85），掌侧锁定钢板治疗后患者有的旋后功能更好（89 vs 85）并且桡骨缩短更少（1.4 mm vs 2.2 mm）。外固定加辅助针固定疼痛更加明显。掌锁定钢板的并发症率为 29%，外固定加辅助针固定的并发症率为 30%。

- **结论**：尽管两组之间的 QuickDASH 评分没有显著的统计学差异，但是推荐使用掌锁定钢板治疗桡骨远端骨折。

■ 比较开放楔形截骨与闭合楔形截骨治疗桡骨远端骨折(Zhang，Bing-bing 等，2015)[257]

- 病例对照研究。
- **纳入标准**：共纳入 42 例桡骨远端骨折患者，22 位患者进行开放楔形截骨治疗并且进行骨移植，20 位患者进行闭合楔形截骨治疗，不进行植骨处理。从手腕运动，握力，疼痛等方面使用 Mayo 手腕评分和 DASH 评分进行评估。开放楔形截骨组平均随访 36 个月，闭合楔形截骨组平均随访 28 个月。
- **结果**：闭合楔形截骨治疗的 Mayo wrist 显著优于开放楔形截骨治疗，术后手腕伸展弯曲等闭合楔形截骨等评分显著优于开放楔形截骨，术后掌侧倾斜和尺骨变异在两组中均得到改善。
- **结论**：在治疗桡骨远端骨折方面闭合楔形截骨术显著优于开口楔形截骨术。

二、经皮穿针治疗成人桡骨远端骨折

桡骨远端骨折的治疗方法有保守治疗，手术治疗等方法，还有对骨折断端的经皮穿针方法。一般用于老年人的骨折，这种治疗方法比手术治疗更保守，比保守治疗效果更好。经皮穿针治疗的并发症有，手指僵硬，关节肿胀，疼痛，血管舒缩不稳定等，晚期并发症还有创伤后关节炎等。除此之外经皮穿针治疗还有一些待解决的问题，比如进针角度，针的大小，针的类型，固定时间等。

以下旨在评估比较其他治疗方法与经皮穿针治疗对桡骨远端骨折的治疗效果[258]。

▲ 数据来源：Cochrane Bone，Joint and Muscle Trauma Group Specialised Register（September 2006），the Cochrane Central Register of Controlled Trials，MEDLINE，EMBASE and other databases，conference proceedings and reference lists of articles.

■ 比较经皮穿针和石膏固定治疗桡骨远端骨折(Azzopardi 等，2005)[259]

- 随机对照研究。
- **纳入标准**：一共 57 例骨折患者，其中 48 名为女性，患者平均年龄为 71.5 岁。骨折类型均为关节外不稳定性桡骨远端骨折。干预方式：在全身麻醉条件下，对患者进行干预。经皮穿针治疗采用 2 个直径为 1.6 mm 克氏针，另一部分患者采取保守治疗。效果评价：在 1、2、4 周及 4 个月进行随访，从解剖形态，功能恢复，并发症，感染，疼痛程度，临床评价，患者满意度等方面进行评价。
- **结果**：经皮穿针治疗的患者与石膏固定的患者相比，在一年时背侧角度(平均7°)，径向长度(平均 3 mm)和径向倾斜(平均 3 mm)均具有显著的改善，具有统计学差异。然而，在疼痛，运动范围，握力，日常生活活动和 SF-36 评分方面，两组没有显著统计学差异。经皮穿针治疗组有一例患者并发了针道感染。
- **结论**：不稳定关节外的桡骨远端骨折的经皮穿针治疗与石膏固定相比只提供了在

影像学参数方面的一些优势。但这与老年人的需求并不相关。

■ 比较经皮穿针和石膏固定治疗桡骨远端骨折(Gupta 等,1999)[260]

- 随机对照研究。
- **纳入标准**: 一共 50 例骨折患者,其中 37 名为女性,患者平均年龄为 56 岁。骨折类型为 Colles 骨折。干预方式:该项研究中使用的经皮穿针固定方法为使用 2 根克氏针交叉进行固定,为期 6 周。另一部分进行保守治疗,为期 3 周。效果评价:随访 6 个月,从解剖形态,功能恢复,并发症,感染,疼痛程度,临床评价,患者满意度等方面进行评价。
- **结果**: 经皮穿针固定在最终随访中的解剖复位和功能恢复结果比石膏固定组更好,具有明显的统计学差异。
- **结论**: 桡骨远端骨折中经皮穿针固定是更优的选择。

■ 比较经皮穿针和石膏固定治疗桡骨远端骨折(Rodriguez-Merchan 等,1997)[261]

- 随机对照研究。
- **纳入标准**: 纳入 40 例骨折患者,其中 29 名为女性。患者平均年龄为 57 岁。骨折类型主要为桡骨远端粉碎性骨折(成角>10°)。干预方式:该项研究中采取了两种不同的方法。一种为在全身麻醉的条件下,用 3 根克氏针进行经皮穿针固定。另一种为在局部麻醉条件下手法闭合复位。效果评价:分别在 1、3、7 周进行随访,从解剖形态,功能恢复,并发症,感染,疼痛程度,临床评价,患者满意度等方面进行评价。
- **结果**: 经皮穿针固定组(优良,12;好,6;中等,2)中的功能结果比石膏固定组(优良,3;好,8;中等,5;差,4)更好,解剖结果在经皮穿针固定组中也更好。
- **结论**: 通过经皮穿针固定能够获得最好的解剖和功能恢复效果。虽然经皮穿针固定治疗的成本明显大于石膏固定治疗,但作者认为这些成本是值得的。

■ 比较经皮穿针和石膏固定治疗桡骨远端骨折(Shankar 等,1992)[262]

- 随机对照研究。
- **纳入标准**: 一共 45 例骨折患者,其中 40 名为女性。骨折类型为粉碎性 Colles 骨折。干预方式:经皮穿针固定是使用 2 根 1.6 mm 直径的克氏针进行固定,6 周后拆除。保守治疗是采用石膏固定,6 周后拆除。效果评价:在 5、10、16 周进行随访,从解剖形态,功能恢复,并发症,感染,疼痛程度,临床评价,患者满意度等方面进行评价。
- **结果**: 经皮穿针固定治疗相比于石膏固定治疗在尺度偏差($P>0.05$),握力($P>0.001$),径向角($P>0.0001$),径向长度($P>0.0001$)和背/外展角($P>0.0001$)等方面更优。
- 经皮穿针固定治疗更适合于桡骨远端骨折。

■ 比较经皮穿针和石膏固定治疗桡骨远端骨折(Verhulst 等,1997)[263]

- 随机对照研究。

- **纳入标准**：一共130例骨折患者，患者主要为老年人。所选择的骨折均为Colles骨折。干预方式：包括经皮穿针固定和保守治疗。效果评价：在6周和2个月之后进行随访，从解剖形态，功能恢复，并发症，感染，疼痛程度，临床评价，患者满意度等方面进行评价。
- **结果**：经皮穿针治疗在解剖结构的愈合方面比石膏固定具有更好的结果，但穿针后有明显的并发症。
- **结论**：虽然经皮穿针固定有较大的并发症发生率，但还是适用于治疗桡骨远端骨折。

■ 比较不同穿针方法治疗桡骨远端骨折(Fikry等，1998)[264]

- 多中心随机对照研究。
- **纳入标准**：一共110例骨折患者，其中22名为女性，患者平均年龄为34岁。骨折类型均为背侧移位性桡骨远端骨折。干预方式：该项研究中使用了两个不同的穿针方法。一种为Kapandji穿针，使用3个克氏针。另一种为Py'sisoelastic穿针法，使用2个克氏针。效果评价：在20到52周进行随访，从解剖形态，功能恢复，并发症，感染，疼痛程度，临床评价，患者满意度等方面进行评价。
- **结果**：根据jakim的标准分析功能结果，两组之间观察到显著性差异，对于综合得分和放射学得分，Py针具有更好的效果。Py针的优势是：防止骨折部位粉碎以及手术过程不需要透视指导。
- **结论**：Kapandji针在青少年不稳定骨折和没有局部粉碎的骨折可以使用Kapandji针。在有后移位的桡骨远端骨折，可以使用Py针。

■ 比较不同穿针方法治疗桡骨远端骨折(Lenoble等，1995)[265]

- 前瞻性对照研究。
- **纳入标准**：一共120例骨折患者，其中65名为女性，患者平均年龄为57岁。骨折类型包括关节内桡骨远端骨折和闭合型背侧移位桡骨远端骨折。干预方式：该项研究中采用了Kapandji固定方法和Trans-styloid固定方法(图6-3)。效果评价：在3、6、12个月后进行随访，从解剖形态，功能恢复，并发症，感染，疼痛程度，临床评价，患者满意度等方面进行评价。
- **结果**：在Kapandji针固定和早期动员后，疼痛和反射性交感神经营养不良更频繁，但是运动范围更好，但是在六周后两组在统计学上无显著差异。两组的临床结果无统计学差异。
- **结论**：Kapandji针固定早期有优势，但后期效果是相同的。

■ 比较不同穿针方法治疗桡骨远端骨折(Strohm等，2004)[266]

- 随机对照研究。
- **纳入标准**：一共100例骨折患者，其中85例为女性，患者平均年龄为65岁。骨折类型包括Colles骨折。干预方式：该项研究中采用了改良Kapandji穿针固定方法和Willenegger穿针固定方法。效果评价：在10周后进行随访，使用Martini评分系统，从解剖形态，功能恢复，并发症，感染，疼痛程度，临床评价，患者满意度等方

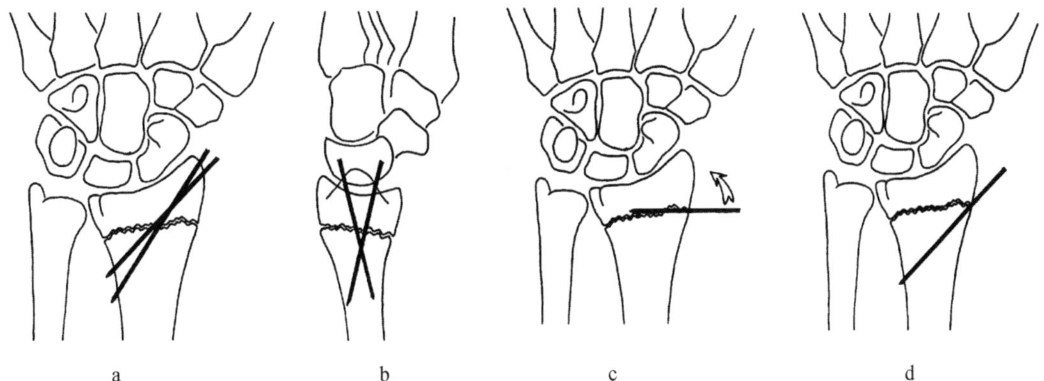

图 6-3 Trans-styloid 固定方法(a、b)与 Kapandji 固定方法(c、d)

面进行评价。

- **结果：** Kapandji 穿针固定组的得分较高，使用 Kapandji 方法的透视持续时间明显短于 Willenegger 方法。
- **结论：** 常规克氏针固定仍然是用于治疗半径远端部分的移位性骨折的良好的治疗方法。作者发现 Kapandji 方法的功能和影像学结果都明显优于 Willenegger 方法。

比较生物可降解针与金属针治疗桡骨远端骨折(Casteleyn 等，1992)[267]

- 随机对照研究。
- **纳入标准：** 一共 30 例骨折患者，23 名为女性，患者平均年龄为 61 岁。骨折类型为闭合型腕骨骨折。干预方式：干预在全身麻醉条件下进行，所有骨折经皮穿针固定，一部分使用聚羟基乙酸生物降解材料针，另一部分使用克氏针。6 周后拆除固定。效果评价：分别在 1、3、6 个月后进行随访，从解剖形态，功能恢复，并发症，感染，疼痛程度，临床评价，患者满意度等方面进行评价。
- **结果：** 两组在最终随访中获得的结果没有显著差异。然而，在 3 个月和 6 个月，金属针组的功能恢复显著更好($P<0.05$)。
- **结论：** 不推荐使用聚乙醇固定针来固定远端桡骨骨折。

比较手术后石膏固定 1 周和 6 周对治疗效果的影响(Allain 等，1999)[268]

- 随机对照研究。
- **纳入标准：** 一共 60 例骨折患者，其中 45 名为女性，患者平均年龄为 55 岁。骨折包括背侧移位型桡骨远端骨折，关节内非粉碎性桡骨远端骨折。干预方式：在对患者进行全身麻醉之后进行干预，干预措施包括做 2 mm 切口，用 2 枚克氏针进行固定。其中部分固定 1 周，部分固定 6 周。效果评价：随访 1 年，从解剖形态，功能恢复，并发症，感染，疼痛程度，临床评价，患者满意度等方面进行评价。
- **结果：** 两组的并发症发生率相同。两组的疼痛相似，早期活动后，手腕的运动范围和握力强度稍好。两组的术后解剖复位结果相似，骨愈合后的减少程度没有差异。
- **结论：** 在 Colles 骨折中，早期活动与固定 6 周无显著差别。

■ 比较手术后石膏固定 1 周和 6 周对治疗效果的影响(Milliez 等,1992)[269]

- 前瞻性研究。
- **纳入标准**: 一共 60 例骨折患者,其中 44 名为女性,患者平均年龄为 55 岁。骨折类型为关节内或关节外的闭合型桡骨远端骨折。干预方式:该项研究中采用 Kapandji intrafocal 穿刺方法。一部分为石膏固定 1 周,另一部分石膏固定 6 周。效果评价:干预后 1、3、6 周以及 2 个月进行随访,从解剖形态,功能恢复,并发症,感染,疼痛程度,临床评价,患者满意度等方面进行评价。
- **结果**: 在三个月时,两组之间的疼痛和运动范围没有统计学上的显著差异。在早期动员的两个月后,握力恢复更好。两组最终 X 线片结果相似。早期运动组有 1 例伸肌腱断裂的并发症,固定 6 周组有 1 例患者发生了反射性交感神经营养不良。
- **结论**: 早期活动只应用于有良好骨质的患者,并在手术后仔细观察。

■ 比较石膏固定治疗与经皮穿针治疗对中国老年人的关节外桡骨远端骨折的效果(Wong T. C. 等,2010)[270]

- 随机对照研究。
- **纳入标准**: 共纳入 60 例桡骨远端骨折患者,30 例患者进行固定治疗,30 例患者进行经皮穿针治疗。从经皮穿针治疗的背侧成角,桡骨远端的掌倾角,桡骨长度,生活质量,治愈率,并发症等发面进行随访评估。
- **结果**: 经皮穿针治疗的背侧成角,桡骨远端的掌倾角,桡骨长度显著优于外固定治疗组。两组生活质量和功能恢复方面无显著差异。两组均有很低的并发症率。
- **结论**: 对于桡骨远端骨折,石膏固定和经皮穿针治疗在治愈率及并发症等方面并无显著差异。

■ 外固定支架结合经皮穿针固定与钢板内固定术治疗桡骨远端骨折的比较(Leung 等,2008)[271]

- 随机对照研究。
- **纳入标准**: 共纳入 144 位患者,144 例桡骨远端骨折,患者平均年龄为 42 岁。对患者随机使用两种方法之一进行治疗。统计结果显示,74 位患着进行了外固定支架结合经皮穿针固定治疗,70 位患者使用钢板内固定术进行治疗。在第 6、12、24 个月对患者使用 Gartland and Werley 评分系统和 Green and O'Brien 评分系统进行随访评估。
- **结果**: 跟据 Gartland and Werley 评分系统,钢板内固定组在 24 个月后的治疗效果优于外固定支架结合经皮穿针固定($P=0.04$)。
- **结论**: 钢板内固定比外固定支架结合经皮穿针固定对桡骨远端关节内骨折的治疗效果更好。

■ 比较经皮穿针与桥接外固定治疗桡骨远端骨折(Belloti 等,2010)[272]

- 随机对照研究。

- **纳入标准：** 共纳入100例桡骨远端骨折患者，最终91例患者进行评估，其中包括66位女性和25位男性，其平均年龄为58.8岁。对患者随机使用两种方法之一进行治疗。在术后6个月和24个月进行随访，从疼痛程度，运动范围，握力，影像学结果等方面进行评估。
- **结果：** 6个月后，经皮穿针评分优于桥接外固定，但24月后评分无显著差异。握力测量结果两组无显著差异。经皮穿针治疗有2例并发症，桥接外固定有3例并发症。
- **结论：** 经皮穿针治疗的6个月后的效果优于桥接外固定治疗，但24个月后两组无差异。

三、外固定治疗与保守治疗在成人桡骨远端骨折效果方面的比较

保守治疗，通常不能取得令人满意的结果，尤其是在老年人骨质疏松引起的骨折。外固定是指不暴露骨折端，通过皮肤的小切口将金属钉穿入骨折端，然后将这些金属钉在体外固定。外固定的最常见的并发症是神经功能障碍，骨折移位，软组织损伤等，晚期包括腕关节不稳定，握力下降，创伤性关节炎等[273]。

本文旨在评估比较外固定与保守治疗在治疗桡骨远端骨折方面的效果。

▲ 数据来源：Cochrane Bone, Joint and Muscle Trauma Group Specialised Register (September 2006), the Cochrane Central Register of Controlled Trials, MEDLINE, EMBASE and other databases, conference proceedings and reference lists of articles.

■ 比较外固定与石膏固定治疗桡骨远端骨折(Rahman等，2012)[274]

- 前瞻性对照研究。
- 共纳入60例不稳定桡骨远端骨折患者，被随机等分到两组，分别进行外固定与石膏固定治疗。随访3个月，从疼痛程度，运动范围，握力，影像学结果等方面使用3得分评分系统进行评估。
- **结果：** 石膏固定组有3%的优秀结果，27%的好结果，以及7%的较差结果。外固定组有47%的优秀结果，37%的好结果，以及3%的较差结果。外固定组效果显著优于石膏固定组。
- **结论：** 外固定治疗更适合于治疗桡骨远端骨折。

■ 比较3周石膏固定时间与5周的石膏固定时间对于桡骨远端骨折恢复的影响(Bentohami等，2014)[287]

- 随机对照研究。
- 纳入背角<15°，掌倾角<20°的桡骨远端骨折成年患者，主要评价指标：术后1年患者手腕评测(PRWE)，手评测(QUICKDASH)。次要评价指标：关节活动范围，疼痛程度(VAS)和并发症。
- **结果：** 3周石膏固定各项得分较高，两组并发症均很少。
- **结论：** 3周的石膏固定时间更有利于桡骨远端骨折的恢复。

四、骨移植和骨替代物治疗成人桡骨远端骨折

在20世纪,桡骨远端骨折通常采用保守治疗,但这种治疗所取得的效果很小,尤其是老年女性的骨质疏松性骨折。骨质疏松性骨折通常会有空腔,所以可以采取一些生物相容材料进行填充,如自体骨移植物,通常取于患者自身的髋骨。然而自体骨移植有一些缺陷,比如供体部位的血肿,疼痛,感染和神经损伤。另外还有同种异体骨,通常取自遗体捐献者的骨组织,但是这样会有疾病传播和免疫应答的危险。通常,骨移植物和替代物不能满足骨折愈合的需求。经常需要和固定架,克氏针,钢板,螺钉等一起使用[275]。

本文旨在评估比较骨移植物或骨替代物与传统方法在桡骨远端骨折中的治疗效果。

▲ 数据来源:Cochrane Bone, Joint and Muscle Trauma Group Specialised Register(June 2007), the Cochrane Central Register of Controlled Trials, MEDLINE, EMBASE and other databases, conference proceedings and reference lists.

■ 比较羟磷灰石材料与Kapandji's穿刺治疗桡骨远端(Kopylov等,2002)[276]

- 前瞻性对照研究。
- **纳入标准:** 一共20例骨折患者,所有患者均为女性,平均年龄为73岁。骨折类型为桡骨远端移位性骨折,Melone Ⅰ型或2a型。干预方式:一种是在清除血肿和异物之后,在骨折处加入羟磷灰石骨替代物之后闭合伤口。另一种是用Kapandji's穿针固定,在6周之后拆除。效果评价:在6个月之后进行随访,从解剖形态,功能恢复,并发症,感染,疼痛程度,临床评价,患者满意度等方面进行评价。
- **结果:** 羟基磷灰石组的背角在6,12和26周时比Kapandji's穿刺治疗组显著更差。羟基磷灰石组的握力和手掌屈曲恢复较差。所有临床参数和X射线变量在12和26周时在羟基磷灰石组中更差。
- **结论:** 羟磷灰石骨的效果更差。

■ 比较自体骨移植和同种异体骨移植治疗桡骨远端骨折(Rajan等,2006)[277]

- 随机对照研究。
- **纳入标准:** 一共93例骨折患者,其中73名为女性,平均年龄为61岁。骨折类型包括成角>20°,径向长度短缩>10 mm的骨折,关节内骨折,严重干骺端粉碎性骨折,尺桡骨分离性骨折。干预方式:首先进行切开复位,并且在全身麻醉的情况下进行骨移植,移植骨包括取自髂骨的自体骨和同种异体骨。效果评价:随访1年,从解剖形态,功能恢复,并发症,感染,疼痛程度,临床评价,患者满意度等方面进行评价。
- **结果:** 自体骨移植组的良好率为71%,同种异体骨组的良好率为75%。两组放射学参数相当,均在正常范围内。自体骨移植在手腕功能恢复方面比同种异体骨材料有更好地效果,但是有更多的并发症。自体骨移植的手术时间明显短于同种异体骨移植组。
- **结论:** 骨移植治疗在解剖结构恢复方面有更好地效果,但是没有足够的证据表明它在功能恢复的效果以及它的安全性。

五、成人桡骨远端骨折的康复

康复是指从伤害恢复的过程。对于康复，应该考虑以下问题，谁来帮助患者做康复训练，应该使用什么样的训练方法，应该训练多长时间以及为什么训练。康复人员可以是自己也可以是专业的治疗师。做康复性训练的目的是使患者的损伤尽快恢复，并减少并发症。

以下研究旨在评估比较进行康复性训练与否对于骨折恢复的影响[284]。

▲ 数据来源：Cochrane Bone, Joint and Muscle Trauma Group Specialised Register, the Cochrane Central Register of Controlled Trials (*CENTRAL*, 2014 年第 12 期), MEDLINE, EMBASE, CINAHL, AMED, PEDro, OTseeker and other databases, trial registers, conference proceedings and reference lists of articles.

■ 研究标准治疗加力量训练的康复效果(Krischak 等，2009)[285]

- 随机对照研究。
- **纳入标准：** 一共 144 例患者，包括桡骨远端骨折后内固定患者，外固定患者。干预方式：①物理疗法：每次 20～30 min，持续治疗 6 周；②家庭训练：患者在家里自行锻炼。效果评价：6 周后，从骨折预后的功能，并发症等方面进行评价。
- **结果：** 在 6 周的术后治疗后，进行独立的家庭锻炼计划的患者($n=23$)手腕功能有显著的改善。抓握强度达到未受伤侧 54%($P=0.003$)，伸展和弯曲程度为未受伤侧 79%($P<0.001$)。该组患者的尺骨和径向外展也较高。相比之下，由物理治疗师治疗的患者抓握强度达到 32%，伸展和屈曲程度为未受伤侧的 52%。术后进行家庭训练的患者手腕功能有明显的改善。
- **结论：** 在手腕骨折的术后康复中，家庭锻炼计划能够替代规定的物理治疗。

■ 比较石膏固定后进行干预和不干预(Gronlund 等，1990)[286]

- 前瞻性对照研究。
- **纳入标准：** 一共 40 例患者，为 Colles 骨折后石膏固定的患者，干预方式：一组在石膏固定之后积极进行手指，肩关节等的训练，另一组不进行训练。效果评价：13 周后进行随访，从骨折预后的功能，并发症等方面进行评价。
- **结果：** 治疗后 5 周，17 例早期职业治疗师治疗的患者的手部功能明显好于未进行早起锻炼组($P<0.05$)。但在 13 周后两组无显著差异。两组的并发症发生率相同。
- **结论：** 在损伤后不久，由职业治疗师治疗对于具有稳定的 Colles 骨折的患者是有价值的。

■ 心理训练对桡腕关节骨折后恢复的影响(Einsiedel 等，2011)[288]

- 随机对照研究。
- 纳入 21 例右侧桡骨远端骨折患者，随机分为两组，一组给予心理训练，另一组不进行任何干预，在试验开始和结束时都进行 MRI 检查前臂骨骼，进行比较。
- **结果：** 有心理训练的患者的桡腕关节背伸程度显著优于没有进行心理训练的组，心理训练组的肌肉萎缩程度小于未进行心理训练组。

- **结论**：本研究表明，精神训练对桡骨远端骨折后的恢复产生积极的影响。

■ 比较标准康复训练与独立训练对桡骨远端骨折钢板内固定后的恢复的影响（Souer 等，2011）[289]

- 随机对照研究。
- **纳入标准**：94 例不稳定型桡骨远端骨折后行切开复位掌侧钢板内固定治疗的患者，随机分为两组分别进行标准康复训练和独立训练。在术后 3 个月，6 个月分别进行随访，使用 Gartland and Werley 评分，Mayo 手腕评分和 DASH 评分对腕关节，握力等方面进行评测。
- **结果**：3 周后，独立训练组的平均握力优于标准康复训练组，6 个月后，独立训练组的平均握力、伸腕角度、平均 Mayo 得分均优于标准康复训练组。
- **结论**：标准康复训练对于桡骨远端骨折后进行钢板内固定处理的恢复无显著影响。

■ 桡骨远端骨折后立即进行重复伸腕训练对于恢复的影响（Mitsukane 等，2015）[290]

- 随机对照研究。
- 纳入 28 例桡骨远端骨折患者，随机分为两组，每组 14 人，实验组进行 30 min 的重复伸腕训练，对照组未进行干预。在干预之前和之后进行握力测量，从握力，疼痛等方面进行随访评估。
- **结果**：桡骨远端骨折后立即进行重复伸腕的训练后握力优于未进行训练组，实验组疼痛有很明显的缓解。
- **结论**：桡骨远端骨折后立即进行重复伸腕的训练对于握力的恢复有效。

六、闭合复位法治疗成人桡骨远端骨折

闭合复位一般是对移位型骨折进行手法复位，通过两个人反向牵引使移位的骨折块回到原位，然后进行固定。闭合复位法的并发症有软组织损伤，骨折移位损伤血管，肌腱和神经，并且还可能并发正中神经功能障碍。

以下研究旨在评估比较闭合复位法在治疗桡骨远端骨折中的疗效[291]。

▲ 数据来源：Cochrane Bone, Joint and Muscle Trauma Group Specialised Register(June 2007), the Cochrane Central Register of Controlled Trials(*The Cochrane Library*, 2007 年第 2 期), MEDLINE, EMBASE, CINAHL, the National Research Register(UK).

■ 比较手指牵引和手法复位（Earnshaw 等，2002）[292]

- 随机对照研究。
- **纳入标准**：一共 250 例骨折患者，其中 172 名为女性，患者平均年龄为 61 岁。骨折类型为急性背侧移位型桡骨远端骨折。干预方式：首先采用 40 ml 1% 丙胺卡因进行麻醉。对一部分患者进行手指牵引治疗。另一部分进行手法复位。效果评价：5 周后从骨折块移位，施行难度等方面进行评估。
- **结果**：在手指牵引和手法复位后一周，骨折复位为 57% 和 50%，在 5 周时仅为

27%和 32%。两组之间的失败率没有显著差异。

- **结论**：两种方法在减少骨折发生率方面无统计学差异。

■ 比较切开复位内固定和闭合复位经皮内固定治疗不稳定的桡骨远端骨折(Rozental 等，2009)[293]

- 随机对照研究。
- **纳入标准**：45 例不稳定性桡骨远端骨折患者，其中 23 例患者行切开复位内固定治疗，22 例行闭合复位经皮内固定治疗。术后 6 周，9 周，12 周以及 1 年内进行随访，从临床效果以及影像学结果进行评估。
- **结果**：在6，9，12 周后的手、臂和肩关节的评分中，闭合复位经皮内固定均高于切开复位内固定，6 周及 9 周后，切开复位内固定治疗的患者的手臂活动度以及力量均优于闭合复位经皮内固定，一年后的手、臂和肩关节的评分中，两组评分无显著差异，切开复位内固定共有 6 例并发症，闭合复位经皮内固定有 2 例并发症。
- **结论**：对于那些损伤后期望快点恢复的患者，建议用切开复位内固定治疗。

■ 比较无麻醉的机械牵引和静脉局部麻醉的手法复位(Kongsholm 等，1987)[294]

- 多中心随机对照研究。
- **纳入标准**：一共 116 例骨折患者，其中 105 名女性，患者平均年龄为 62 岁。骨折类型均为 Colles 骨折。干预方式：①在无麻醉的条件下，使患者仰卧于牵引手术台并进行新型机械牵引(图 6-4)；②给患者使用 8～10 ml 的 1%利多卡因来进行麻醉，5 min 之后进行手法复位。效果评价：平均在 12.8 个月之后进行随访，从对组织的损伤，解剖结构的恢复，成本，疼痛等方面进行评估。

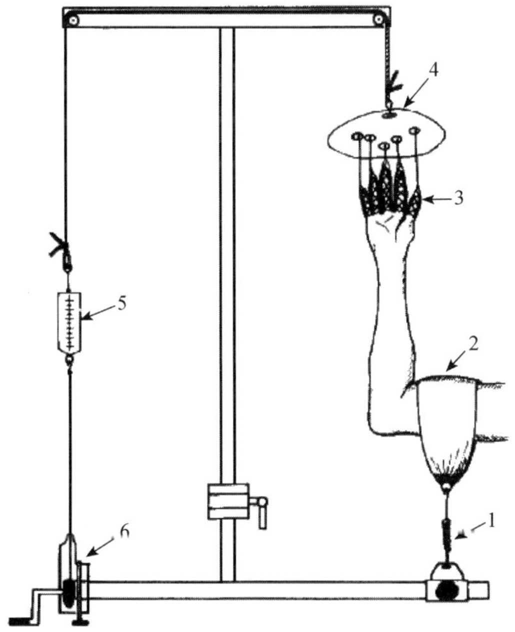

1. 张力弹簧；2. 上臂袖带；3. 手套与可调节线；4. 复位板；5. 牵引重物(0～20 kg)；6. 固定装置

图 6-4 新型牵引术：动态骨对齐装置示意图

- **结果**：①组严重疼痛率为8%，②组为35%。①组没有发生并发症。
- **结论**：新型机械牵引对于患者来说是非常温和的，相比局部麻醉下的治疗，疼痛更轻。

■ 比较闭合复位固定与常规克氏针固定治疗儿童桡骨远端骨折（Wendling-Keim 等，2015）[295]

- 前瞻性对照研究。
- 纳入393例年龄小于18岁的桡骨远端骨折患者。其中263例进行闭合复位固定治疗，130例进行常规克氏针固定治疗。
- **结果**：闭合复位固定组效果优于常规克氏针固定组，闭合复位固定组的并发症的情况多于常规克氏针固定组。
- **结论**：从治疗效果来说，治疗儿童桡骨远端骨折应该用闭合复位固定，但是为了减少二次固定的发生率，建议用常规克氏针固定。

第二节　手部创伤

一、第5掌骨颈部闭合性骨折的保守治疗比较

掌骨共5块，为小型长骨，从桡侧向尺侧依次为第1～5掌骨。掌骨分一体两端，近端为底，与腕骨相关节；体呈棱柱形，稍向背侧弯曲；远端为掌骨小头，呈球形，与指骨相关节。第5掌骨颈骨折是一种常见骨折，指位于小指指节以下的骨折，大约占手部骨折的20%[296]。在掌指关节屈曲位，受到轴向击打时，这类骨折容易发生。因此，该骨折又被称作"拳击手骨折"[297]。此类骨折常常发生于年轻人身上。目前仍没有关于此类骨折的确切的最佳治疗方法。传统治疗方法包括闭合复位[298]和正中位外固定[299]（使用石膏、夹板、支架和条带在相邻手指进行固定）。该骨折的治疗涉及到掌骨关节，近端指间关节以及腕掌关节。使用不限制肢体运动的绷带或者护具也是一种可行的治疗方法。以下研究评估了成人第5掌骨颈闭合性骨折固定术，并且对不同时期和不同类型的固定术进行了比较。

▲ 数据来源：Cochrane Bone, Joint and Muscle Trauma Group Specialized Register(June 2008), the Cochrane Central Register of Controlled Trials (*The Cochrane Library*, 2008年第3期), OVID Old MEDLINE(1951 to 1965), OVID MEDLINE(1966 to May Week 3 2008), EMBASE(1988 to 2008, Week 22).

■ 比较"拳击手骨折"的活动疗法和固定疗法（Anand 等，2012）[300]

- 随机对照研究。
- 包括60例第五掌骨颈部闭合性骨折的患者，年龄在11到48岁之间。共分为两组：活动组（使用加压绷带但不限制活动），固定组（使用尺神经沟夹板）。所有的患者治疗后都恢复到了伤前状态。

- **结果**：通过测试患者的握力：6 周后活动组 91%的患者得到了恢复(24 位受试者)；固定组 69%的患者得到了恢复(17 位受试者)。3 个月后的握力检测显示活动组 98%的患者得到了恢复(22 位受试者)；固定组 99%的患者得到了恢复(13 位受试者)。
- **结论**：活动疗法组和固定疗法组在治疗效果上未呈现统计学差异。

■ 比较"拳击手骨折"的活动疗法和固定疗法(Braakman 等，1997)[301]

- 随机对照研究。
- 包括 50 例被连续随访的第五掌骨颈部闭合性骨折的患者，其中 48 例患者(43 名男性，5 名女性)被纳入，年龄在 14 到 44 岁之间。两组的运动量和职业信息没有被统计。活动组使用绷带包绕第四、五指。固定组使用 U 形的尺神经够夹板夹住腕部(成 45°角背屈)，掌指关节 90°弯曲，指间关节 0～10°，持续 4 周。
- **结果**：固定组的上述操作有效避免了旋角畸形、干体间角度超过 20°、头下部角度超过 50°的情况发生。
- **结论**：活动疗法组和固定疗法组在治疗效果上未呈现统计学差异。

■ 比较"拳击手骨折"的活动疗法和固定疗法(Harding 等，2001)[302]

- 随机对照研究。
- **纳入标准**：包括 75 名小角度(小于 40°)的第五掌骨颈部闭合性骨折的患者(不伴有旋角畸形或者关联伤)。受试者的年龄和性别信息未被统计。
- **结果**：活动组：掌指关节和指间关节早期环绕，持续 3 周；5 名参与者完全满意，15 名参与者满意，8 名参与者不满意；平均疼痛分数为 1.6(范围在 0～3 之间)。固定组：使用模具固定病人手部，掌骨头用绷带固定，掌指关节和指间关节固定 3 周；6 名参与者完全满意，22 名参与者满意，9 名参与者不满意；平均疼痛分数为0.6(范围在 0～3 之间)。
- **结论**：活动疗法组和固定疗法组在治疗效果上未表现统计学差异。

■ 比较"拳击手骨折"的活动疗法和固定疗法(Kuokkanen 等，1999)[303]

- 随机对照研究。
- **纳入标准**：包括 29 例(26 名男性以及 3 名女性)第 5 掌骨头端下骨折的患者。受试者的骨折角度大于 70°，开放性骨折、旋角畸形以及伴有明显偏差的骨折被排除在外。平均年龄为 29 岁(11 岁到 68 岁)。活动组：用 5 cm 宽的弹力绷带环绕包扎，轻度加压，范围为掌指关节到腕部以上 10 cm，持续 1 周后去掉绷带。固定组：掌指关节屈曲 60°并且绷带到达指间关节水平，保持关节活动度，持续四周。
- **结果**：固定组，活动范围平均 57°(10°～100°)(4 周时)；平均 90°(85°～90°)(3 周时)；活动组，活动范围平均 81°(45°～90°)(4 周时)；平均 90°(85°～90°)(3 周时)。
- **结论**：活动疗法组和固定疗法组在治疗效果上未呈现统计学差异。

■ 比较"拳击手骨折"的活动疗法和固定疗法(Statius Muller 等，2003)[304]

- 随机对照研究。

- **纳入标准：** 包括40例第五掌骨颈部闭合性骨折的患者，其中38名男性，2名女性。平均年龄为29岁(15到84岁)。尺神经沟夹板固定3周与“使用加压绷带包扎1周且不限制活动”相比较。活动组：使用加压绷带将第四、五掌骨绑在一起(绷带的范围从掌骨水平到腕上10 cm处)，患者被允许甚至鼓励立刻活动手指，加压绷带一周后去除；固定组：在腕关节45°背曲、第五掌骨关节90°背曲的状态下使用尺神经沟夹板(该夹板是U形夹板，包裹第四、五掌骨三周，不允许移位)。
- **结果：** 根据疼痛程度组分成三组：无痛、较痛、极痛。6周时，夹板组有87%的测试者无痛，13%较痛；绷带组有70%无痛，30%较痛。12周时，夹板组有93%的测试者无痛，7%的测试者较痛；绷带组有95%无痛，5%较痛。
- **结论：** 活动疗法组和固定疗法组在治疗效果上未呈现有意义的显著差异。

■ 比较顺行髓内钉和逆行髓内钉对于第五掌骨颈骨折移位治疗的不同(Jae Kwang Kim等，2015)[305]

- 前瞻性对照研究。
- **纳入标准：** 纳入46例第五掌骨颈移位骨折患者，肩背侧成角>30°为纳入对象。随机分成两组：顺行组和逆行组。临床评估包括第五掌指关节关节活动度(ROM)，疼痛的视觉模拟评分(VAS)，握力以及肩、臂、手伤残度评分(DASH)，均在手术之后3月和6月测量。肩背侧成角和轴向缩短的影像学评估在手术前以及手术之后6月进行。
- **结果：** 顺行组的病人在术后3月的所有临床参数均优于逆行组并且具有统计学意义(ROM：顺行组中位数为80°(范围为57°～90°)，逆行组中位数为69°(范围为45°～90°)，$P<0.001$；VAS：顺行组中位数为2(范围为0～5)，逆行组中位数为4(范围为0～7)，$P<0.001$；握力值：顺行组中位数为81%(范围为60%～100%)，逆行组中位数为71%(范围为49%～98%)，$P<0.001$；DASH：顺行组中位数为4.3(范围为0～15.8)，逆行组中位数为10.3(范围为0～28.4)，$P<0.001$)。但是病人在术后6月时的数据显示两者差异并无统计学意义。
- **结论：** 对于第五掌骨颈骨折的病人来说，顺行髓内钉在疾病早期治疗与恢复有一定的临床优势，但是在术后6月这种优势便不再明显。

■ 比较用2种方法对第五掌骨颈骨折的石膏固定的不同(Hofmeister EP等，2008)[306]

- 随机对照研究。
- **纳入标准：** 纳入81例年轻的成年患者，随机分到掌伸臂短臂石膏(SAC-VOR)(图6-5)组或者延伸到近端掌指关节的短臂石膏3点模型(MCP-ext)组(图6-6)。每次随访评估肩臂手伤残问卷、石膏耐久度、影像学参数以及并发症；随后的3周随访评估握力和关节运动度。
- **结果：** 两组的活动度和握力并无显著统计学差异。4周时，两组在影像学检查中均见到骨折愈合。
- **结论：** 两组最终影像学侧位平片并无显著不同；各组均无僵硬并发症出现。MCP-ext组在快速应用、耐久度、活动度以及握力指数方面表现更佳。

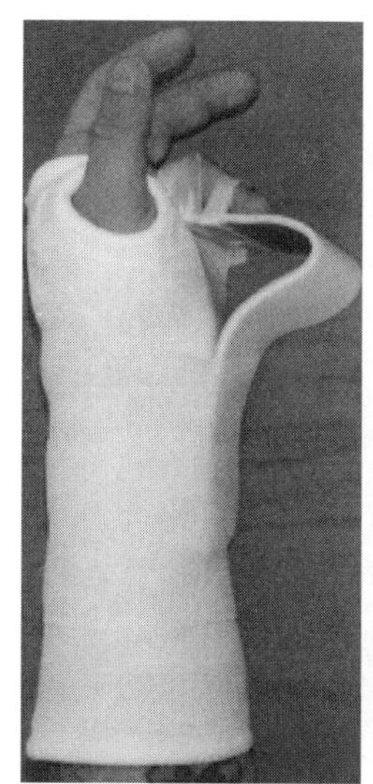
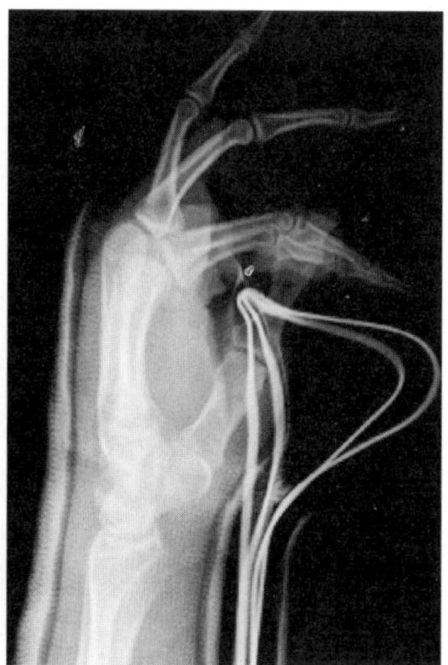

图 6-5　SAC-VOR 组

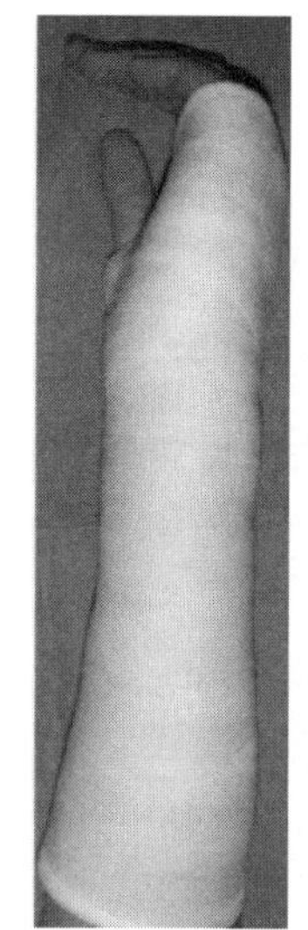
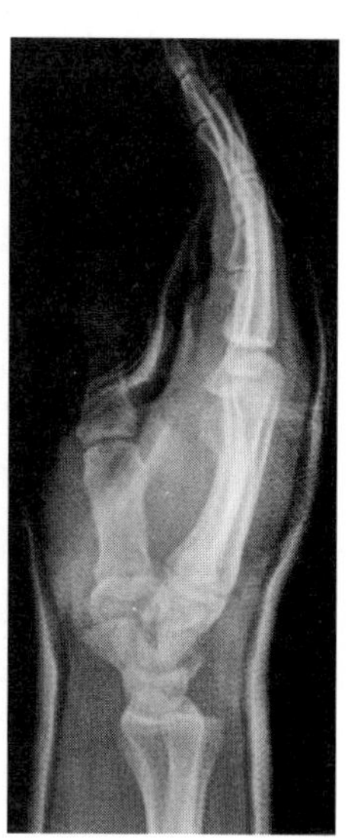

图 6-6　MCP-ext 组

■ 比较髓内钉或保守治疗(Strub B 等,2010)[307]

- 前瞻性对照研究。
- **纳入标准**：纳入 40 例患者(小指掌骨颈骨折 30°到 70°掌侧移位),给予闭合复位术+髓内钉或者无复位术的保守治疗。两组患者在 1 周后进行功能性固定。分别于第 2、6 周,第 3、6、12 月对小指掌指关节的屈曲和伸展进行影像学和临床评估。在第 12 个月对病人的满意度和握力进行评估。
- **结果**：两组在运动范围和握力的差别并无显著统计学意义。手术组在患者满意度方面效果更佳。
- **结论**：小指掌骨颈移位骨折的髓内夹板治疗只有美学价值,并无功能性优势。

二、锤状指(棒球指)的治疗比较

锤状指,又称作棒球指,指手指伸肌腱在止点附近处的断裂,末节指骨不能伸直,常合并末节指骨背侧的撕脱骨折。通常的治疗方法为夹板固定手指 6 周以上,少数情况下需要外科手术固定来矫正畸形。

就锤状指而言,其性别、年龄和受伤手指的分布随人群的不同而变化[308]。年轻男性(创伤严重)多于老年女性(创伤轻微)[309];中指最易受累,小指次之[309],拇指很少见;大约三分之二的案例发生在优势手[309, 310]。根据 Doyle 的分类方法[308],我们分为 1 型(最为常见,通常由于闭合性伤或钝器伤造成的肌腱受损,既不伴有骨折也不伴有撕脱);而 2 型主要涉及到附着在或者靠近远端指间关节的肌腱断裂;3 型为组织深度擦伤,属于开放伤范畴;4 型主要指儿童干骺端骨折或者成人伴随关节面缺失的骨折[311]。

锤状指的治疗通常为保守治疗,即在远端指间关节使用夹板加压固定 6~8 周[297]。这种位置可以使指关节的肌腱放松并且使得断端吻合从而促进愈合。而对于开放伤或者更为严重的伤时,手术治疗是必要的,需要对骨折复位固定以及肌腱直接缝合(清创后获得开放清洁伤口),或者在减少畸形后,用克氏针贯穿远端指间关节[312],或者前两种方法相结合治疗。

以下研究比较了治疗锤状指的不同方法的效果[311]。

▲ 数据来源：Cochrane Bone，Joint and Muscle Trauma Group Specialised Register（March 2008），the Cochrane Central Register of Controlled Trials（*The Cochrane Library*，2008 年第 1 期），MEDLINE（1966 to March week 1 2008），EMBASE（1988 to 2008 week 11）以及其他相关数据库和参考文献.

■ 比较不同类型的指夹板与标准 Stack 夹板（叠夹板）的效果（Kinninmonth 等，1986）[313]

- 前瞻性对照研究。
- **纳入标准**：比较定做的多孔夹板（图 6-7）与标准 Stack 夹板治疗效果在 51（54 例有 3 例失访）例参加者当中，男性占 2/3。多孔夹板组：用胶带或者尼龙带将夹板捆绑在手指上，不限制肢体活动。除非消毒需要，夹板不允许随便移除。Stack 夹板组：由于消毒需要，夹板每天移动。两组夹板都要使用至少 6 周（范围是 6～12 周）。
- **结果**：两组治疗效果为：标准夹板（79%）与穿孔夹板（84%）。标准夹板组中有六例失败患者。
- **结论**：用定做的多孔夹板治疗锤状指伤，其治愈率有所提高。

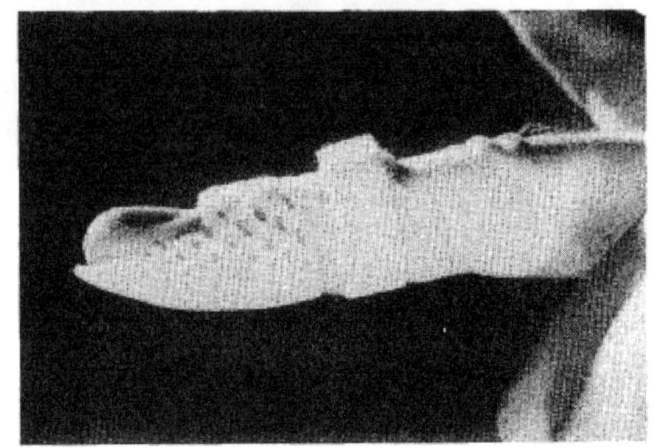

图 6-7　多孔夹板

■ 比较可塑性铝合金夹板与标准 Stack 夹板的治疗效果（Maitra 等，1993）[314]

- 随机对照研究。
- **纳入标准**：在 60 位参加者当中，男性占 37 名，平均年龄为 44.5 岁。可塑性铝合金夹板组：用弹力绷带固定，有 3/4 英尺和 1/2 英尺两种宽度，衬以软衬垫，根据病人自身情况定制；远端指间关节得到拉伸，而近端指尖关节无额外应力。Stack 夹板组：所有可用的尺寸。两组夹板持续使用 6 周，然后持续夜间使用 3 周。纳入标准：锤状指畸形（骨质以及软组织）；3 天以内的新伤。排除标准：开放伤，大段骨缺损。
- **结果**：可塑性铝合金夹板的治疗结果为成功 21（35%）例，改善 12（20%）例和失败 27（45%）例，两组治疗效果无显著性差异。标准 Stack 夹板组中皮肤并发症较多。
- **结论**：使用可塑性铝合金夹板带来的并发症少，但两组治愈率无明显不同。

■ 比较 Abouna 夹板与标准 Stack 夹板的治疗效果（Warren 等，1988）[315]

- 随机对照研究。
- **纳入标准**：在 106（114 例有 8 例失访）例参加者当中，男性占 73 名，平均年龄为 46 岁。Abouna 夹板组与 Stack 夹板组都持续使用夹板 6 周，然后持续夜间使用 2 周。纳入标准：闭合性骨或软组织锤状指骨折；皮肤表面愈合后的开放伤。排除标准：大段骨缺损；儿童骨骺损伤；新鲜的开放伤。Abouna 夹板组和 Stack 夹板组的夹板都需要连续使用 6 周,然后夜间使用 2 周。测试者要定期被检测。对于皮肤的卫生没有专门的标准。

- **结果**: 两个夹板同样有效,在大约 50%的病例都有显著改善。然而,患者更倾向于使用 Stack 夹板,发现它更舒适,更坚固,更容易保持清洁。
- **结论**: 该试验表明治愈率在两组中无差别。并且由于橡胶老化和金属原件生锈的问题,Abouna 夹板在受试者接受度较差。

■ 比较用 Kirschner 针固定以及用 Pryor 和 Howard 的夹板固定来治疗锤状指(Auchincloss 等,1982)[316]

- 前瞻性对照研究。
- **纳入标准**: 在 41(50 位有 9 位失去追踪)位参加者当中,男性有 29 名,占 71%,年龄在 17~82 岁之间,平均年龄为 41 岁。经皮内固定组:在手指局部麻醉下,使用克氏针穿过远端指间关节进行伸展,未用到外固定夹板。手指敷料持续使用 2 周,包裹指尖并保持干燥。克氏针 6 周后拔出。Pryor 和 Howard 夹板组(图 6-8):夹板固定 6 周,不允许弯曲指尖,除了消毒不允许移除夹板。纳入标准:2 周内的开放/闭合性锤状指伤。排除标准:发生 2 周以上的骨折,时间为 0~2 周,平均 4.8 天。
- **结果**: Kirschner 针(图 6-9)固定组的中优(11),良好(7),无变化(1),Pryor 和 Howard 夹板组固定中优(11),良好(7),无变化(4),两组无显著差别。
- **结论**: 尚缺乏足够的 RCT 研究来阐明定制或者非定制夹板的区别。尚缺乏足够证据表明进行手术的最佳时机。

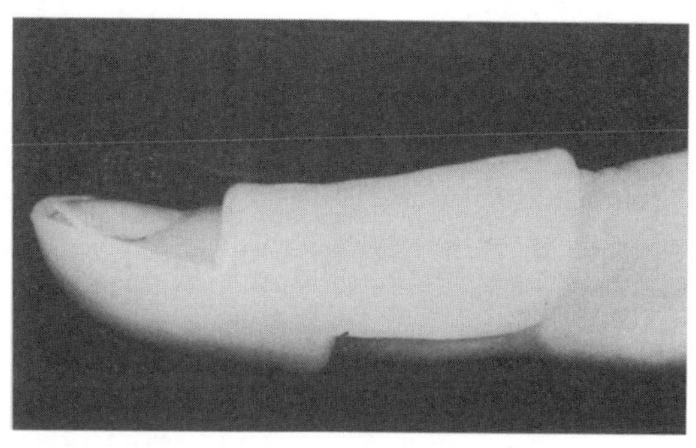

图 6-8 Pryor 和 Howard 夹板组

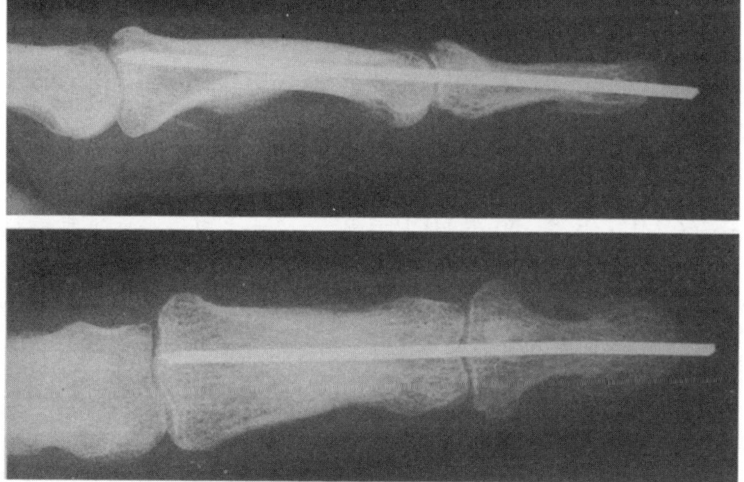

图 6-9 Kirschner 针

三、计算机断层扫描、核磁共振以及骨闪烁显像对于确诊舟状骨骨折的比较

舟状骨是腕骨近端的骨骼之一。其表面背覆软骨，与桡骨远端以及另外四块腕骨相关节。伸屈腕时，舟状骨向前和向后旋转。从桡侧向尺侧扭转手腕时，舟状骨的运动形式相同。

舟状骨是最容易骨折的腕骨[297]，它的骨折占所有骨折的2%～3%[317]。舟状骨骨折的问题之一为其愈合能力较差。由于它的血液循环主要源于桡动脉远端的入骨分支，所以其血供极其脆弱，一旦骨折很可能中断[297]。如果不加以治疗，会导致骨不连，伴或不伴缺血性坏死，并最终导致腕骨塌陷和残疾[297]。

X线是检测舟状骨骨折的一种方法，通常会采取前后位、全侧位、半卧位等体位[318]。在这种技术下，大部分的舟状骨骨折会被辨别出来，但仍有超过16%的骨折(通常为隐匿性骨折)会被遗漏[297]。由此我们考虑新的技术：电子计算机断层扫描(Computed Tomography，CT)、核磁共振成像(Magnetic Resonance Imaging，MRI)、骨显像(Bone Scintigraphy，BS)。据报道，最常用的显像模式：在欧洲为CT，在澳大利亚为BS，在北美为MRI[297]。由此可见，国际上至今没有一个统一的标准来确定哪种方法更加有效。

由于普通的X线对于舟状骨骨折效果不佳，本文对计算机断层扫描、核磁共振以及骨闪烁成像三种方法进行了比较，从而试图找出最适合诊断该骨折的影像学方法[319]。

▲ 数据来源：Cochrane Register of Diagnostic Test Accuracy Studies，MEDLINE，EMBASE，the Database of Abstracts of Reviews of Effects，the Cochrane Central Register of Controlled Trials，the NHS Economic Evaluation Database，MEDION，ARIF，Current Controlled Trials，the World Health Organization(WHO) International Clinical Trials Registry Platform.

■ 可疑舟状骨折的早期CT与骨扫描的比较(De Zwart 等，2012)[320]

- 多中心随机对照研究。
- **纳入标准：** 在159位测试者当中，男性79名，女性80名；年龄在17～88岁之间，平均年龄41岁。纳入标准：伤后48 h之内送至急诊；临床上可疑舟状骨折(在纵向压缩拇指和中指时鼻咽窝柔软但感觉疼痛)；最初的影像学检查当中无骨折表现(三个角度分别是纵向、横向、45°尺侧偏斜)。排除标准：单一伤的病人；小于18岁的病人；对于骨扫描或者CT有禁忌症的病人。CT组：送至急诊室24 h之内进行检查；手掌向下腕部中度屈曲抬举至患者头部以上；影像图片将由一名住院医生和一名影像科医生评估。BS组：送至急诊室3～5天之内进行检查；两侧腕部在血管外注射500 MBq的Tc-99 m-HDP后2.5～4 h之内用平面准直镜观察造骨细胞的活动状况。文中并未给出最终的检测标准。
- **结果：** 两种方法检出率无差别。
- **结论：** 对于可疑性舟状骨骨折，本研究无法证实早期CT检查优于骨扫描。

■ 可疑舟状骨折的多层CT扫描仪(Multidetector Computed Tomography，MDCT)与常规X线摄影术的比较(Ilica 等，2011)[321]

- 随机对照研究。

- **纳入标准**：在 54 位测试者当中，全部为男性；年龄在 20～40 岁之间，平均年龄 22 岁。纳入标准：伤后 72 h 之内送至急诊；临床上可疑舟状骨折（鼻咽窝松软以及舟状骨结节）；最初的影像学检查当中无骨折表现（三个角度分别是纵向、横向、45°尺侧偏斜）。排除标准：伤后 72 h 之后送至急诊的病人；小于 18 岁的病人。CT 组：伤后 7 天内进行检查，使用 64 层 CT 扫描系统，每层的间距为 0.6 mm，手置于头部以上，腕部放平，影像图片由两名有经验的影像科医生评估。MRI 组：伤后 7 天之内进行检查，T1 成像（每层 3～5 mm 厚度，间距 0.5 mm），T2 成像（每层 3 mm 厚度），影像图片由两名影像科医生评估。
- **结果**：依靠 MRI 检测出 6 例骨折，CT 为 5 例。MDCT 的平均有效剂量为0.1 mSv，常规 X 线摄影术的有效剂量为 0.002 mSv。
- **结论**：在舟状骨骨折的探测方面，MDCT 的效果更优（$P<0.05$），因此，临床上对舟状骨的诊断光靠常规 X 线摄影术是不够的，MDCT 作为首选的检查方法更为可靠。

■ 关于 MRI 对于隐匿性舟状骨骨折诊断价值的评估（Breitenseher 等，1997）[322]

- 随机对照研究。
- **纳入标准**：在 42 位测试者当中，男性 23 名，女性 19 名；年龄在 10～66 岁之间，平均年龄 30.5 岁。纳入标准：伤后立即送至急诊；临床上可疑舟状骨折（在急诊室评估时鼻咽窝疼痛、肿胀、松软）；最初的影像学检查当中无骨折表现（六个角度分别是纵向、两个横向、45°尺侧偏斜、两个侧向）。排除标准：最初影像学检查发现的骨折。MRI 组：伤后 7 天内（平均 3.8 天）进行检查；检查体位文中并未给出；影像图片由两名有经验的影像医生评估。依靠 MRI 多检测出 7 例骨折。
- **结果**：MR 成像显示 14 例患者（33%）的枕骨骨折，4 例头骨骨折（10%）和 2 例（5%）桡骨远端骨折。一个经验丰富的医生，对于手腕的射线照相隐匿性骨折的检测的灵敏度和特异性分别为 100%和 95%。
- **结论**：比起普通 X 线检查，MRI 对于检测舟状骨以及腕部骨折表现出高度敏感性，有利于早期诊疗。

■ 对于舟状骨骨折的 MRI 与骨扫描的诊断效果的比较（Tiel-van Buul9，1996）[323]

- 随机对照研究。
- **纳入标准**：在 16 位测试者当中，男性 11 名，女性 5 名；年龄在 24～60 岁之间，平均年龄 36 岁。纳入标准：伤后 72 h 之内送至急诊；临床上可疑舟状骨折；最初的影像学检查当中无骨折表现（四个角度分别是纵向、横向、45°尺侧偏斜、自上而下纵向照射）。排除标准：患有幽闭恐惧症的病人。MRI：伤后 3～14 天（平均 10 天）检查；影像图片由一名有经验的影像科医生评估。BS：伤后 3～14 天（平均 10 天）检查；两侧腕部在血管内注射 200 MBq 的 Tc-99 m-HDP，记录动态相和静态相的数据。两组的评估都由同一团队完成。
- **结果**：MRI 检出了 16 例骨折。
- **结论**：对于可疑性舟状骨骨折或者最初的 X 线检查呈阴性的病人，MRI 是一种具有高敏感性的检查方法，但是效果略逊于三相骨扫描。

■ 对于腕舟骨的骨扫描的评价(Nielsen 等，1983)[324]

- 随机对照研究。
- **纳入标准：** 在100位测试者当中，男性61名，女性39名；年龄在10～80岁之间，平均年龄33岁。纳入标准：临床上可疑舟状骨骨折；无骨折或者情况不明确；送至急诊的时间期限未给出。排除标准：未给出。伤后10天之内检查；扫描器装备有一副平行准直镜，3 h后体外注射99 m-Tc-MDP；影像图片评估者身份不明确。依靠BS多检测出43例骨折。其他结果文中未列出。
- **结果：** 99 m-Tc-MDP手腕扫描具有高灵敏度，但在检测舟骨骨折时的特异性低。
- **结论：** 对于舟状骨骨折的排除性检查，骨扫描行之有效。

■ 比较X线和骨扫描对于可疑性舟状骨折诊断效果的不同(Tiel-van Buul9 等，1993)[325]

- 随机对照研究。
- **纳入标准：** 在160位测试者当中，男性82名，女性78名；年龄在12～84岁之间，平均年龄38.6岁。纳入标准：伤后24 h之内送至急诊；最初的影像学检查当中无骨折表现(四个角度分别是两个斜向、横向、纵向伴45°尺侧偏斜)。未给出。BS组：伤后3～34天之内(平均12.3天)检查；两侧腕部在血管内注射200MBq的Tc-99 m-HDP，记录动态相(2～5 min时)和静态相(2～3 h)的数据。影像图片由一个专家团队(包括一名骨骼影像医生、一名普外科医生、一名静态创伤医生)评估。依靠BS多检测出49例骨折。
- **结果：** 各项研究的分析显示BS的确诊率明显高于CT($P<0.01$)和MRI($P<0.01$)。说明三种检查手段的敏感性不同。相反，CT和MRI的特异性比BS高。CT和MRI的确诊率相差不大。
- **结论：** 对于长期骨折固定的病人来说，普通的骨扫描与影像检查相比，在晚期症状的发生频率和严重程度上相差不大。

四、低水平激光治疗对于人体手部和腕部近端骨折的疗效评价

■ 研究低水平激光治疗(Low-level laser therapy; LLLT)对于人体手、腕部近端骨折(CBFs)的治疗效果(Chang WD 等，2014)[326]

- 随机对照研究。
- **纳入标准：** 纳入50例患有该骨折患者(未接受过手术治疗)，随机分为两组。激光治疗组给予830 nm的LLLT(平均功率60 mW，峰值功率8 W，10 Hz，600 sec，9.7 J/cm)每周5次的照射，持续2周；对照组则进行假激光治疗(安慰剂)。疼痛度、伤残程度、握力以及受试者的X线摄影参数分别在治疗前后2周进行追踪测量。
- **结果：** 在治疗和最终测量后，激光组各项参数比基准值高出很多($P<0.05$)。两组在治疗后以及治疗后追踪测量的各项参数的组间差异显著($P<0.05$)。
- **结论：** LLLT可以缓解疼痛并且促进人体手、腕部CBFs的治愈。

五、伴或不伴拇指石膏固定对于舟状骨中段骨折未移位或微小移位的作用

■ 对于舟状骨中段骨折，比较伴或不伴拇指石膏固定对于伤后 10 周骨折线的愈合程度的不同(Buijze GA 等，2014)[327]

- 多中心随机对照研究。
- **纳入标准：** 纳入 62 例患者，经 CT 或 MRI 确诊为未移位或微小移位的舟状骨骨折(55 例为中段骨折，7 例为末段骨折)。该研究遵守意向性治疗原则。初级结果为石膏治疗 10 周后的 CT 报告，反映了骨折线的愈合情况；要求影像科医生对诊疗情况不知情。二级结果包括腕部运动度、握力、新 Mayo 腕部评分、手肩臂伤残度评分、疼痛视觉模拟量表、伤后 6 个月放射科骨愈合程度。
- **结果：** 治疗 10 周后的 CT 显影显示骨折愈合情况有显著不同(伴随拇指的石膏固定：85%，不伴随拇指的石膏固定：70%)。总愈合率为 98%。有一例患者(拇指石膏固定组)例外：被纳入 1 周后该病人选择了手术治疗，愈合情况不佳。两组的二级结果没有显著差别。
- **结论：** 对于舟状骨中段骨折，拇指的石膏固定不是十分必要。

六、近端指尖关节过伸损伤的处理

■ 比较联合绷带包扎和铝制支架对于 PIP 关节过伸损伤的有效性不同(Paschos NK 等，2014)[328]

- 随机对照研究。
- **纳入标准：** 纳入 121 例食指、中指、无名指和小指 PIP 关节过伸损伤患者。随机分成两组，第一组将伤指与邻近未受伤指进行联合绷带包扎一周；第二组将伤指用限制伸展的铝制支架呈 15°屈曲固定。在伤后第 1、3、6、12 月每周评估一次运动度、水肿度、疼痛度以及力量强度。由于考虑了年龄因素，因此本项研究比较了儿童和成年人结果的不同。
- **结果：** 对于 PIP 损伤，联合绷带包扎和铝制支架治疗效果相近。在完全愈合的患者当中，联合绷带包扎组在运动度、水肿度和疼痛度的指标要优于铝制支架组。儿童愈合效果优于成年人。
- **结论：** 对于 PIP 关节过伸损伤，联合绷带包扎是一种简单有效的治疗方式。

七、家庭运动治疗以及物理疗法对掌侧腕关节骨折的有效性

■ 比较两种术后疗法(12 疗程的物理疗法以及家庭运动治疗)对于腕部骨折的效果(Krischak GD 等，2009)[329]

- 队列研究。
- **纳入标准：** 纳入 46 例患者(用锁定板对桡骨远端进行内固定后)，随机分成两组。用 Jamar 测力计测量握力，同时测量活动度(ROM)以及病人腕部评分(PRWE)。
- **结果：** 6 周术后治疗后，家庭运动治疗组(23 人)表现出更优良的腕部功能恢复以及更低的(几乎 50%)的 PRWE 评分($P<0.01$)；同时未受伤一侧握力达到 54%($P=0.03$)，屈伸 ROM 达到 69%($P<0.01$)。相比之下，物理疗法组的患者未受

伤一侧握力值达到32%，屈伸ROM为52%。

- **结论：** 对于腕部骨折的术后修复，家庭运动疗法的效果优于物理疗法。

八、比较桡骨远端带血管骨移植和髂嵴骨不带血管骨移植治疗腕舟骨骨折不愈合的效果

■ 比较桡骨远端带血管骨移植和髂嵴骨不带血管骨移植(Braga-Silva J 等，2008)[330]

- 前瞻性对照研究。
- **纳入标准：** 纳入80例骨折患者(35例桡骨远端带血管骨移植，45例髂嵴骨不带血管骨移植)。对患者腕部活动度、握力以及术后平均2.8年(范围为1～5.2年)的影像学分析进行客观评估。
- **结果：** 带血管组骨折愈合平均用时8.89月，不带血管组骨折愈合平均用时7.79月。
- **结论：** 未发现具有显著意义的结论。

九、舟状骨骨折的掌侧与背侧手术入路的结果以及并发症的比较

■ 比较无移位或微小移位的BⅡ型舟状骨骨折经皮掌侧入路与背侧限制性入路的治疗结果及并发症的差异(Drac P 等，2014)[331]

- 随机对照研究。
- **纳入标准：** 纳入76例患者。通过手术入路的不同进行分组并且基于系统抽样进行分配。术后4、8及12周对患者进行X线、CT检查和临床随访。同时评价患者满意度以及DASH评分。对各数据间的差异进行统计学检验。
- **结果：** 经皮掌侧入路组在术后8周随访测试当中关节屈曲及握力数据具有显著优势；该组在12周的相应数据更佳。一年随访中各组治疗效果及并发症并无显著差异。
- **结论：** 经皮掌侧入路与背侧限制性入路的手术方式对于无移位或微小移位的B2型舟状骨骨折的治疗效果无显著差异。

十、电磁脉冲治疗舟状骨骨折的功能评分和成本效用

■ 比较积极的骨生长刺激(电磁脉冲治疗(PEMF, Pulsed Electromagnetic Fields))和标准疗法(安慰剂治疗)的效果(Pascal F W Hannemann 等，2015)[333]

- 多中心双盲随机对照研究。
- **纳入标准：** 纳入102例患者，随机分成两组，其中电磁脉冲治疗51例、安慰剂治疗51例。平均随访12个月，所有纳入患者均获得随访。患者均不小于18岁。所有舟状骨骨折均为Herbert分型[334]AⅠ、AⅡ、BⅠ、BⅡ型，且在2010年1月1日到2011年12月31日期间诊断。方法采取多中心、随机、双盲、安慰剂对照研究。所有的费用(医疗费用和器械损耗费)在一年的随访期都被计算在内。功能评分和一般健康质量状况由EuroQol-5D和PRWHE(患者额定的腕部和手部评价)问卷来评估。效用值来源于EuroQol-5D。
- **结果：** PEMF组的平均损失工作日为9.82天，低于安慰剂组(12.91天)，$P>0.05$，不具有统计学意义。就总医疗费用讲，干预组(1 594欧元)明显高于普通治

疗组(875 欧元)。就 QALY's(生命质量调整年)而言,PEMF 组为0.84,安慰剂组为 0.85。最终结果显示 PEMF 组不仅效果不够明显而且费用更高。

- **结论**：本研究证明了就 QALY's 而言,与标准疗法相比,PEMF 疗法并非是治疗急性舟状骨骨折的高成本效益的疗法。

述　评

腕关节周围及手部创伤

对于桡骨远端骨折,临床上有多种治疗方式,经皮穿针治疗、外固定治疗、保守治疗、骨移植和骨替代治疗以及骨折的康复治疗都是近年来研究的方向。对于手部骨折,近年来的研究多倾向于对舟状骨骨折、锤状指等的治疗以及不同疗法和不同手术入路的比较。

本章汇总了 97 篇 RCT 研究,分析了手术方法以及保守治疗桡骨远端骨折、各种方法治疗手部骨折等方面的一系列问题。

现有证据表明,在治疗桡骨远端骨折方面,骨移植治疗在解剖结构恢复方面有更好地效果。在治疗锤状指骨折方面,用定做的多孔夹板治疗锤状指伤,其治愈率有所提高;使用可塑性铝合金夹板带来的并发症少。在治疗人体手部和腕部近端骨折方面,LLLT 可以缓解疼痛并且促进人体手、腕部 CBFs 的治愈。对于 PIP 关节过伸损伤,联合绷带包扎是一种简单有效的治疗方式。对于腕部骨折的术后修复,家庭运动疗法的效果优于物理疗法。对手部类风湿性关节炎的增强锻炼和伸展锻炼治疗而言,功能锻炼疗法具有更佳的疗效和成本效益,并且无有害作用。

第七章　髋关节周围创伤

第一节　髋关节囊内骨折

一、内固定术与关节置换术治疗髋关节囊内骨折的效果比较

股骨近端骨折，或者称为“髋部骨折”，可分为囊内骨折和囊外骨折两种，囊内骨折可进一步分为移位型和无移位型。移位型骨折包括压缩型或者内收，外展型骨折。移位型髋关节囊内骨折若不及时有效治疗可导致骨不连，进而引起髋关节持久性疼痛以及负重障碍。该类型骨折通常需要手术治疗，通过内固定术保留股骨头或者进行假体置换以恢复关节功能，但该类型的骨折仍被学术界称为“未解决的骨折”，因为内固定保留股骨头治疗和假体置换术的优劣性仍存在极大争议。

该类骨折的内固定治疗是指先在C臂机X线引导下进行骨折有效复位，然后以螺钉或者克氏针进行临时固定后再选择不同种类内固定器进行进一步固定。

髋关节囊内骨折的关节置换术治疗是指以人工假体替换股骨头，可分为半髋关节置换和全髋关节置换术(Total Hip Replacement，THR)。半髋关节置换指置换股骨头，保留原髋臼结构。半髋关节置换的种类主要可分为单极和双极两种。全髋关节置换同时涉及股骨头及髋臼结构的替换。人工髋臼的成分主要是高密度的聚乙烯。假体的股骨柄部分通常运用骨水泥固定或者以“压配”方式进行插入。

内固定方式治疗髋关节囊内骨折的主要并发症是骨折愈合障碍，这可导致骨折固定后移位或者骨不连，有研究统计显示有20%～35%的移位性髋关节囊内骨折可发生骨不连[335]，另外一种主要的并发症是股骨头缺血性坏死，发生率约为5%～30%。内固定治疗其他的并发症还有内固定退出，植入物周围骨折以及内固定断裂等。

关节置换术的主要并发症包括伤口周围皮肤坏死，假体植入后感染，关节脱位，假体柄松动，人工髋臼部松动、磨损，假体断裂，假体周围骨折以及骨水泥不良反应等。

以下研究评估了内固定术式与关节置换术治疗髋部囊内骨折的疗效[336]。

▲　数据来源：Cochrane Bone，Joint and Muscle Trauma Group Specialised Register，the Cochrane Central Register of Controlled Trials(*The Cochrane Library*，2006年第4期)，MEDLINE，EMBASE，CINAHL and the WHO International Clinical Trials Registry Platform and Current Controlled Trials.

■　比较了内固定和双极人工股骨头置换(Roden等，2003)[337]

- 单中心单盲随机对照研究。
- **纳入标准**：70 岁以上移位性股骨颈骨折患者。一共 100 例，患者平均 81 岁(70～96 岁)，包括 29 例男性患者和 71 例女性患者。随机分为两组，一组采用切开复位后采用 2 颗 von Bahr 螺钉内固定，共 53 例。另一组通过后入路，然后采用双极人工股骨头置换术，共 47 例。术后至少随访 5 年，统计了手术操作内容，相关并发症，术后住院情况，死亡率和疼痛情况。
- **结果**：内固定组手术时间和术中失血量均小于髋关节置换组。髋关节置换组的假体脱位率为 7/47，均发生于 4 个月内。5 年随访后，34/53 的内固定组患者进行了二次手术，而只有 3/47 的髋关节置换组患者进行了二次手术。两组之间的死亡率不存在显著差异。
- **结论**：对于初次移位的股骨颈骨折，双极性假体是合适的治疗方法。

■ 比较空心钉内固定和人工股骨头置换(Blomfeldt 等，2005)[338]

- 单中心单盲随机对照研究。
- **纳入标准**：70 岁以上股骨颈移位骨折。一共 60 例患者，平均 84 岁，男性患者 6 例，女性患者 54 例。随机分为两组，一组切开复位后采用 2 颗空心钉内固定。另一组通过 Hardinge 入路，随后采用单极人工股骨头置换术。术后 4 个月、12 个月、24 个月进行了随访。随访内容包括并发症、二次翻修手术、日常生活活动状况(Activities of Daily Living，ADL)、髋关节功能(利用 Charnley 评分评估)、健康相关生活质量(利用 EQ-5D 评分)。
- **结果**：内固定组 2 年髋关节并发症发生率为 30%，髋关节置换组 2 年并发症发生率为 23%，两组之间不存在显著差异。在二次翻修手术上面，内固定组倾向于需要二次手术翻修的患者更多(33%)，而置换组则较低(13%)，差异不显著($P=0.067$)。髋关节置换组的死亡率似乎更低($P=0.066$)。在 EQ-5D 评分项目上，最后一次随访发现关节置换组的 EQ-5D 评分显著低于内固定组($P<0.001$)。
- **结论**：对于患有严重认知功能障碍的老年患者，内固定治疗优于非骨水泥单极人工股骨头置换术。

■ 比较加压钉内固定、单极人工股骨头置换和双极人工股骨头置换(Davison 等，2001)[339]

- 单中心单盲随机对照研究。
- **纳入标准**：65～79 岁关节内移位骨折患者。一共 280 例，包括 67 例男性患者和 213 例女性患者。随访过程丢失 50 例患者，最后统计了 230 例病例。随机分为三组，分别采用切开复位内固定、骨水泥汤普森单极人工股骨头置换和骨水泥双极人工股骨头置换治疗。术后 6 个月、12 个月、18 个月、24 个月、30 个月、36 个月随访统计并发症、死亡率、Harris 髋关节评分(附录 15)、活动恢复时间、手术满意率。
- **结果**：复位内固定组的平均生存期(79 个月)显著长于单极人工股骨头置换组(61 个月)和双极人工股骨头置换组(68 个月)。三年之后，进行了手术内固定的患者中 32/93 的患者发生了局部并发症，其中 28 例需要进一步手术治疗。5 年随访结果发现，尚存活的患者中，三组患者的功能结果不存在显著差异。

- **结论**：对于80岁以下且髋关节囊内骨折的患者，切开复位内固定治疗或骨水泥单极人工股骨头置换都是可以选择的治疗方法。双极人工股骨头置换并没有显著的优势。

■ 比较了内固定和双极人工股骨头置换(Frihagen等，2007)[340]

- 单中心双盲随机对照研究。
- **纳入标准**：60岁以上股骨颈移位骨折患者。一共221例患者，平均83岁，男性57例，女性164例。随访过程中失访1例。随机分为两组，一组切开复位内固定后采用2颗Olmed螺钉固定，共112例患者。另一组患者采用Charnly-Hastings双极人工股骨头置换，共110例患者。术后4个月、12个月、24个月随访，统计髋关节功能、健康相关生活(利用EQ-5D测量)、日常生活活动情况。
- **结果**：4个月时，人工股骨头置换组在Hariss髋关节平均得分上比内固定组高8.2分，两组差异显著($P=0.003$)。12个月时，人工股骨头置换组在Hariss髋关节平均得分上比内固定组高6.2分，两组差异显著($P=0.01$)。24个月时，人工股骨头置换组在EQ-5D指数得分上高于内固定组，两组差异显著($P=0.03$)。内固定组患者中50%的患者，发生术后并发症，人工股骨头置换组中15%发生术后并发症，两者差异显著($P<0.001$)。每组中，一共39例患者(35%)在24个月内死亡。
- **结论**：对于老年人股骨颈移位骨折，人工股骨头置换术能有更好的功能结果。

■ 比较了内固定和双极人工股骨头置换(Jensen等，1980)[341]

- 非随机对照研究。
- **纳入标准**：70岁以上股骨颈非病理性骨折，移位程度Garen Ⅲ或者Ⅳ型。一共102例患者，男性32例，女性70例。随访过程丢失2例患者。随机分为两组，一组切开复位后利用4根AO螺钉固定。另一组利用后路手术入路，采用非骨水泥型单极人工股骨头置换治疗。术后随访2年，统计手术时间、手术并发症、术后并发症、死亡率、社会功能情况。
- **结果**：AO螺钉固定组平均手术时间为67 min，而非骨水泥型单极人工股骨头置换组平均手术时间为91 min。AO螺钉固定组的髋关节功能Stichfield评分显著优于单极人工股骨头置换组($P=0.006$)。AO螺钉固定组的早期死亡率更低，但是远期死亡率上两者不存在显著差异($P<0.05$)。
- **结论**：AO螺钉固定组在术后功能上优于人工股骨头置换组。

■ 比较内固定治疗和骨水泥全髋关节置换(Johansson等，2002)[342]

- 单中心单盲随机对照研究。
- **纳入标准**：75岁以上，急性股骨颈移位性骨折患者。一共143例患者，平均年龄84岁，男性患者34例，女性患者109例。随访丢失15例患者，最后128例患者纳入统计分析。随机分为两组，一组切开复位后，利用2颗平行Olmed螺钉内固定。另一组背外侧手术入路，然后采用骨水泥型全髋关节置换治疗。术后随访2年，统计手术并发症、术后并发症、死亡率、Harris髋关节功能评分。
- **结果**：Olmed螺钉内固定组手术并发症发生率为54%，骨水泥型全髋关节置换组手术并发症主要为关节脱位，发生率为22%，但伴随精神障碍的患者则并发症发生率提高至32%。在术后随访3个月和1年时，骨水泥型全髋关节置换组的Harris评分显著优于Olmed螺钉内固定组。Olmed螺钉内固定组的二次手术率为5%。同时，精神功能障碍的患者2年死亡率为57.8%，精神功能正常的患者两年死亡率为12.7%，两组统计学差异显著($P<0.001$)。

- **结论：** 对于精神功能正常的老年股骨颈移位骨折患者，应该考虑采用全髋关节置换治疗。

■ 比较钩钉内固定和全髋关节置换(Jonsson等，1996)[343]

- 单中心单盲随机对照研究。
- **纳入标准：** GardenⅢ或者Ⅳ级的股骨颈骨折患者，并且骨折前完全卧床或者居住在家里。一共47例患者，内固定组24例，平均年龄79岁。关节置换组23例，平均年龄80岁。包括11例男性患者，36例女性患者。随访过程丢失2例患者，最后纳入统计45例患者。随机分为两组，对一组患者使用Hansson钩钉内固定，对另一组患者进行全髋关节置换。术后随访2年。统计术中并发症，术后并发症，住院时间，死亡率，社会功能。
- **结果：** 两组均未报告术后死亡患者。两组患者在平均住院天数上不存在显著统计学差异。钩钉内固定组中报告了9例伤口愈合并发症患者和2例髋关节再脱位患者。关节置换组在术后1年和2年随访时有更少患者使用户外辅助行走工具，生活自理能力更高。
- **结论：** 对老年于股骨颈移位骨折患者，预期死亡率较低而且估计内固定治疗后并发症风险比较高时，全髋关节置换是一个更优的选择。

■ 比较内固定、半髋关节置换和全髋关节置换(Mouzopoulos等，2008)[344]

- 单中心双盲随机对照研究。
- **纳入标准：** 70岁以上认知功能良好，生活基本能自理，关节内移位骨折。一共129例患者，平均年龄74岁，包括31例男性患者和98例女性患者。随访过程丢失2例患者，最后127例患者纳入统计分析。随机分为三组，一组患者利用髋加压螺钉内固定，第二组利用半髋关节置换治疗，第三组利用全髋关节置换治疗。术后随访4年。统计术中并发症，住院时间，死亡率，Barthel评分，Harris髋关节评分，髋关节活动度，行走速度。
- **结果：** 内固定组Barthel评分为80.1分，半髋关节置换组Barthel评分(附录16)为82.6分，全髋关节置换组Barthel评分为85.3分。内固定组Harris髋关节评分为73.6分，半髋关节置换组Harris髋关节评分为79.5分，全髋关节置换组Harris髋关节评分为83.7分。三组的髋关节活动度不存在显著的统计学差异($P>0.05$)。出院后第4年，全髋关节置换组和半髋关节置换组患者的行走速度快于内固定组患者，存在显著统计学差异($P<0.05$)。
- **结论：** 对于70岁以上髋关节内移位骨折患者，全髋关节置换治疗是较优的治疗选择。

■ 比较螺钉内固定和非骨水泥型单极人工股骨头置换(Parker 等,2002)[345]

- 单中心单盲随机对照研究。
- **纳入标准**：70 岁以上移位性股骨颈骨折(由前后位和侧位 X 片确定移位为明显断裂移位)。一共纳入 455 例患者,平均年龄 82 岁,包括 91 例男性患者和 364 例女性患者。随机分为两组,一组患者切开复位后,利用 3 颗 AO 螺钉内固定,另一组患者采用非骨水泥型单极人工股骨头置换治疗。术后对存活患者至少随访 1 年,后续平均随访时间为 10.6 年。统计手术时间,失血量,手术并发症,术后并发症,术后护理,死亡率,术后疼痛情况,功能恢复情况,经济花费。
- **结果**：内固定组麻醉时间为 36 min,关节置换组麻醉时间为 57 min,两者差异显著($P<0.0001$)。内固定组平均失血量为 28 ml,关节置换组失血量为 177 ml,两者统计学差异显著($P<0.0001$)。内固定组平均输血量为 0.04 单位,关节置换组输血量为 0.39 单位,两者差异显著($P<0.0001$)。内固定组(61/226)和关节置换组(63/229)患者的 1 年死亡率不存在显著差异($P=0.91$)。但是老年人而且活动量较少的内固定组患者似乎存在更高生存率的趋势。就疼痛和活动功能而言,两组患者在术后第 1、2、3 年时不存在显著差异。内固定组的下肢缩短长度(7 mm)长于关节置换组(3.6 mm),两组存在显著差异($P=0.004$)。
- **结论**：对于老年人髋关节内移位骨折,一般推荐采用髋关节置换术治疗。但对于手术耐受性比较低的患者,可以考虑内固定治疗。

■ 比较螺钉内固定和骨水泥型单极人工股骨头置换(Puolakka 等,2001)[346]

- 单中心单盲随机对照研究。
- **纳入标准**：75 岁以上 Garden 分型 3～4 级的股骨颈骨折患者。一共 31 例患者,随机分为两组,内固定组切开复位后利用 3 颗 Ulleval 螺钉内固定,关节置换组经后入路,利用骨水泥型单极人工股骨头置换治疗。术后随访 2 年,统计手术时间,失血量,术中并发症,术后并发症,死亡率。
- **结果**：内固定组一共报告 7 例患者死亡,关节置换组未报告患者死亡,两组差异显著($P=0.007$)。第 1 年内固定组报告了 7 例患者出现术后并发症。由于再进行该研究不符合伦理道德规范,故未报告其余结果。
- **结论**：对于 75 岁以上 Garden 分型 3～4 级的股骨颈骨折患者,推荐采用关节置换治疗。

■ 比较钩钉或者螺钉内固定和髋关节置换治疗(Rogmark 等,2002)[347]

- 多中心双盲随机对照研究。
- **纳入标准**：Garden 分型 3～4 级的股骨颈骨折患者,具有生活自理能力。一共 409 例患者,包括 85 例男性患者,平均年龄 80.7 岁。324 例女性患者,平均年龄 81.8 岁。随访过程丢失 41 例患者,最后 368 例患者纳入统计分析。随机分为两组,一组采用钩钉或者螺钉内固定,另一组采用髋关节置换治疗。术后随访 2 年,统计手术时间,术中并发症,术后并发症,术后护理,死亡率,髋关节功能。
- **结果**：两年随访发现,内固定组失败率为 43%,髋关节置换组失败率为 6%,两组差异显著($P<0.001$)。内固定组中36%的患者行走功能受损,6%的患者出现严重疼痛。而髋关节置换组中25%的患者行走功能受损,1.5%的患者出现严重疼痛。两组差异均统计学显著($P<0.05$)。两组患者的死亡率不存在显著差异。

- **结论:** 鉴于内固定治疗存在较高的失败率和功能不良结果,故对于70岁以上股骨颈骨折的患者推荐采用髋关节置换治疗。

■ 比较加压螺钉,非骨水泥型单极人工股骨头置换(半髋)和全髋关节置换(Skinner等,1989)[348]

- 单中心单盲随机对照研究。
- **纳入标准:** 65岁以上,Garden分型3~4级股骨颈头下型移位骨折。一共271例患者,平均年龄79.7岁,包括27例男性患者和244例女性患者。随机分为三组,一组患者切开复位后利用Richard加压螺钉内固定。第二组患者后侧入路后,采用非骨水泥型单极人工股骨头置换治疗。第三组患者后侧入路后,采用Howse Ⅱ型骨水泥全髋关节置换治疗。术后随访13年,统计术中并发症,术后并发症,死亡率,疼痛,活动情况,Harris髋关节评分。
- **结果:** 三组患者的死亡率之间不存在显著差异(91%, 85%, 81%)。内固定和人工股骨头置换表现功能不良,二次手术率为33%和24%,而全髋关节置换组为6.75%。人工股骨头置换组的脱位率为13%,全髋关节置换组脱位率为20%。内固定组Harris髋关节评分为62分,人工股骨头置换组Harris髋关节评分为55分,全髋关节置换组Harris髋关节评分为80分。长期随访提示,内固定治疗和人工股骨头置换患者的疼痛情况和活动性情况较差。虽然全髋关节置换组的早期并发症发生率较高,但是疼痛情况最好,活动性最大。
- **结论:** 对于股骨颈头下型移位骨折,应该考虑全髋关节置换作为首选治疗方法。

■ 比较螺钉内固定和双极人工股骨头置换(Soreide等,1979)[349]

- 单中心单盲随机对照研究。
- **纳入标准:** 67岁以上Garden Ⅱ~Ⅳ级急性股骨颈骨折患者。一共104例患者,包括21例男性患者和83例女性患者。随访丢失7例患者,最后纳入统计分析97例患者。随机分为两组,内固定组平均年龄77.9岁,切开复位后采用Von Bahr螺钉内固定。关节置换组平均年龄78.3岁,采用双极人工股骨头置换治疗。术后随访1年,统计手术时间,输血量,术中并发症,术后并发症,死亡率,Stitchfield髋关节评分,行走能力。
- **结果:** 两组患者死亡率相近。内固定组手术操作时间短于关节置换组,住院时间短于关节置换组,并且相比于关节置换组并发症发生率显著降低。内固定组未输血。而关节置换组术后活动度更好,治疗方式更明确,再手术率较低,同时1年随访的结果也更好。
- **结论:** 根据现在结果无法确定对于67岁以上急性股骨颈骨折患者,Von Bahr螺钉内固定和双极人工股骨头置换治疗哪种治疗方式更优。

■ 比较松质骨螺钉，骨水泥型双极人工股骨头置换和骨水泥全髋关节置换（STARS 等，2006）[350]

- 多中心单盲随机对照研究。
- **纳入标准：** 60 岁以上没有严重合并症的髋关节囊内移位骨折。一共 298 例患者，平均年龄 75 岁，包括 66 例男性患者和 232 例女性患者。随访过程丢失 2 例患者，最后共 296 例患者纳入统计分析。随机分为三组，一组患者切开复位后采用松质骨螺钉内固定，第二组患者采用骨水泥型双极人工股骨头置换治疗，第三组患者采用骨水泥全髋关节置换。术后随访 2 年，统计手术时间，输血量，术中并发症，术后并发症，死亡率，疼痛，髋关节功能，治疗费用。
- **结果：** 三组患者的死亡率不存在显著差异。内固定组患者的二次手术率最高，达到 39%，而全髋关节置换治疗组为 5%，双极人工股骨头置换组为 9%。在第 4 和第 12 个月的时候，内固定组的髋关节功能评分最差。在第 24 个月时，全髋关节功能评分显著优于其他两组患者的髋关节功能评分。内固定组由于后续的髋关节治疗相关的住院治疗反而导致其总治疗费用更高。
- **结论：** 对于老年人囊内移位骨折治疗，髋关节置换术更加有效，而且成本相对更低。

■ 比较空心钉内固定和骨水泥型全髋关节置换（Tidermark 等，2003）[351]

- 单中心单盲随机对照研究。
- **纳入标准：** 70 岁以上无严重认知功能障碍而且骨折前能独立行走的股骨颈囊内移位性骨折。一共 102 例患者，包括 20 例男性患者和 82 例女性患者。随访过程丢失 3 例患者，最后 99 例患者纳入统计分析。随机分为两组，内固定组平均年龄 79 岁，切开复位后采用空心钉内固定。关节置换组患者平均年龄 81 岁，前外侧入路，然后采用骨水泥型全髋关节置换治疗。术后随访 4 年，统计手术时间，失血量，接受输血患者数量，术中并发症，术后并发症，死亡率，疼痛，髋关节活动情况（Charnley 评分），行走能力，手术失败率。
- **结果：** 就并发症而言，内固定组手术失败率（36%）高于髋关节置换组（4%），两组差异显著（$P<0.001$）。全髋关节置换组的功能评价显著优于内固定组，主要包括疼痛情况（$P<0.005$），活动情况（$P<0.05$，除了第 4 个月随访），行走功能（$P<0.05$）。生活质量评分上，相比于骨折前，全髋关节置换组降低程度也少于内固定组（$P<0.05$）。
- **结论：** 对于老年股骨颈囊内移位性骨折患者，研究结果有力支持采用全髋关节置换治疗。

■ 比较 AO 螺钉内固定和单极人工股骨头置换（Dortmont 等，2000）[352]

- 单中心单盲随机对照研究。
- **纳入标准：** 70 岁以上 Garden Ⅱ～Ⅳ级股骨颈囊内移位骨折，并且治疗前已诊断为阿尔兹海默症。一共 60 例患者，平均年龄 84 岁，包括 8 例男性患者和 54 例女性患者。随机分为两组，第一组患者切开复位后，采用 3 颗 AO 螺钉内固定。第二组患者采用 Thompson 单极人工股骨头置换治疗。术后随访 2 年，统计手术时间，失血量，术中并发症，术后并发症，死亡率，行走能力，日常活动状况。

- **结果**：两组患者的死亡率不存在显著差异。单极人工股骨头置换组的失血量和伤口并发症显著多于内固定组。内固定组报告了 4 例二次移位患者。同时，不充分的内固定似乎存在更高的固定失败率，然而没有统计学差异。
- **结论**：两种治疗方法下患者的死亡率均较高，而且康复概率均较小。对于骨折前痴呆患者，不应该考虑人工股骨头置换这样的大手术。因此，对于老年股骨颈囊内移位骨折，更应该考虑内固定治疗。但如果复位不满意，则可能要考虑人工股骨头置换手术。

■ 比较移位性髋关节囊内骨折的半关节成形术和内固定术比较(Parker 等，2015)[353]

- 单中心单盲随机对照研究。
- 纳入 56 男性患者，平均年龄 81 岁(62 到 94 岁)。术后第 3、6、9、12 个月进行随访，所有存活患者都进行了随访。纳入标准：患者被诊断为移位性髋关节囊内骨折。排除标准：年龄小于 50 岁或者期望寿命大于 10 年的患者(如果半关节成形术作为初始治疗，那么极有可能需要再行关节成形术)；身体条件过于虚弱而不适合行半关节成形术的患者。半关节成形术组：通过前侧面入路置入骨水泥。内固定组：使用骨折表和图像增强术，并且置入骨水泥。在术后，所有病人都被鼓励进行满负重的移动训练，训练过程中对髋关节移动没有限制。术前治疗对于各组病人来说都是完全相同的。对没有禁忌证的患者都在术后使用了 28 天的小分子量肝素治疗。
- **结果**：进行随访对患者关节的恢复程度和髋关节的疼痛程度进行评估。两组患者的死亡率之间没有明显的统计学差异(7/26；26.9%半关节成形术；10/30；33.3%内固定术)。半关节成形术组的患者中没有需要再次手术治疗的；内固定术患者中有 8 个患者进行了进一步的手术治疗，其中 5 人进行半关节成形术，3 人进行全髋关节的成形术($P=0.005$)。内固定组的疼痛感更为明显($P=0.02$)。两组患者髋关节的活动度相似。
- **结论**：对于老年髋关节囊内骨折的病人来说，半髋成形术治疗优于内固定术治疗。

■ 比较全髋置换和切开复位内固定术治疗股骨颈骨折的效果(Chammout 等，2012)[354]

- 单中心单盲随机对照研究。
- 纳入 100 名患者，其中女性患者 79 名，男性患者 21 名。纳入标准：年龄在 65 岁以上；急性移位性股骨颈骨折持续 36 h；身体状态健康或者只患有轻微的系统性疾病[ASA (American Society of Anesthesiologists) grade 1 or 2]；神志清晰，能够独立完成日常的生活活动。排除标准：同时有其他的相关关节疾病；之前有肢体更下端的骨折。全髋置换使用骨水泥型股骨柄 28 mm 钴铬合金头。置换手术通过后外侧入路进行。根据术后的影像学资料，将髋部置换的效果分成三个等级：好，一般，差。在影像学的帮助下，对骨折进行闭合复位，并且用 2 个髋部针固定。病人在术前和术后 4 天服用左旋糖苷进行血栓预防。在手术当天服用氯洒西林进行感染预防。术后当天，病人就在康复训练师的监督下进行全负重康复训练。在全款置换组中，病人坐在高脚椅子上，并且凭借自己的判断使用或者不使用拐杖。两组病人在6周后，去除所有限制。

- **结果**：关节置换组的Harris髋部评分更高，平均差别在14.7分(9.2 vs 20.1分，$P<0.001$)。两组病人的死亡率之间没有任何显著差异。全髋置换组中的4个病人(9%)和内固定组的22个病人(39%)经历了再次手术(无统计学差异，$P=0.24$)。
- **结论**：在第一年的和走路速度以及日常生活相关的结果显示全髋置换更好。在对股骨颈骨折的健康老人的17年术后随访过程中，我们可以得出全款置换比关节复位内固定术具有更小的再手术率，而且二者死亡率相似。

■ 骨水泥型的Thompson半髋置换粘合性的Exeter创伤杆半髋置换对于髋关节囊内骨折治疗效果的比较(Parker等，2012)[355]

- 单中心双盲随机对照研究。
- 一共纳入了200名患者，包括25名男性，75名女性。随访时间为3年。纳入标准：适合进行半关节成形术的60岁以上的患者。排除标准：由于肿瘤转移或者其他骨疾病导致的病理性骨折；相同侧的髋部之前进行过手术；要求进行保守治疗的病人；病人患有老年痴呆而他的直系亲属不同意进行试验的病人；髋部具有关节炎需要进行全髋置换的病人。所有的手术都是由一个骨科医生实施或者监督实施的。所有手术都是通过有着碎骨片的股骨大粗隆的外侧入路进行的。关节囊被打开了一个T形切口后植入修复假体。创口进行逐层缝合，并且用可吸收的缝线来进行缝合。不需要放置引流管。术后病人被鼓励尽早进行早期活动，并且进行负重训练。
- **结果**：包括运动性评分，主观疼痛评分，ASA评分，伤口长度，伤口表面和深部感染率，1个月、2个月、4个月和一年死亡率等所有临床评价指标，两种方式均没有差异。
- **结论**：两种手术方式的疗效没有显著差异。

■ 半髋和全髋置换治疗股骨颈囊内移位骨折效果的比较(Bekerom等，2010)[356]

- 多中心双盲随机对照研究。
- 一共纳入了252名患者，其中男性47人，女性205人。在术后一年和三年进行了随访。纳入标准：股骨颈囊内移位骨折，意识清醒可以给予知情同意，没有已知的转移性疾病，无麻醉禁忌证，年龄≥70年，并且能够理解书面的荷兰语说明。排除标准：不能满足纳入标准，包括拒绝参加试验，通过放射学检查发现髋部有骨性关节炎或类风湿性关节炎；可能存在病理性骨折；患者卧床或只能勉强移动床椅(运动受限)；具有明显的老年痴呆症。所有的手术都是经验丰富的外科医生或者在他们的直接监督下由其他医生进行的。两种手术的病人都植入了粘合性的股骨假关节。半关节成形术的股骨组件可以有2 mm的增量。医生建议在进行全髋关节置换时使用直径32 mm的模头。手术路径可以是前侧、直侧或后侧。创口的包扎也遵循相应的准则。两组病人都被鼓励在可以忍受的前提下在拐杖的帮助下进行全负重训练，他们也被允许在手术后立刻坐在高脚椅子上，并且在自己认为合适的时候丢掉拐杖。我们的标准手术后预防脱位的措施包括：在病人的日常生活中对病人进行教育和理疗监督。六周后，患者进一步去除活动限制。

- **结果：** 在一年和五年的随访过程中，Harris 髋部评分、二次手术率（revision rate of the prosthesis）、髋部和其他部位并发症或者死亡率方面，两种方式没有区别。关于术中血液流失，半髋置换术组比全髋置换组（7%>500 ml vs 26%>500 ml，$P<0.001$）低；而且半关节成形术组的手术时间比全髋置换组要高（28%>1.5 h vs 12%>1.5 h，$P<0.001$）。在两级半关节成形术中没有再次移位，在全髋置换组有8例患者再次发生移位。
- **结论：** 由于全髋置换比半髋置换在术中的失血量更多，而且手术的持续时间更长，而疗效并没有明显改善，所以在影像学显示没有关节炎或者类风湿性关节炎的情况下，我们不推荐对70岁以上施行全髋置换。

■ 对于高龄股骨骨折病人术前注射铁离子治疗的效果（Serrano-Trenas 等，2011）[357]

- 单中心单盲随机对照研究。
- 研究一共纳入了200名患者。纳入标准：65岁以上的股骨颈骨折的病人。排除标准：患者入院时已有确诊的疾病（铁过载症，口服或肠外铁制剂过敏性，哮喘或其他严重过敏、感染或肿瘤）；有进行过剂量大于150 mg/24 h 的氯吡格雷和乙酰水杨酸治疗；骨折没有手术需要、凝血功能异常受损（部分凝血活酶时间>2.5%，国际normalizedratio>1.5）；以转氨酶升高的肝脏疾病（天冬氨酸转氨酶[alanine aminotransferase，AST]>70 U/L，谷丙转氨酶[ALT]>55 U/L），慢性肾功能衰竭（肌酐>2 mg/分升）或患者在透析。组A的病人仅仅接受了标准流程的治疗。组B的病人额外被注射了600 mg铁离子溶液Ⅳ。从住院的当天开始，病人每48 h被注射200 mg剂量的铁离子溶液Ⅳ。给药方式是由每100 mg铁剂稀释于250 ml 0.9%盐水溶液，每瓶溶液在90 min内缓慢滴注。第一次给药是在住院后的24 h之内，并且必须在手术之前。之后的给药可以在术前或者术后，决定于手术的时间。在术前，20名患者（20.2%）给药1次，63名患者（63.6%）给药2次，16名患者（16.2%）给药3次。
- **结果：** 总体而言，两组需要输血的比例并没有明显区别（组A 41.3% vs 组B 33.3%），输血的剂量也没有显著差别（组A 0.87±1.21 vs 组B 0.76±1.16）。但是对于囊内骨折而言有差异，需要输血的比例（组A 45.7% vs 组B 14.3%；$P<0.005$），输血量（组A 35.2% vs 组B 19%；$P<0.05$）。并发症发生率、死亡率和住院时等等两组没有差异。
- **结论：** 有输血需求的囊内骨折的病人通过铁离子溶液Ⅳ的注射而得到缓解。

■ 对于髋关节囊内骨折骨水泥型和非骨水泥型关节成形术的比较（Parker 等，2010）[358]

- 单中心双盲随机对照研究。
- 本研究一共纳入400人，其中男性患者92人，女性患者308人。纳入标准：年龄大于60岁的髋关节囊内骨折的病人。排除标准：无移位或者轻度移位的髋关节囊内骨折；年龄在60～75岁之间，受伤后没有活动障碍的病人；不同意参加试验的病人；患有老年痴呆而其亲属不同意参加试验的病人；由于肿瘤或者佩吉特骨病而有病理性骨折的病人；股骨同侧之前就有骨折并且用手术治疗过的病人；有严重的关节炎需要全髋置换的病人。所有手术都施行标准前外侧入路与关节囊修复。使用Austin Moore假体通常是标准尺寸，但如果股骨细长，则杆的尺寸更小。汤普森人工股骨头插入后，股骨扩髓并且用生理盐水冲洗。其中一组使用 Hardinge 水泥固定器和将混有庆大霉素的 Palacos 骨水泥用骨水泥枪插入到股骨。所有患者在围手术期预防性应用抗生素 14 天，低分子量肝素预防血栓栓塞。术后所有患者均动员他们尽快进行髋关节活动和无限制负重。

- **结果**：在术后三个月后，使用半髋置换术的患者疼痛程度更低（$P<0.0001$）。术后 6 个月重新获得正常活动能力的患者也是粘合性半关节成形术组数量更多（$P=0.005$）。在死亡率、植入物相关的并发症、再手术率和术后并发症的各方面两组没有明显的统计学差异。
- **结论**：使用骨水泥型半关节成形术可以使疼痛程度下降、运动能力恢复加强，而且没有并发症的增长，所以效果更好。

■ 髋关节囊内骨折短螺纹和长螺纹空心松质骨螺钉比较（Parker 等，2010）[359]

- 单中心单盲随机对照研究。
- 一共纳入 432 名病人。多孔钉的长度是 6.5 mm，短螺纹螺距是 16 mm，长螺纹螺距是 32 mm。所有的空心松质骨螺钉都是通过骨折台和经皮技术影像学辅助打入的。没有移位的骨折在原位进行固定，移位的骨折进行闭合复位。在术后，年龄在 60 岁以下的部分病人被推荐部分负重，其他所有病人鼓励全负重。所有存活的病人都在一年之中进行电话随访。有并发症的病人被要求去医院再次进行影像学检查。
- **结果**：未移位骨折最常见的并发症是骨折不愈合[7/107(6.5%)短螺纹组 vs 11/133(8.3%)长螺纹组]。移位骨折不愈合[29/104(27.9%)短螺纹组 vs 24/89(27.0%)长螺纹组]其他并发症包括无血管性坏死（2 vs 5）和植入物下再骨折（2 vs 2）。由于不适而选择性地移除部分空心松质骨螺钉（5 vs 3）。各项指标两组均没有统计学差异。
- **结论**：手术的疗效和空心松质骨螺钉的螺距长短无关。

■ 对于移位型髋关节骨折的半髋置换术和内固定术比较（Parker 等，2010）[360]

- 单中心单盲随机对照研究。
- 一共纳入 455 名病人，其中 91 人是男性，364 人是女性。三年之内每年进行随访，三年之后每两年进行随访，一共随访 15 年。纳入标准：70 岁以上具有髋部骨折的病人。排除标准：骨折没有移位或者轻度移位的病人；具有类风湿性关节炎、慢性肾衰竭、髋部显著的关节炎的病人；从骨折到住院超过 48 h 的病人；由于肿瘤而导致的骨折。内固定术通过骨折手术台和图像增强机进行闭合复位。三根 6.5 mm 的经皮闭合插入。半关节成形术通过前外侧入路将非骨水泥型的假关节插入。每组进行相同的术后照顾和康复训练。
- **结果**：93%的病人在随访期间去世。两种手术的死亡率并没有显著差别（93% vs

62%)。内固定组的二次手术率更高。91%的二次手术发生在受伤后的两年之内。病人的疼痛程度和对于专业护理的需求,两组也没有显著差别。

- **结论:** 两种手术方式的结果大多相似,内固定方式可能再手术率高。

■ 半髋置换术和内固定术对于囊内移位股骨颈骨折的比较研究(Frihagen 等,2007)[340]

- 单中心双盲随机对照研究。
- 一共纳入 222 名男性,其中 57 名男性,165 名女性。分别在第 4、12、24 个月进行随访。纳入标准:患者在影像学资料上有成角度移位的髋部囊内股骨颈骨折的病人。排除标准:麻醉科医生认为不适合进行半髋置换术;之前具有髋部病变(类风湿性关节炎);病理性骨折;从骨折到住院超过 96 h。一组病人植入两极骨水泥型人工关节;另一组病人闭合复位后用两个平行的空心钉进行内固定。关节成形术是在病人侧卧以直侧入路施行的。
- **结果:** Harris 髋关节平均评分,半关节成形术组比内固定组要更高(2.8 vs 13.5 $P=0.003$,第四个月;1.5 vs 11.9 $P=0.01$,第十二个月)。Eq-5d 评分的也是半关节成形术组比较高(1.9 vs 15.6,$P=0.01$)。在 12 和 24 个月之后,Barthel 评分在 95 或者 100 的比例更高是半关节成形术组($P=0.02$)。内固定组一共有56 名病人(50%)出现了并发症,而半关节成形术组有 16 人(15%)($P<0.001$)。一年之内每组病人都有 39 人死亡($P=0.92$)。
- **结论:** 半关节成形术对于老年病人的股骨颈移位骨折相比内固定术有更好的效果。

■ 对于老年患者股骨颈囊内骨折的双极半关节成形术和全髋置换比较研究(Blomfeldt 等,2007)[361]

- 单中心单盲随机对照研究。
- 一共纳入了 120 名患者,其中 19 名男性,21 名女性。分别在 4 个月和 12 个月进行随访。纳入标准:年龄在 70～90 岁之间的股骨颈囊内骨折的病人。排除标准:严重的认知障碍;生活不能自理;在没有帮助的情况下不能够独立行走;有病理性骨折;有关节炎或者类风湿性关节炎。所有手术都是由同时精于两种手术的外科医师使用改良的 Hardinge 前侧面入路进行的。所有的病人都使用了模块化的 Exeter 股骨组件与 28 mm 的头,一组连接一个双极头,另一组连接一个形髋臼假体。两组应用了相同的粘合技术,给予相同剂量的抗生素和肝素。病人进行完手术的当天就被鼓励进行完全负重。
- **结果:** 全髋置换组的手术时间更长[(102 min vs 78 min($P<0.001$)],并且术中血液流失也更多[460 ml vs 320 ml($P<0.001$)],但是两组的并发症或者死亡率没有统计学差异。两组病人都没有脱位。全髋置换在两次随访中的 Harris 髋部评分更高[$P=0.011$(4 个月);$P<0.001$(12 个月)]。全髋置换组的健康相关的生活质量评价更高,但是没有统计学差异[$P=0.818$(4 个月);$P=0.636$(12 个月)]。
- **结论:** 从随访结果来看,全髋置换在功能恢复方面比两极半关节成形术更有优势,而且并发症发生率没有增加。推荐全髋置换作为这种骨折高龄患者的首选方式。

■ 比较动力螺钉内固定和双极人工股骨头置换(Van Vugt 等,1993)[362]

- 单中心单盲随机对照研究。
- **纳入标准：** 71～80 岁之间 Garden Ⅱ～Ⅳ级股骨颈囊内骨折患者,骨折前生活自理能力良好。一共 43 例患者,随访过程失访 3 例患者,最后共 40 例患者纳入统计分析。随机分为两组,内固定组平均年龄 75.3 岁,切开复位后利用髋关节动力螺钉内固定。关节置换组平均年龄 76 岁,前外侧入路,然后采用双极半髋关节置换治疗。术后随访 36 个月,统计手术时间,围手术期失血量,手术相关并发症,术后并发症,死亡率,疼痛,髋关节活动度,二次手术率。
- **结果：** 两组患者在死亡率、手术相关并发症和二次手术率上不存在显著差异。在第 36 个月随访的时候,关节置换组的患者髋关节功能显著较差。
- **结论：** 对于老年股骨颈囊内骨折患者,应该首选内固定治疗。若内固定失败,则可以考虑关节置换治疗。

二、内固定术不同手术入路及辅助技术治疗髋关节囊内骨折效果比较

股骨近端骨折,或称为髋部骨折,可分为髋关节囊内骨折和囊外骨折两大类,囊内骨折可进一步分为移位型骨折和无移位型骨折。无移位型骨折包括嵌插型骨折和内收型骨折,关于囊内骨折有很多分型方式,但是很多都缺乏临床可靠性和实用性[363],此类骨折大多需要手术治疗,手术方式主要有内固定或者进行股骨头置换。

髋部囊内骨折内固定治疗的目的是通过有效的骨折固定减少骨折移位的程度同时维持复位,通常可通过打入单根螺钉或者多根螺钉穿过骨折线进行固定。对于移位明显的囊内骨折,首先必须通过闭合/切开复位方式进行有效复位,内固定方法的选择有多种,可在 X 线引导下进行植入。

内固定方法治疗髋关节囊内骨折的并发症主要是内固定失败或者骨折愈合失败。当股骨头血运在骨折时受损较严重时,可发生股骨头坏死,通常会在受伤后 2 年左右发生,而其他并发症发生的时间可能稍晚。

内固定手术技巧已经被广泛报道,学术界认为复位情况,骨折固定稳定性对囊内骨折术后并发症的发生会产生影响,而且随着新型内固定物的研发发展,相应的新的辅助手术技术也随着被报道,包括骨折复位、内固定物的放置方法、骨折端的加压等等。

以下研究评估比较了不同手术入路和辅助手术技术治疗髋关节囊内骨折的效果。

▲ 数据来源:Cochrane Bone, Joint and Muscle Trauma Group Specialised Register, the Cochrane Central Register of Controlled Trials(*The Cochrane Library*, 2005 年第 2 期), MEDLINE, EMBASE, CINAHL and the WHO International Clinical Trials Registry Platform and Current Controlled Trials.

■ 比较了手术后骨折处施加应力和不施加应力对股骨头活力的作用(Jacobsson 等,1985)[364]

- 单中心单盲随机对照研究。
- **纳入标准：** 经内固定治疗后的股骨颈囊内骨折患者。一共 103 例,平均年龄 79 岁,包括 24%的男性患者和 76%的女性患者。随机分为两组,一组患者手术后利

用 1 kg 的重物在骨折处施加应力。而另一组患者在手术后不施加应力，其余处理一样。术后 10 天随访，利用核素显像法测定患者股骨头活力。

- **结果：** 两组患者的骨折移位不存在显著差异。但是被施加应力的实验组患者股骨头活力显著低于控制组患者股骨头活力。
- **结论：** 股骨颈囊内移位骨折患者术后应当避免应力。

■ 比较股骨颈囊内移位骨折后切开复位和闭合复位治疗(Upadhyay 等，2004)[365]

- 单中心单盲随机对照研究。
- **纳入标准：** 年轻 Garden Ⅲ和Ⅳ级股骨颈囊内移位骨折患者。一共 102 例，包括 83%的男性患者和 17%的女性患者。最后 92 例患者纳入统计分析。随机分为两组，一组患者采用切开复位内固定，平均年龄 37.2 岁。另一组患者采用闭合复位内固定。术后统计手术时间，骨不连，伤口感染，骨折复位不良，骨折愈合时间，深静脉血栓发生情况等。
- **结果：** 两组患者在 2 年骨折愈合率和缺血性坏死上不存在显著统计学差异($P=0.93$，$P=0.85$)。整体上缺血性坏死发生率为 16%；48 h 后手术和 48 h 内手术相比，两组在骨愈合和股骨头缺血性坏死上不存在显著差异。结果发现复位不良，螺钉置入位置不良和二次骨折是骨不连发生的影响因素。
- **结论：** 对于年轻股骨颈囊内移位骨折患者，切开复位和闭合复位后内固定治疗之间孰优孰劣尚未定论。

■ 比较髋关节囊内骨折内固定术使用髋部钉和空心钉的不同疗效(Griffin 等，2014)[366]

- 单中心单盲随机对照研究。
- **纳入标准：** 纳入 176 名患者。患有移位或者不移位的股骨囊内骨折的年龄 65 岁以上的患者。排除标准：病人有保守治疗的要求；受伤之后很久才送来就诊；有其他可能会影响股骨囊内骨折的其他下肢骨折；存在某些疾病无法实施内固定。到最后一次随访为止一共有 40 人死亡，还有 6 人在进行二次手术之后死亡，所以共有 140 人进行了初次评估(2 名患者同时使用了 TFN 钉和空心钉)。初次评估固定之后一年内再次进行手术的风险。二次评估在手术后一年的解剖学上不愈合的程度。骨折的内固定术首先按照 NHS 建议的方式(NHS Trust protocol)给予抗生素，之后进行标准的侧面手术入路。手术后对每组病人给予相同的监护：早期积极活动下肢和术后立即采用标准化的王负重理疗康复方式。所有的病人都接受了抗深静脉血栓的预防措施。
- **结果：** 髋部钉比空心钉在二次手术风险显著减低了 4.7%($P=0.741$)，二次评估的结果二者没有显著区别。
- **结论：** 在二次手术风险和治疗效果方面尚未发现用髋部钉和空心钉行内固定术显著的区别。

■ 双级人工髋关节对治疗老年股骨颈骨折的病人是否有优势(Stoffel 等，2013)[367]

- 单中心双盲随机对照研究。

- **纳入标准**：本研究一共纳入了261名患者，包括男性89名，女性172名。术后随访12个月。纳入标准：年龄在70岁以上患有股骨颈骨折并且适合置换人工髋关节的病人。排除标准：病人有明显的沟通障碍；手术后无法正常行走；术前在髋关节处有明显的病理学症状或者病人居住在医院服务区之外。组一：用Hardinge侧方入路置入无项圈的双级抛光硬质杆。组二：用相同的路径植入相同单极硬质杆。所有病人都按照Fremantle医院和健康服务髋部骨折处理指导(康复)进行了标准的理疗，职业治疗和社会及营养支持。
- **结果**：在任何临床评分(Oxford髋关节评分，Harris髋关节评分)方面，两组没有任何差别。从行走六分钟的结果来看，两组在走路的能力或者持久力方面有显著差异($P=0.446$)。自我描述的疼痛评分也没有差别($P=0.236$)。单极植入假关节比双极植入的病人具有明显降低的外展($P=0.0001$)和内旋($P=0.047$)。
- **结论**：从短期的结果来看单极植入和双极植入的效果相似，但是单级具有成本更低的特点。这些植入物对于运动量不大的老年人来说是十分适合的，特别是和骨水泥一起运用的时候。

■ 比较股骨颈囊内移位骨折后切开复位和闭合复位治疗效果(Gray等，1988)[368]：

- 单中心单盲随机对照研究。
- **纳入标准**：65岁以上拟行内固定治疗的股骨颈囊内移位骨折患者。一共49例患者，随机分为两组，第一组平均年龄77.7岁，采用切开复位后内固定。第二组平均年龄80.6岁，采用闭合复位后内固定。术后随访手术时间，术后输血，失败率，死亡率，复位状况等。
- **结果**：切开复位组手术时间平均比闭合复位组长17 min。两组术后接受输血的患者数量差异无统计学意义。影像学表现也不存在显著统计学差异。切开复位组手术失败率为6/27，而闭合复位组失败率为11/22。虽然切开复位组更低，但是两者之间差别仍无统计学意义。切开复位组死亡率为7/27，闭合复位组死亡率为2/22，虽然切开复位组更高，但是差别无统计学意义。两组在复位后角度上也不存在显著差异。
- **结论**：对于老年股骨颈囊内移位性骨折患者，切开复位和闭合复位后内固定治疗之间孰优孰劣尚无定论。

第二节　髋关节囊外骨折

一、成人髋关节囊外骨折中Gamma钉、其他髓内钉固定与髓外固定治疗比较

髋部骨折指发生于股骨近端的骨折。这种骨折可以分为囊内骨折(发生于髋关节囊与股骨连接处近端或以内的骨折)和囊外骨折(发生于髋关节囊外的骨折)。髋关节囊外骨折具体指发生于髋关节股骨近端的骨折，具体范围在关节囊下沿与小转子下缘之下5 cm之间的范围。这类骨折根据骨折距大转子和小转子的距离远近，还有以下一些命名方式：股骨转子骨折，转子下骨折，经大转子骨折，以及转子间骨折.此类骨折有多种分类

方法,本文所采取的也是最实用的分类方式,将此类骨折分为 4 种类型:稳定性转子骨折(AO 分型 A_1),不稳定转子骨折(AO 分型 A_2),小转子水平骨折(经转子骨折或 AO 分型 A_3),以及转子下骨折。

髋关节囊外骨折手术治疗是从 20 世纪 50 年代才开始进行的,包括多种植入物的使用。植入物种类包括髓内植入物与髓外植入物。最常使用的髓外植入物是滑动髋部螺钉(SHS, Sliding Hip Screw),这是一种类似于髋部压力螺钉的器械,包括多种分类:动态(Dynamic),Richard 钉,以及 Ambi 髋部螺钉。Medoff 板是一种 SHS 的改进版本,与 SHS 的主要差别在于它配备一套内外滑动套,可以使其在小转子水平与后防护套之间进行滑动. 除滑动髋部螺钉外,还有静态的固定钉板植入物,如 Jewett 钉板与 McLaughlin 钉板。90 或 95°片状钢板也是最近设计的一种静态植入物。除髓外植入物固定外,髓内钉置入是另一种固定方式。髓内钉可以由股骨髁向股骨头插入,也可以由股骨头向股骨髁插入。由股骨头向股骨髁的髓内钉经过股骨大转子,由从股骨颈打入股骨头的十字插销或螺钉固定。

以下研究评估比较了由股骨头向股骨髁的髓内钉与髓外固定植入物对髋关节囊外骨折的治疗效果。

▲ **数据来源**:Cochrane Bone, Joint and Muscle Trauma Group Specialised Register(2010 年 4 月), The Cochrane Central Register of Controlled Trials(*The Cochrane Library*, 2010 年第 1 期), MEDLINE(1950—2010 年 3 月), EMBASE(1980—2010 年第 13 周), and other sources.

■ 22 项研究(3749 例患者)[369-391]:比较 Gamma 钉与 SHS(滑动髋关节螺钉, sliding hip screw)的治疗效果

- 随机对照研究。
- **纳入标准**:基本标准为髋关节囊外骨折不合并其他部位骨折损伤,可选标准为年龄 18 岁以上或年龄 99 岁以下;干预组接受治疗为 Gamma 髓内钉治疗(图 7-1),对照组接受治疗为滑动髋关节螺钉;最长随访时间达到 6 个月;结果评估:主要随访内容包括手术时长、失血量、延迟愈合或骨不连、创口感染、疼痛状况;有些 RCT 研究还包括行走辅助状况、皮肤切口长度等。
- **结果**:手术时间方面 5 项 RCT 报道 Gamma 钉手术时间更短;出血方面 4 项 RCT 报道 Gamma 钉手术出血量更少;骨折固定方面 8 项 RCT 报道 Gamma 钉会增加手术源性股骨骨折,增加再手术的风险;不良反应方面:10 项 RCT 报道两种植入物在

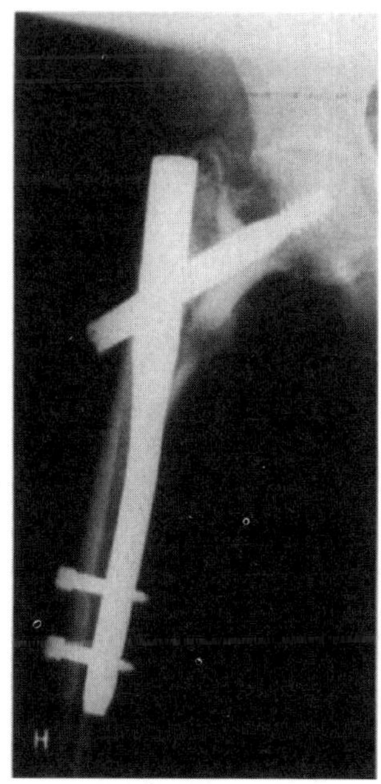

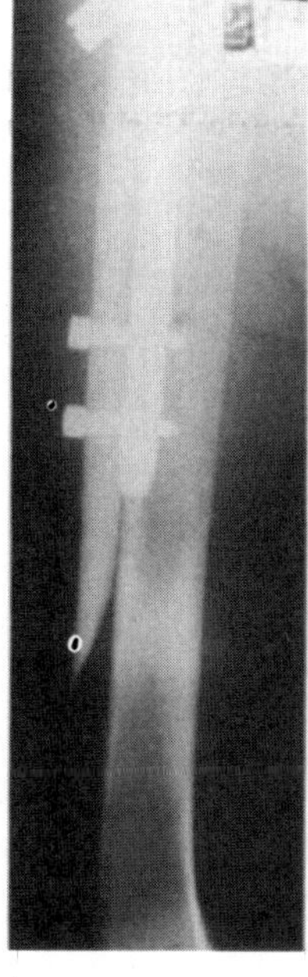

图 7-1　Gamma 髓内钉治疗

创口感染、死亡率及不良反应方面没有显著差异。

- **结论：** 目前研究不能确定Gamma钉与SHS在治疗髋关节囊外骨折患者时孰优孰劣。

■ 5项RCT(623例患者)[392-396]：比较IMHS(髓内髋关节螺钉，Intramedullary Hip Screw)与SHS的治疗效果

- 随机对照研究。
- **纳入标准：** 基本标准为急性髋关节囊外骨折不合并其他部位骨折损伤，可选标准年龄范围处于40～99岁之间，其中有研究纳入损伤7个月后的骨折患者；干预组接受治疗为IMHS(图7-2)髓内髋关节螺钉，对照组接受治疗为滑动髋关节螺钉；最长随访时间达到54个月；结果评估：主要随访类别包括手术时间、术中出血量、术后并发症(感染、骨不连、延迟愈合等)，有些RCT研究还包括创伤处血肿、住院时长等。
- **结果：** 手术时间和出血量方面两组并无统计学差异；骨折固定方面IMHS导致更多骨折固定问题；在术后并发症方面，两者没有明显差异。
- **结论：** 在髋关节囊外骨折患者治疗中，SHS疗效优于IMHS。

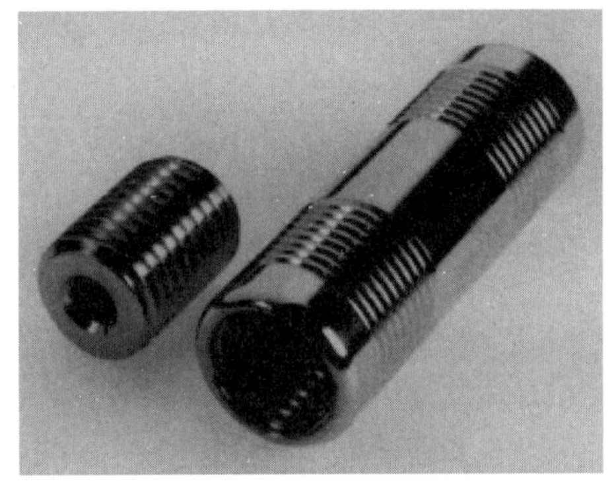

图7-2　髓内髋关节螺钉(IMHS)

■ 3项RCT(394例患者)[388, 397, 398]：比较PFN(近端股骨髓内钉，Proximal Femoral Nail)与SHS的治疗效果

- 随机对照研究。
- **纳入标准：** 基本标准为不稳定近端股骨骨折，可选标准为转子间骨折或转子下骨折；干预组接受治疗为近端股骨髓内钉(PFN)治疗，对照组接受治疗为滑动髋关节螺钉(SHS)治疗；平均随访时间达到12个月；结果评估：主要随访类别包括手术时间、术中出血量、再次手术率、术后创口感染、骨折固定等，有些RCT研究还包括深静脉血栓、住院时间等。
- **结果：** 手术时间方面两者无统计学差异；在骨折固定、再次手术率、创口感染等方面，两者无统计学差异；术后并发症方面有部分PFN患者出现“Z”效应(其中一根PFN穿出而其余PFN相对退出)。住院时长方面，两者无明显差别。
- **结果：** 在不稳定近端股骨骨折患者治疗中，两者效果无明显差别。

■ 10项RCT(1491例患者)：其他髓内钉与髓外内固定固定之间在治疗转子间骨折的效果比较

- 随机对照研究。
- **纳入标准：** 基本标准为各类髋关节囊外骨折；手术干预对照包括：Gamma钉与经皮加压钢板外固定(PCCP, Percutaneous Compression Plate)[399]，Kuntscher-Y髓

内钉与 SHS[400]，Gamma 钉或 PFN 与 Medof 滑动钢板[401, 402]，单个研究两种髓内钉(Gamma 钉，Endovis BA 钉)与 SHS[403]，微创髓内钉与 SHS[404]，长 Gamma 钉与 SHS[405]，股骨近端髓内钉(PFNA)与 SHS[406]，Targon PF 钉与 SHS[407]，长 Holland 钉与 SHS[408]。结果评估：主要随访类别包括手术时长、术中失血量、创口深部及表皮感染情况等，有些 RCT 研究还包括术中输血量、住院时长、死亡率等。

- **结果：** 两者在骨折固定并发症、再次手术率、创口感染以及住院时长等各方面没有显著性差异。
- **结论：** 在治疗转子间骨折患者时，髓内钉与髓外内固定固定之间无统计学差异。

■ 2 项 RCT(65 例患者)[409, 410]：比较髓内钉与锁定钢板在治疗小转子平面不稳定骨折时的治疗效果

- 随机对照研究。
- **纳入标准：** 转子平面近端股骨骨折，Kylease 4 型或 AO 分型 A_3 型，可选标准小转子平面扭转或横向骨折线；干预组接受治疗为 Gamma 髓内钉，对照组接受治疗为 90°角内固定钢板；最长随访时间达到 12 个月；结果评估：主要随访类别包括手术时间、术中出血量、术后并发症状况等。
- **结果：** 在手术时间和术中出血量方面，两者没有统计学差别；髓内钉置入的骨折固定并发症发生率更低。
- **结论：** 在小转子平面不稳定骨折患者的治疗中，髓内钉置入法因为较低的并发症发生率而优于锁定钢板。

■ 2 项 RCT(124 例患者)[411, 412]：比较髓内钉与动态髁部髓内钉在治疗粗隆下骨折时的治疗效果

- 随机对照研究。
- **纳入标准：** 股骨近端粗隆下骨折患者；干预组接受治疗为 Russell-Taylor 重构髓内钉或近端股骨髓内钉，对照组接受治疗为动态髁部髓内钉；最长随访时间达到 12 个月；结果评估：主要随访内容包括手术时长、术中出血量、术后并发症等。
- **结果：** 在手术时间和术中出血量方面，两者没有统计学差别；髓内钉置入的骨折固定并发症发生率更低。
- **结论：** 在粗隆下骨折患者的治疗中，髓内钉置入因为较低的并发症发生率而优于动态髁部螺钉。
- **结论：** ①SHS 在转子间骨折治疗中更优于其他方式；②髓内钉置入是否能够降低手术并发症发生率尚待更多 RCT 验证；③对于不稳定骨折与粗隆下骨折患者，髓内钉置入优于锁定钢板内固定术。

二、从髁部至股骨头的髓内钉置入与髓外植入物固定术在髋关节囊外骨折中的比较

股骨髁至股骨头钉由膝上方股骨髁突置入，穿过骨折处进入股骨头。有两类股骨髁至股骨头钉。Ender 钉[413]是预弯的可弯曲棒。手术中将合适长度的三至五枚 Ender 钉置入

股骨管。由此，股骨管与髓内钉牢固结合，同时它们的头端应穿出以保证股骨头的牢固固定。Harris 钉[414]是一类使用单根髓内钉的较大的螺钉。这类髓内钉将会在以下研究中详述。股骨头至股骨髁钉通过大转子置入股骨，再使用穿过股骨颈进入股骨头的十字插销或螺钉固定。这种钉子包括 Gamma 钉，髋髓内钉和 Kuntscher-Y 钉。已经有 Cochrane 的综述研究对比了 Gamma 钉以及其他髁部至股骨头髓内钉与滑动髋部螺钉（一种髓外固定装置）对节囊为骨折的治疗效果[415]，以及不同种类髓内钉（包括股骨头至股骨髁钉和股骨髁至股骨头钉）对股骨囊外骨折的治疗效果[416]。髓外置入物或是动态、或是静态。髋部滑动螺钉（SHS），也叫髋部压力螺钉或与之相同的动态 Richard 或 Ambi 髋部螺钉，是最常使用的动态螺钉。他们之所以被叫做动态置入物是因为他们考虑到骨折部位可能发生坍塌，所以能够在板/螺丝连接之间滑动。类似的还有其他种类的钉子（非保护螺钉）植入物，如 Pugh 钉和 Massie 钉。Jewett 钉，Thornton 钉和 McLaughlin 钉接钢板同样也是髓外固定，但无法滑动，因此被称作静态或是固定置入物。不同类型髓外置入物的比较在 Cochrane 的另一篇综述中有所详述[188]。

本文评估比较了从髁部至股骨头的髓内钉置入与髓外植入物固定术在髋关节囊外骨折中的治疗效果。

▲ 数据来源：Cochrane Bone，Joint and Muscle Trauma Group Specialised Register（2004 年 9 月），the Cochrane Central Register of Controlled Trials（*The Cochrane Library*，2004 年第 3 期），MEDLINE（1966—2004 年 9 月第 1 周），EMBASE，the UK National Research Register，orthopaedic journals，conference proceedings and reference lists of articles.

■ 11 项研究，1 667 例严重转子间骨折

- 随机对照研究。
- **纳入标准**：基本标准为转子间骨折；主要干预手段为 10 项 RCT[417-426]比较 Ender 髓内钉固定与髓外锁定钢板内固定或 SHS，1 项 RCT[427]比较 Harris 髓内钉置入与 SHS；最短随访时间达到 6 个月，最长随访时间达到 25 个月；结果评估：主要随访类别包括植入物固定效果，术后疼痛，术后死亡率，术后感染等并发症。
- **结果**：髓内钉置入导致腿长缩短、外旋受阻以及潜在的行走功能影响；髓内钉置入导致术后残余疼痛以及膝盖远端剧痛；Ender 髓内钉置入导致由股骨头部剪除多余髓内钉部分的风险；在死亡率方面没有显著差异；髓内钉置入的唯一优势：能够降低深部创伤感染几率、手术时间以及术中失血。
- **结论**：对于转子间骨折，不适于使用从髁部至股骨头置入的髓内钉（特别是 Ender 髓内钉）。

三、成人髋关节囊外骨折中髓外内固定植入物与外固定支架使用的作用比较

近端股骨骨折，通常指的是"髋骨骨折"，可以被分为囊内骨折（发生于髋关节囊到股骨的附着点）以及囊外骨折（发生在髋关节囊远外侧）。这类骨折的大多数情况发生在平均年龄大于 80 岁的老年人群。女性高发，是男性的 4 倍左右。髋骨骨折在老年人群中的发病率持续性增高，是由老年人口的增加以及一些国家的年龄特异相关疾病的发病率持续增高两

个因素有关。在 1990 年大约有 126 万髋骨骨折患者，预测这个数字将由 730 万增加到 2050 年的 2 130 万[183]。大约一半的骨折是囊外骨折。髓外植入物指的是一种应用髓内钉或者髓外螺钉的植入物，可以稳定股骨头和股骨颈的连接。一种是使用钢板连接，借助螺钉将钢板固定于股骨之上。另一种是外固定装置，固定物位于大腿的外面，利用打入股骨的钢针或螺钉固定。滑动髋部螺钉和加压髋部螺钉是一样的模具，也称作 Richards 钉或是双髋螺钉。它是由一个附着于股骨头和股骨颈的大螺钉连接一个股骨侧的平板构成。所谓的“动态”植入物指的是它们具有在板与钉的连接处滑动的能力。这种髓内钉目前是最为普遍运用的手术治疗植入物，并且被大多数骨科医生誉为囊外骨折的标准治疗方法。固定钉板包括一个连接股骨头和股骨颈的钉子连接一个在股骨上的平板组成。这些植入物没有之前所谓的“动态”“滑动”的能力。例如 Jewett 钉，在制造的时候，就是与平板连在一起。其他的例如 Thornton 钉或是 McLaughlin 钉，钉子在手术时用锁定螺栓固定。抗性增强平板与 Jewett 型类似，但是另外有一个倾斜杆连接螺钉和平板。这个倾斜杆可以提高植入物的强度同时防止在骨折处发生坍塌。

以下研究评估比较了锁定钢板与外固定装置对于髋关节囊外骨折的治疗效果。

▲ 数据来源：Cochrane Bone，Joint and Muscle Trauma Group Specialised Register（2011 年 7 月），the Cochrane Central Register of Controlled Trials（*The Cochrane Library*，2011 年第 2 期），MEDLINE（1966—2011 年 6 月第 4 周），EMBASE（1988—2011 年第 25 周），various other databases，conference proceedings and reference lists.

■ 3 项 RCT（355 例患者）[428-430]：比较锁定钢板与 SHS

- 随机对照研究。
- **纳入标准**：基本标准为粗隆间骨折患者，可选标准为稳定型或不稳定型；干预组接受治疗为 Gotfried 加压钢板（PCCP）治疗，对照组接受治疗为滑动髋部螺钉（SHS）治疗；最长随访时间达到 12 个月；结果评估：主要随访类别包括手术时长、骨折固定效果、术后并发症、住院时间等，有些 RCT 研究还包括死亡率、行走辅助情况等。
- **结果**：手术时间：Esser 报道钢板固定比 SHS 手术时间更短；钢板固定效果：锁定钢板有更高的骨折固定失败风险；术后：并发症与住院时间在两者之间差异无统计学意义。
- **结论**：钢板固定所需手术时间更短，然而却有更高的骨折固定失败风险。

■ 2 项 RCT（433 例患者）[431, 432]：比较 RAB（Resistance Augmented Bateaux）钢板与 SHS

- 随机对照研究。
- **纳入标准**：基本标准为粗隆间型髋关节囊外骨折，可选标准为稳定型或不稳定型；干预组接受治疗为 RAB 钢板治疗，对照组接受治疗为 SHS 治疗；最长随访时间达到 12 个月；结果评估：主要随访类别包括手术时长、骨折固定效果、术后并发症、住院时间等，有些 RCT 研究还包括死亡率、行走辅助情况等。
- **结果**：手术时间：Lizaur Utrilla 报道 SHS 手术时间更短；钢板固定效果：RAB 钢板固定效果更优；术后：RAB 钢板在手术并发症、固定失败率以及解剖复位方面都优于 SHS。

- **结论：** 在髋关节囊外骨折患者的治疗中，RAB 钢板优于 SHS。

■ 1 项 RCT（100 例患者）[433]：比较 Pugh 髓内钉与 SHS

- 随机对照研究。
- **纳入标准：** 稳定型或不稳定型股骨粗隆间骨折；干预组接受治疗为 Pugh 髓内钉治疗，对照组接受治疗为 SHS 治疗；随访时间至少 6 个月；结果评估：主要随访类别包括手术时长、骨折固定情况、术后并发症等。
- **结果：** 手术时间方面并无统计学差异；骨折固定方面两者没有统计学差异；术后并发症方面两者没有统计学差异。
- **结论：** 在髋关节囊外骨折患者的治疗中，Pugh 髓内钉与 SHS 没有明显差异。

■ 3 项 RCT（458 例患者）[434-436]：比较 Medoff 钢板与 SHS

- 随机对照研究。
- **纳入标准：** 基本标准为股骨近端粗隆间骨折，可选标准为稳定型或不稳定型；干预组接受治疗为 Medoff 滑动钢板（4 孔、6 孔），对照组接受治疗为 SHS；最长随访时间最少 6 个月，最多达到 26 个月；结果评估：主要随访类别包括手术时间、术中出血量、骨折固定情况等，有些 RCT 研究还包括术后并发症情况。
- **结果：** 手术：Medoff 钢板导致增加失血与手术时间；骨折固定：Medoff 钢板的使用降低了不稳定骨折固定失败的风险。
- **结论：** 股骨近端粗隆间骨折患者的治疗中，Medoff 钢板能够降低不稳定骨折的骨折固定失败风险，然而会增加术中出血量和手术时间。

■ 4 项 RCT（396 例患者）[437-440]：比较 Gotfried PCCP（经皮加压钢板，Percutaneous Compression Plate）与 SHS

- 随机对照研究。
- **纳入标准：** 近端股骨粗隆间骨折；干预组接受治疗为 Gotfried 经皮加压钢板（PCCP），对照组接受治疗为 SHS；最长随访时间达到 12 个月；结果评估：主要随访类别包括手术时间、术中失血量、术后骨折固定状况、疼痛状况等。
- **结果：** PCCP 的使用降低了失血量与潜在的输血几率；有 3 项 RCT[438-440] 提到 PCCP 组出现术中问题，被迫停止使用。术后：疼痛，死亡率，骨折固定，住院时间等方面差别没有统计学意义。
- **结论：** 两者效果没有明显差异，然而 PCCP 具有术中问题的风险。

■ 3 项 RCT（200 个患者）[441-443]：比较外固定支架与 SHS

- 随机对照研究。
- **纳入标准：** 基本标准为粗隆间髋关节囊外骨折；干预组接受治疗为闭合复位结合外固定支架治疗，对照组接受治疗为 SHS 切开复位内固定术治疗；随访时间为 6 个月；结果评估：主要随访类别包括骨折固定情况、伤口感染、再次手术率等，有些

RCT 研究还包括住院时间等。

- **结果：** 在骨折固定方面两者无统计学差别、手术方面外固定支架的使用使患者减少了手术创伤。
- **结论：** 两者在骨折治疗方面无明显差别，然而外固定支架的使用可以避免手术创伤。

述　评

髋关节周围创伤

髋关节骨折包括囊内骨折和囊外骨折。对于髋关节囊内骨折，临床治疗的治疗方式主要包括内固定术，半髋置换和全髋置换，具体进行手术时还要面临内固定钉的选择、手术入路的选择等这些都是近年来 RCT 所讨论的热点内容。对于髋关节囊外骨折，手术方式主要包括髓内内固定和髓外内固定，手术时需要注意选择内固定植入物、是否使用外固定支架、植入物置入方式等，这也是近年来 RCT 所讨论的主要内容。

本章汇总了 32 篇囊内骨折的 RCT 研究和 51 篇囊外骨折的 RCT 研究。分析了不同手术方法治疗囊内和囊外髋关节骨折效果和问题。

根据我们所统计的大部分 RCT 结果表明，对于高龄髋关节囊内骨折的病人，全髋置换在术后功能恢复、疼痛程度、二次手术率等方面相比于内固定术具有明显的优势。但是并没有足够证据表明全髋置换和半髋置换，半髋置换和内固定术的手术效果具有明显差异，需要进一步做高质量的 RCT 研究进行比较。

对于囊外骨折的病人，并没有足够的证据显示各种髓内植入物(Gamma 钉，IMHS 以及其他髓内钉)和滑动髋螺钉具有明显的手术效果差异，但是对于转子间骨折，滑动髋螺钉治疗更优于其他方式。髁部至股骨头的髓内钉置入在术后功能和疼痛等方面劣于髓外植入物固定术。对于是否在植入髓内钉的同时进行外固定支架固定，仍需进一步的 RCT 研究。

第八章　股骨干骨折

不同方法治疗儿童及青少年股骨干骨折的效果比较

股骨干是人体承重的重要骨骼结构，儿童的股骨干骨折较少见，占儿童骨折的2%左右，但该种骨折发生后需要长期的固定或者行手术治疗，是儿童骨折中住院率最高的骨折[444]。该类骨折在儿童早期或者青少年中比较常见[445]，最常见的致伤原因为摔落，交通事故，甚至虐待。[446]

儿童股骨干骨折通常可分为：①横断型，螺旋型或者斜型；②粉碎型或者非粉碎型；③开放性骨折或闭合性骨折[445]。另外，根据AO针对儿童长骨骨折的分型，儿童股骨干骨折被归类为32-D，并进一步分为32-D 4.1(完全横断型骨折，骨折线斜度≤30°)；32-D 5.1(完全斜型或螺旋型骨折，骨折线斜度>30°)，以上两种亚型均为简单型骨折。32-D 4.2为横断型粉碎型骨折，32-D 5.2为斜型/螺旋型粉碎性骨折。

对于儿童股骨干骨折可采用保守治疗或手术治疗，治疗方法的选择主要基于儿童的年龄、对支具/石膏的耐受度，骨折复位的稳定性，骨折分型，儿童的体重，受伤机制以及并发症等因素。保守治疗的方法主要包括：Pavlik吊带，Bryant牵引，髋部石膏以及功能性夹板等手术治疗方法主要包括：髓内钉，外固定支架，钢板内固定等。

对于小于2岁的儿童通常采用Bryant牵引，Pavlik吊带或者石膏固定；对于3～5岁的儿童通常采用石膏固定；对于6岁以上的儿童常采用髓内钉内固定治疗方法，但该髓内钉的缺点主要是不适用于不稳定性骨折以及体重较重的儿童。粗隆螺钉(trochanteric nail)可提供较坚强的固定效果，适用于12岁以上的儿童。外固定支架和钢板内固定比较适用于各年龄阶段的开放性或者不稳定性骨折。

以下研究评估比较了手术治疗和保守治疗儿童股骨干骨折的效果[447]。

▲ 数据来源：Cochrane Bone，Joint and Muscle Trauma Group Specialised Register，the Cochrane Central Register of Controlled Trials（*The Cochrane Library*，2014年第7期），MEDLINE，EMBASE，CINAHL and the WHO International Clinical Trials Registry Platform and Current Controlled Trials.

■ 比较外固定支架与髋部石膏治疗(Wright J G等，2005)[448]

- 随机对照研究。
- **纳入标准：** 儿童的股骨干骨折的治疗方法较多，该研究采用多中心，随机对照的方法探讨了外固定支架和髋部石膏治疗儿童股骨干骨折的疗效差别。4～10岁股骨干骨折的儿童，将其随机分为髋部石膏组和外固定支架组，疗效评估指标为治疗后2年患者的畸形愈合率以及RAND问卷评分，住院后行为问卷评分，家长/儿童治疗满意度评分。

- **结果**：髋部石膏组的 60 例患者中，对 56 例在 2 年后进行了术后评估，其中 6 例(11%)因复位失败而需要进一步的治疗。外固定组的 48 例患者中，45 例得到了满 2 年的术后评估，其中 2 例(4%)发生再次骨折，5 例(11%)需要进一步手术治疗。髋部石膏组的术后畸形愈合率明显高于外固定组(25/56 [45%] vs 7/45 [16%]；95% CI 为 12%～46%；P=0.002)，RAND 功能问卷评分两组相近(0.34 vs 0.45；95% CI 为 −0.57～0.34；P=0.61)，住院后行为问卷评分两组相似(106.8 vs 106.3；−4.9 vs 5.9；P=0.86)，家长治疗满意度评分两组无明显差异(4.3 vs 4.2；−0.3～0.6；P=0.5)，儿童治疗满意度评分两组无明显差异(6.9 vs 7.7；−2.2～0.5；P=0.21)。
- **结论**：髋部石膏的运用在儿童股骨干骨折的治疗中作用有限，更适宜采用外固定支架或者弹性髓内钉进行固定。

■ 比较弹性钛钉(TEN)与牵引辅以石膏固定(Shemshaki H R 等，2011)[449]

- 前瞻性随机对照研究。
- **纳入标准**：针对儿童股骨干骨折的治疗目前尚没有完全统一的共识，该研究对比了髋部石膏(Hip Spica Cast)与弹性钛钉(Titanium Elastic Nailing，TEN)在治疗儿童股骨干骨折中的疗效。研究纳入 6～12 岁儿童，简单型的股骨干骨折，纳入病例数 46 例，随机分为骨牵引+髋部石膏治疗组(n=23)以及弹性钛钉组(n=23)。比较两组住院时间，辅助下步行开始时间，无辅助开始步行时间，缺席学校生活时间，以及术后 6 月家长满意度和膝关节活动度。
- **结果**：两组间病例资料基本情况无明显统计学差异，弹性钛钉组的住院时间较短(P < 0.001)，而且术后开始步行时间较早(P<0.001)，返校时间较早(P<0.001)，而且家长满意度较高(P=0.003)，髋部石膏组和弹性钛钉组的术后膝关节活动分别为 138.7°±3.4°和 133.5°±13.4°，无统计学差异(P=0.078)。其中髋部石膏组有 3 例(13.0%)患者发生畸形愈合，而弹性钛钉组无畸形愈合病例发生(P=0.117)。但是 3 例(13.0%)施行弹性钛钉固定的患者发生感染。
- **结论**：针对儿童股骨干骨折，弹性钛钉比髋部石膏更具优势，后期仍需长时间随访进一步证实。

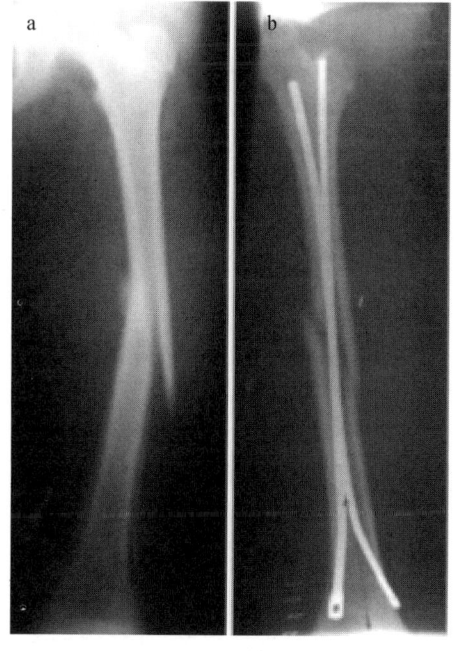

图 8-1　弹性髓内钉组

■ 比较弹性髓内钉(EIN)与动态骨牵引支架(DSTSC)(Hsu A R 等，2009)[450]

- 前瞻性随机对照研究。

- **纳入标准**：该研究比较了弹性髓内钉(Elastic Intramedullary Nailing，EIN)(图 8-1)和动态骨牵引(图 8-2)石膏(Dynamic Skeletal Traction Spica Casting，DSTSC)治疗儿童儿童股骨干骨折的疗效。对比了术后患肢成角情况，住院时间以及在限定经济支持情况下的经济费用等指标。纳入病例为 5～12 岁儿童，纳入病例 51 例，随机分为 EIN 组(n=26)和 DSTSC 组(n=25)。
- **结果**：EIN 组比 DSTSC 组的住院时间明显较长(17±8.0 vs 0 ± 2.5)，在限定经济支持情况下，因需要额外的内固定器械，EIN 组的入院-手术时间比 DSTSC 组明显延长(9.5±2.3 vs 1.1±0.3)，而且 EIN 组的经济消费大约是 DSTSC 组的 4 倍。术后随访 12 周，两组患者影像学资料显示骨折成角均在可接受范围。
- **结论**：在经济条件有限的情况下，DSTSC 是一种较理想的替代治疗方法，而且住院时间相对较短，经济消费较低。

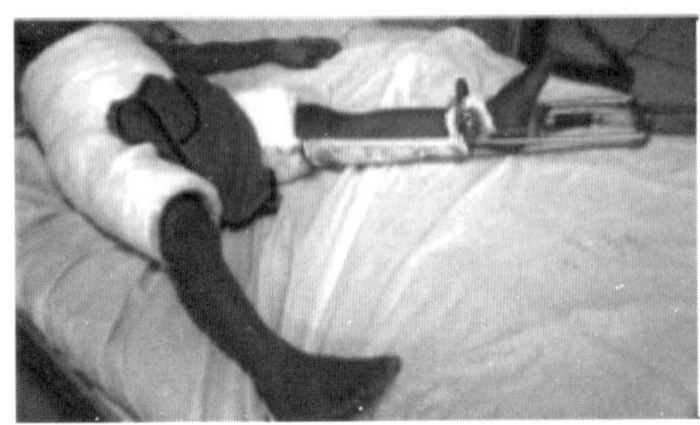

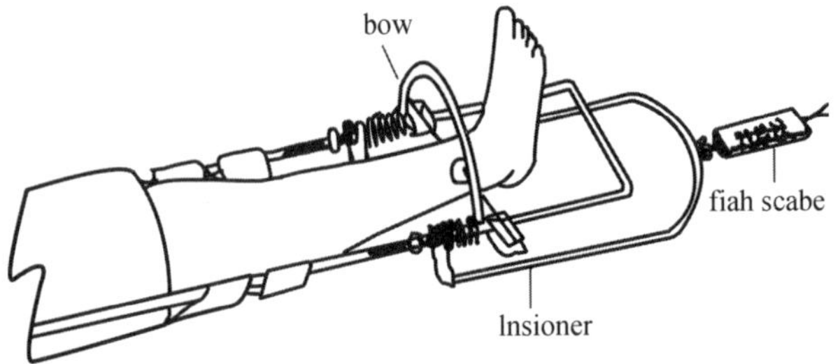

图 8-2　动态牵引组

■ 比较单纯髋部人字形石膏固定与骨牵引后石膏固定治疗 3～10 岁儿童股骨干骨折(Siddiqui M A 等，2008)[451]

- 前瞻性随机对照研究。
- **纳入标准**：纳入 42 例(29 例男，13 例女)儿童股骨干骨折病例，年龄 3～10 岁，随机分为两组，1 组(n=21)，平均年龄 7.6 岁，实行早期的髋部石膏固定，2 组(n=21)，平均年龄 7.8 岁，先应用 Thomas 支架后采用髋部石膏固定。
- **结果**：1 组的石膏固定平均时间为 42～56 天，疗效满意率为 17(81%)，2 组的平均石膏固定时间为 21～28 天，疗效满意率为 20(95%)。
- **结论**：两种保守治疗方法皆能达到较满意的效果，但是早期实行髋部石膏固定的效果更佳。

■ 比较牵引＋髋部石膏与牵引＋功能支具治疗儿童股骨干骨折的疗效(Malo M 等，1999)[452]

- 前瞻性队列研究。
- **纳入标准**：对于儿童股骨干骨折的治疗方法已报道了多种治疗方法。该研究主要探讨牵引＋髋部石膏和牵引＋功能支具治疗儿童股骨干骨折的疗效。5～13 岁儿童，剔除标准为开放性，病理性，股骨粗隆下骨折以及生长板骨折(physeal fractures)。随机分为两组，牵引＋石膏组 28 例，牵引＋功能支具组 15 例。术后 5 年对其术后畸形愈合情况进行随访，畸形愈合的标准为：冠状面成角≥10°，矢状面成角≥15°，畸形翻转(malrotation)≥15°或患肢短缩≥10 mm。

- **结果**：功能支具组畸形愈合发生例数为6，石膏组畸形愈合发生例数为11例($P>0.05$)，功能支具的佩戴时间要长于石膏固定时间，但两组差别无统计学意义。
- **结论**：对于儿童股骨干骨折的治疗，功能支具和髋部石膏在术后畸形愈合率方面无明显差异，功能支具可以方便早期的步行活动，是一种替代石膏固定的良好方法。

■ 比较单腿石膏与双腿人字形石膏治疗2～7岁儿童股骨干骨折(Leu D等，2012)[453]

- 前瞻性随机对照研究。
- **纳入标准**：针对2～6岁的儿童股骨干骨折常采用双腿髋部石膏(double-leg spica casting)，该研究采用随机对照研究对比了双腿髋部石膏和单腿髋部石膏治疗儿童股骨干骨折的疗效。研究纳入了52例2～6岁儿童股骨干骨折，随机分为双腿髋部石膏组($n=28$)和单腿髋部石膏组($n=24$)。后期随访指标为：骨折复位维持情况，内/外翻成角畸形以及前/反屈成角畸形情况。在石膏移除后，采用ACK问卷(Activities Scale for Kids Questionnaire)以及定制调查问卷方便患者家长进行实时评估。
- **结果**：所有患者骨折愈合情况均较理想，单腿髋部石膏组的患者乘车舒适度较高($P<0.05$)，座椅舒适度更高($P<0.05$)，采用单腿髋部石膏患者的监护人用于照顾患者的时间较少($P<0.05$)。
- **结论**：对于儿童股骨干骨折，单腿髋部石膏更加有效及安全，更方便于术后护理。

■ 比较弹性髓内钉与外固定支架治疗儿童股骨干骨折(Bar-On等，1997)[454]

- 前瞻性随机对照研究。
- **纳入标准**：纳入19名(20例)儿童股骨干骨折，年龄为5.2～13.2岁，随机分为外固定支架组(EF)和弹性髓内钉组(FIN)，每组10例骨折。
- **结果**：EF组平均手术时间为56 min，平均透视时间为1.4 min；FIN组平均手术时间为74 min，平均透视时间为2.6 min。术后影像学随访显示两组的骨折愈合情况相近，但FIN组有更多的骨痂形成。而且FIN组的完全负重行走时间，恢复完全关节活动时间以及返校时间均较早。FIN组病例的术后并发症包括1例暂时性足下垂，2例入钉处滑膜炎。EF组的术后并发症有1例再次骨折，1例旋转畸形并需要再次手术以及2例钉道感染。在平均14个月的随访后，EF组有2例患者有轻度的疼痛，4例发生股四头肌功能障碍，1例发生患肢短缩(>1 cm)，4例发生成角畸形(>5°)，1例发生髋关节旋转受限。FIN组有1例患者有轻度疼痛，1例发生股四头肌功能障碍，无患者发生患肢短缩，成角畸形或关节活动受限。FIN组的患者家长满意度更高。
- **结论**：对于儿童股骨干骨折，弹性髓内钉固定是一种较理想的手术方法，而外固定支架适用于开放性或粉碎性的骨折类型。

■ 比较动态型外固定支架与稳定型外固定支架治疗儿童股骨干骨折(Domb B G等，2002)[455]

- 随机对照研究。

- **纳入标准：** 外固定支架治疗儿童股骨干骨折具有微创以及方便早期负重的好处。但是其骨折愈合较慢，而且易发生再次骨折，有学者提出轴向的动态外固定支架可提高骨质愈合速度，加速骨质再生。该研究采用随机对照研究方法，纳入 52 名(53 例)股骨干骨折病例，随机分为动态型外固定支架组和稳定型外固定支架组。
- **结果：** 动态外固定支架组出现早期骨质再生的时间为 23.2 天，稳定型外固定支架组为 24.9 天($P=0.627$)，影像学资料随访显示，动态外固定支架组达到完全骨质愈合的时间为 70.1 天，稳定型外固定支架组为 63.1 天($P=0.370$)，两组外固定移除时间和达到完全负重的时间无统计学差异。
- **结论：** 对于儿童股骨干骨折，动态外固定支架和稳定型外固定支架在骨质愈合和并发症发生率方面无明显差异。

■ 比较髓内钉与肌肉下钢板治疗儿童股骨干骨折(Park K C, 2012)[456]

- 前瞻性队列研究。
- **纳入标准：** 该研究主要对比应用髓内钉(Intramedullary Nailing, IN)和肌下钢板(Submuscular Plating, SP)治疗青少年股骨干骨折的疗效。纳入病例平均年龄为 13.9 岁(11～17.4)，随机分为 IN 组($n=22$)和 SP 组($n=23$)，术后比较两组的影像学检查和临床功能，手术参数以及术后并发症。
- **结果：** 除了 IN 组 1 例之外，所有病例均达到骨性愈合，两组达到骨性愈合的时间相近，无病例发生畸形愈合(>10°)或患肢短缩(>1 cm)。SP 组无病例后期需二次手术，IN 组随访中有 2 例需要二次手术，其中 1 例发生深部感染及骨不连，另一例发生了患肢畸形旋转。所有二次手术的患者术后成功愈合。所有患者术后随访后根据 Flynn 标准均达到优良等级。IN 组达到完全负重的时间较短(IN：57.3 天，SP：89.2 天，$P<0.05$)，而且 IN 组手术时间更短(IN：94.7 分，SP：104 分，$P=0.095$)，透视时间也更短(IN：58 s，SP：109 s，$P<0.05$)。
- **结论：** 虽然 IN 和 SP 两种固定方法均能达到理想的术后效果，术后并发症也相对较少，但是 IN 固定方法的术中透视少，技术易行性强，同时恢复完全负重的时间也较短。

■ 比较三种髓内钉治疗股骨干骨折(Cameron 等，2014)[458]

- 前瞻性随机对照研究。
- **纳入标准：** 共纳入 88 例急性股骨干骨折患者，随机分为 3 组。32 人使用 Grosse-Kempf 髓内钉，29 人使用 Russell Taylor 髓内钉，27 人使用 Synthes 髓内钉进行治疗。从疼痛，跛行，活动范围等方面进行随访评估。
- **结果：** 三组结果无统计学差异。
- **结论：** 这三种髓内钉都可以安全，方便地使用与临床中。手术治疗和保守治疗对于儿童青少年股骨干骨折的远期疗效无明显差异；手术治疗畸形愈合率较低，但易引发较严重的不良事件；弹性髓内钉可减少恢复时间；不同保守治疗方法疗效无明显差异。

述 评

股骨干骨折

对于股骨干骨折，临床治疗面临多种选择，是否手术、钢钉的选择、是否进行骨牵引、不同的手术治疗方法等都是近年来讨论的热点。

本章汇总了15篇RCT研究，分析了不同手术治疗、弹性髓内钉(EIN)与动态骨牵引支架的比较、不同保守治疗方法、弹性髓内钉与外固定支架的比较、动态型外固定支架与稳定型外固定支架的比较、髓内钉与肌肉下钢板的比较等一系列问题。

现有证据表明，对于儿童股骨干骨折，弹性髓内钉固定是一种较理想的手术方法，而外固定支架适用于开放性或粉碎性的骨折类型。髓内钉和肌下钢板两种固定方法均能达到理想的术后效果，术后并发症也相对较少，但是髓内钉固定方法的术中透视少，技术易行性强，同时恢复完全负重的时间也较短。在经济条件有限的情况下，动态骨牵引石膏固定是一种较理想的治疗方法，相比于其他方法具有住院时间相对较短，经济消费较低的特点。

第九章 膝关节周围创伤

第一节 髌骨骨折

成人髌骨骨折治疗的干预因素研究

髌骨是膝关节的三个组成部分之一，也是人体中最大的籽骨。作为膝关节的缓冲保护垫，髌骨能够增强伸膝过程中股四头肌的力量。

髌骨骨折约占所有骨折的1%[459]，总发生率为每年10.7/100 000[41]。髌骨骨折多发年龄为20～50岁，其中男性发病率为女性的2倍。髌骨骨折中只有2%～7%为开放性骨折[460]。通常导致髌骨骨折的原因有：高处跳下，直接打击，猛烈的肌肉牵拉等。

髌骨骨折可以采取保守治疗也可以采取手术治疗[461]。保守治疗包括：使用石膏、绷带等将患肢固定于几乎完全伸直的状态，共固定5～6周。固定期间嘱患者在此期间经常进行部分负重锻炼，大部分患者可以使用拐杖辅助锻炼。患者一直需要将腿保持伸直状态直到影像学检查提示骨折已经愈合[462]。通常情况下，保守治疗适用于骨折程度较轻的患者，如非移位性骨折等。

手术治疗主要是处理移位的髌骨碎片，并将这些碎片重新用针、线等缝合在一起。其中一种固定术式是由AO/ASIF(Arbeitssgemeinschaft für Osteosynthesefragen/Association for the Study of Internal Fixation)组织于20世纪50年代提出来的前侧张力带方法，这种方法提供了一种适用于多种骨折类型的稳定结构，同时可以达到患有早期活动的效果[463, 464]。20世纪60年代还有两种手术干预方法，从根本上讲他们是髌骨完全切除术的两种术式[465]。通常，手术适应证为关节移位2 mm以上或髌骨碎片分离3 mm以上。手术治疗的目的是对骨折进行准确复位，恢复关节面，提供稳定支持，允许早期活动，重建膝关节的伸膝机制。手术治疗可以采取经皮穿刺的术式，也可以采取开放术式。采用的固定材料可以是金属，也可以是生物可降解材料。

以下研究评估比较了可降解植入物与金属植入物，经皮手术与开放手术，以及不同术式对成人髌骨骨折的治疗效果。

▲ 数据来源：Cochrane Bone, Joint and Muscle Trauma Group Specialised Register (2014年5月2日), the Cochrane Central Register of Controlled Trials (*The Cochrane Library*, 2014年第4期), MEDLINE (1946—2014年4月，第4周), Ovid MEDLINE In-Process & Other Non-Indexed Citations (2014年5月2日), Embase (1980—2014年，第17周), LILACS (1982—2014年，5月2日), trial registers and references lists of articles.

■ 比较可降解植入物与金属植入物在髌骨骨折治疗中的作用(Chen 等，1998)[466]

- 随机对照研究。
- **纳入标准**：20 岁以上；闭合、移位性髌骨骨折；影像学检查可见 2～3 个骨折块的横行或斜行髌骨骨折。最终纳入 38 人，其中 18 人接受可降解植入物手术，20 人接受金属植入物手术。手术方式(图 9-1)：可降解植入物组采用传统张力固定带的改良版，由两个聚羟基乙酸搭扣和一条聚酯韧带构成；金属植入物组采用传统的张力固定带，由两条克氏针和一条金属环扎线构成。两组康复锻炼手段相同：石膏固定 3 周，手术后立即开始负重锻炼。平均随访时间为 24 周，没有失访病例。效果评估：膝盖疼痛的评估采用非标准化评分表；主要不良反应评估包括延迟愈合、感染；研究者通过非标准化评分表进行膝盖运动功能测评。
- **结果**：所有患者骨折均可在 8 周左右愈合。生物可降解材料组，13 例有好的临床效果，4 例有一般的临床效果，1 例有较差的临床效果；金属植入物组，各类临床效果分别有 15 例，3 例，2 例。在临床效果和影像学表现方面，两种治疗方式均没有明显的差别。
- **结论**：髌骨骨折可以通过生物可降解材料成功治愈，而不需要在骨折愈合后再进行二次手术取出植入物。

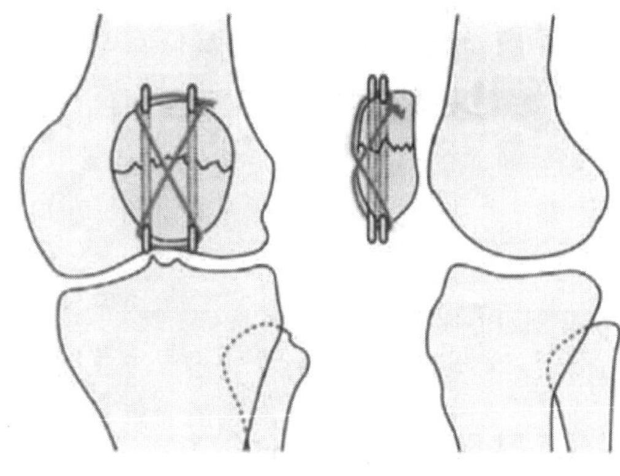

图 9-1　传统张力固定带术示意图

■ 比较可降解植入物与金属植入物在髌骨骨折治疗中的作用(Juutilainen 等，1995)[193]

- 随机对照研究。
- **纳入标准**：16 岁以上；影像学检查可见 2～3 个骨折块的横行或斜行骨折。最终纳入 9 人，其中 5 人接受可降解植入物手术，4 人接受金属植入物手术。手术方式：可降解植入物由两个聚羟基乙酸固定针或搭扣，以及一条聚乳酸特制线构成；金属植入物由两条克氏针和一条金属环扎线构成。两组康复锻炼手段相同：石膏固定 6 周，手术后立即开始负重锻炼，2 周后拆线。患者随访时间为术后 2、4、6 周，3、6 个月，1 年和 2 年，平均随访时间可降解组为 1.4 年，金属组为 1.6 年。可降解组其中一位患者因再次受伤而被剔除。结果评估：膝盖疼痛的评估采用非标准化评分表；主要不良反应评估包括延迟愈合、感染；研究者通过非标准化评分表进行膝盖运动功能测评。
- **结果**：9 例髌骨骨折(5 例生物可降解材料，4 例金属植入物)中，两组患者治疗结果差别并没有统计学意义。
- **结论**：髌骨骨折可以应用可降解植入物成功治愈，同时由于不需二次手术取出植入物，因此治疗费用得以降低。
- 汇总结果：Chen 等的研究中所有的患者均报道有阵发性膝盖疼痛，膝关节活动具有 20°及以上的的活动度丧失，然而两组差别没有统计学差异；Juutilainen 等的研究中的患者均为报道有任何膝盖疼痛的不良反应发生，长期随访中所有患者膝关节活动均报道有部分提高，然而两组差别无统计学差异；2年随访证实：金属植入物组与可降解植入物组患者在膝盖疼痛、术后副反应、膝盖运动等方面无显著差异；2项研究均未报告膝运动功能评分情况。

■ 比较单纯髌骨切除术与髌骨切除术＋股内侧肌加固术治疗粉碎性髌骨骨折(Gunal 等，1997)[467]

- 前瞻性随机对照研究。
- **纳入标准**：骨龄成熟；影像学可见至少5个骨折块的粉碎性骨折。最终纳入28人，其中12人接受髌骨切除术＋股内侧肌加固术，16人接受单纯髌骨切除术。手术方式：分别为髌骨切除术＋股内侧及加固术和单纯髌骨切除术。两组康复锻炼方法相同：术后第1天即在固定装置辅助下进行负重锻炼，同时进行股四头肌等长收缩锻炼；术后第4天开始取掉固定装置，同时在辅助下进行进一步锻炼；在四周内完成膝盖90°弯曲动作。平均随访时间为4.2年，没有失访病例。结果评估：膝盖功能评估由患者根据非标准化量表进行自评；膝盖疼痛的评估采用两端式疼痛尺；主要不良反应评估包括髌韧带脱位，异位骨化等；研究者同时采用非标准化评分表进行膝盖运动功能测评。
- **结果**：接受股内侧肌加固术的患者在一项主观性的评分方面优于单纯髌骨切除；接受股内侧肌加固术的患者中发生膝盖疼痛的更少；接受股内侧肌加固术的患者运动功能与力量受损的程度更低；接受单纯髌骨切除术的患者中有一人发生肌腱半脱位。
- **结论**：结果表明，接受股内侧肌加固术的患者各方面评分均较好。临床中进行髌骨切除术的同时，建议行股内侧肌加固术。

■ 比较空心螺钉与改良张力带钢丝固定对于轻度移位性髌骨骨折的治疗效果(Lin 等，2015)[468]

- 前瞻性随机对照研究。
- **纳入标准**：纳入研究63例患者，最终52例患者纳入分析。髌骨横行骨折，位移不超过8 mm。其中32例患者接受经皮空心螺钉固定(空心螺钉数量2枚或3枚)，31例患者接受切开复位张力带固定手术。术后第3、6、12个月随访，评测Lysholm膝关节功能评分，膝关节疼痛VAS评分，以及测量膝关节屈伸角度。
- **结果**：随访3、6、12个月时，空心螺钉组Lysholm评分(84.4±5.8，86.7±6.4，93.2±5.3)明显高于张力带固定组(79.0±5.3，P=0.001；81.5±4.6，P=0.002；89.8±6.2，P=0.039)。末次随访椎体前缘高度，长节段固定组优于短节段固定组且具有统计学意义；短节段固定组存在55%的失败率，但长节段固定组手术时间长、出血量多于短节段固定组；神经功能及腰痛评分两组在末次随访无明显统计学差异。VAS评分提示空心螺钉组在3个月和6个月时疼痛程度更低，12个月时两组疼痛程度相似。平均骨折愈合时间相似(2.65个月 vs 2.77个月，P=0.440)。并发症发生率空心螺钉组为3/26(11.5 %)，张力带固定组为14/26(53.4 %)。空心螺钉组有8名患者有皮肤刺激症状。由于植入物反应而需手术取出的患者，空心螺钉组组有2人(7.7%)，张力带固定组有11人(42.3%)。

- **结论**：对于轻度移位性髌骨骨折，空心螺钉固定方法临床结果满意，膝盖功能良好，疼痛减轻，并发症率低。由此可得出在轻度移位性髌骨骨折治疗中空心螺钉可以替代改良张力带钢丝。

比较经皮髌骨成形术与开放手术在移位性髌骨骨折治疗中的优劣(Luna-Pizarro 等，2006)[469]

- 前瞻性随机对照研究。
- **纳入标准**：年龄在 16 岁以上；临床及影像学证据证明存在 3 mm 以上位移的髌骨骨折；急性骨折(受伤 48 h 内)；患者签署知情同意。符合纳入标准 53 人，评估后最终纳入 45 人，23 人接受经皮髌骨成形术，22 人接受开放手术。手术方式：经皮髌骨成形术：使用自主设计器械，先探入止血钳清理骨块，之后将克氏针沿导轨由近端向远端穿过皮下，将 1.2 mm 钢丝由下外侧口(inferior-lateral portal)穿入，下内侧口(inferior-medial portal)穿出，髌骨复位后，将钢丝重新从下内侧口穿入，上外侧口(superior-lateral portal)穿出，最后从下外侧口穿入，上内侧口(superior-medial portal)穿出，最终在皮肤与髌骨之间形成 8 字形固定形状，最后将钢丝由下外侧口穿入，上内侧口穿出并在皮下打结固定(图 9-2)；开放手术：切开复位后，使用克氏针和金属张力带固定。两组康复锻炼手段相同：术后 12 h 开始理疗和康复锻炼，股四头肌等长收缩和等张收缩锻炼每天 4 次，每次30 min；术后 3 天，去除固定装置。平均随访时间为 2 年，随访时间分别为术后 4 周，8 周，12 个月，24 个月。2 年内两组各有 4 个失访病例。结果评估：膝盖疼痛的评估采用 VAS 量表；主要不良反应评估包括感染、骨块位移、器械导致的并发症等；研究者同时通过 KSCRS 量表进行膝盖运动功能测评。
- **结果**：随访 4 周后，经皮髌骨成形术与开放手术的结果差别如下：疼痛评分分别为 3.7±1.6 与 6.2±1.4，$P<0.001$；屈角为 46°±20.7°与 12.7°±6.0°，$P<0.001$；伸角为−2.5°与−3.8°，$P<0.001$。随访 8 周结果：疼痛评分 1.3±1.6 与 4.3±2.1，$P<0.001$；屈角为 87°±17.3°与 34°±26°，$P<0.001$；伸角为 0 与−3°，$P<0.001$。手术时间为 35.3±7.8 与 66.2±14.1 min，$P<0.001$；KSCRS 评分为：8 周 84±4 与 70±8，$P<0.001$；12 个月 85±2 与 73±8，$P<0.001$；24 个月 85±1 与 82±7。总体并发症(包括感染、骨折移位、植入物引起的疼痛等)发生率方面，经皮组显著小于开放手术组($P<0.02$)。
- **结论**：经皮髌骨内固定术在髌骨骨折治疗中有手术时间短，疼痛程度轻，成角小，功能评分高，并发症少等优点。

比较经皮髌骨成形术与开放手术在移位性髌骨骨折治疗中的优劣(Mao 等，2013)[470]

- 前瞻性随机对照研究。
- **纳入标准**：年龄 18～65 岁之间，急性损伤(48 h 以内)，影像学可见位移 3 mm 以上的横行骨折，患者知情同意。符合标准 40 人，筛选评估后最终 39 人纳入，其中 20 人接受经皮髌骨成形术，19 人接受开放手术。手术方式：经皮髌骨成形术采用钉缆系统(Cable Pin System)，系统一端为带螺纹的网状骨质钉，另一端为引导针(可以在骨腔中穿梭)，两个组件之间以编织缆线连接(图 9-3)；开放手术：切开复位后，使用克氏针和金属张力带固定。两组康复锻炼手段相同：术后两天内采用弹力绷带固定以消除水肿和血肿，不采用任何固定装置，术后第一天即开始被动锻炼，患者通过特制的器械进行被动锻炼，同时以俯卧位进行主动屈膝锻炼，手术后 3 周后患者开始进行伸膝锻炼。直到影像学显示骨折完全愈合，患者才能进行完全负重锻炼。随访时间为 2 年，其中一位接受开放手术的患者因在术后 16 个月遭受车祸导致胫骨骨折被剔除出组。结果评估：膝盖疼痛的评估采用 VAS 量表；主要不良反应评估包括创面延迟愈合、骨块位移、器械导致并发症等；研究者同时通过 Bostman 评分量表和膝盖运动活动范围膝盖运动功能测评。

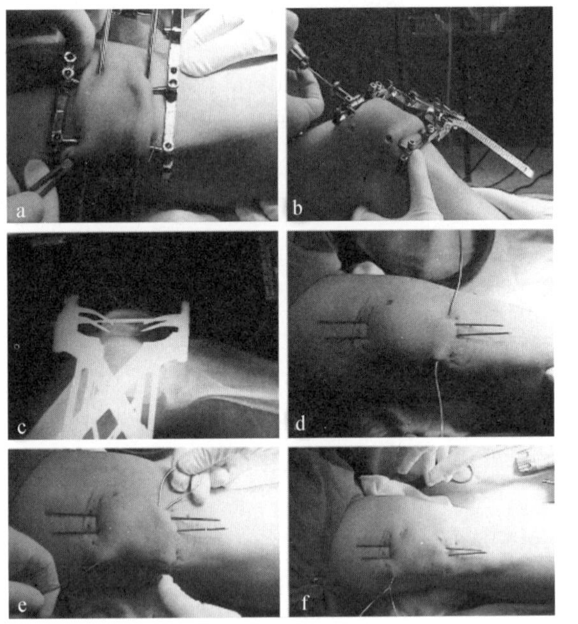
图 9-2　经皮髌骨成形术

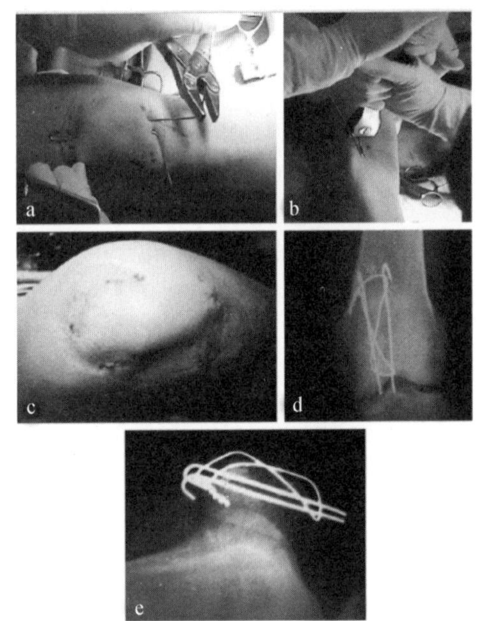
图 9-3　开放手术

- **结果**：手术时间方面，微创手术组(图 9-4)用时更长[(54±9.8)min vs (48.5±6.1)min]。疼痛评分方面微创手术组在 1 个月和 3 个月时更低，然而 6 个月时没有减低。3～24 个月随访，在早期屈膝，运动屈膝，膝关节功能评分等方面微创手术组结果更优。植入物相关并发症在微创手术组发生率更低。
- **结论**：微创手术相比于开放手术对于髌骨骨折的治疗，有更轻的疼痛，更好的膝盖成角，更高的功能评分，并且降低了手术并发症发生率。
- **结果**：经皮骨缝合术能够减轻患者疼痛(极低质量证据)；经皮骨缝合术降低了不良反应率(极低质量证据)；经皮骨缝合术提升了患者临床膝功能评分数值(极低质量证据)；经皮骨缝合术降低了术后髌骨移除手术的发生率(极低质量证据)。
- **结论**：目前尚缺乏 RCT 证据证明手术治疗、保守治疗的相对效果，同时也缺乏 RCT 证据证明不同方式保守治疗的优劣。可降解植入物与金属植入物在移位性髌骨骨折治疗中作用差别没有统计学意义；合并股内侧肌推进术的髌骨切除术要优于单纯髌骨切除术；新型经皮骨缝合术治疗结果优于传统开放手术。

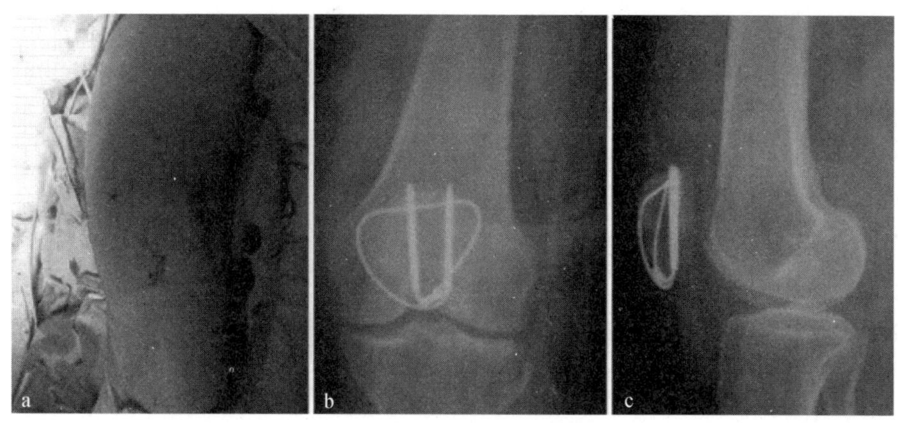

图 9-4 微创手术示意图

第二节 髌骨脱位

髌骨脱位手术治疗与非手术治疗的比较

髌骨脱位指髌骨完全从股骨的滑车沟中脱离。当股骨沿胫骨向内旋转同时脚掌固定在地上时，脱位通常朝向侧面。髌骨有时会自动恢复至它原来的位置，有时需要外力将其复位。髌骨侧向脱位会对膝关节内侧面的软组织特别是内侧副韧带造成伤害[471]。这可能导致随后习惯性的髌骨脱位或半脱位，并最终使膝关节发生退行性病变。一系列的解剖因素和内侧关节囊结构的损伤可能会诱发髌骨不稳。这些病变包括肢体力线变化，比如过度膝外翻[472, 473]；髌骨和股骨下段（特别是滑车槽）结构或者几何形态的畸形，如滑车发育不良[474]；髌韧带在胫骨结节止点过度外移；结缔组织松弛，如良性关节过度活动综合征[475]等。

“初次膝关节脱位”指的是患者初次发生髌骨脱位。它的发生率在活动活跃的 20～30 岁的年轻人中最高[476-478]。初次膝关节脱位在 15 岁以下的儿童人群中的年发病率为 43/100 000[479]，而在全年龄段人群的发病率相比更低，为 7/100 000[480]。女性比男性更容易受伤[481]。女性的膝关节活动性相比于男性更大[482]。女性有着不同于男性的肌肉/体重质量比[483]，这表明她们更容易发生前交叉韧带断裂和膝关节脱位一类的疾病[484]。在初次膝关节脱位出现之后，有 15%～45%的复发率[485, 486]。

对于膝关节脱位之后的复位，现在采用的主要治疗方式是由理疗和康复训练组成的保守（非手术）治疗[475, 486, 487]。这包括固定限制膝关节运动，功能锻炼，手法治疗（manual therapy），电疗等方式。

非手术治疗一般是建立在锻炼基础上的，其目的是通过对肌肉进行强化锻炼和活动以修复臀部、膝关节和足部的髌股关节的神经肌肉控制[473]。非手术治疗通常是由理疗师进行的[473, 488]。一些外科医生提倡对初次或者多次复发的膝关节脱位进行手术处理[489, 490]。

这种外科手术干预有以下三种主要类型：

1. 近端髌骨软组织重建

该类型用于修复或收紧膝关节内侧的被膜和肌腱软组织(修复或者内侧折叠)或者重建韧带结构,特别是内侧髌股韧带(Medial PatellofemoralLigament, MPFL),来避免髌骨的侧向移位[491, 492]。如果内侧被膜软组织过于紧绷,那么就将它们部分切开(侧向释放)。

2. 截骨

特别是针对滑车发育不良(异常的解剖结构)的情况。这种处理包括滑车成形术,也就是在股骨上通过手术方式制造一个凹槽让髌骨向其中移动[489, 493]。这包括股骨和胫骨截骨,过度旋转胫骨或股骨,或胫骨结节移位以纠正髌骨在股骨远端的异常滑动轨道。最常见的情况就是髌骨的附着点向中间或者向远端移位。

3. 股骨末端矫正

这种手术调整股骨至胫骨连接的位置,也被称 Roux-Goldthwaite 手术[491]。这些手术操作既可以单独进行也可以同时进行。根据导致患者髌骨不稳定的结构异常的因素,我们选用不同的手术方式。理疗通常在手术之后进行以帮助患者恢复。

以下研究比较保守和手术方式对膝关节脱位的治疗效果[494]。

▲ 数据来源:Cochrane Bone, Joint and Muscle Trauma Group Specialised Register, the Cochrane Central Register of Controlled Trials (*The Cochrane Library*, 2015 年第 2 期), MEDLINE, EMBASE, CINAHL and the WHO International Clinical Trials Registry Platform and Current Controlled Trials.

■ 比较非手术治疗和 MPFL 重建手术治疗髌骨脱位(Bitar 等,2012)[495]

- 单中心单盲随机对照研究。
- **纳入标准**:被诊断为初次膝关节脱位且年龄大于 12 周岁的患者。一共有 42 例患者纳入研究,随后有 3 例因为随访丢失而被剔除。手术组共有 21 人,平均年龄 24 岁,12 男 9 女。手术组施行开放性的内侧髌股韧带重建。术后所有的患者都用膝关节固定器固定三周。在这段时期进行股四头肌等长收缩肌力训练,同时服用镇痛药,冷冻治疗和电刺激治疗。在术后立即负重,并且在理疗师的指导下进行积极的膝关节活动练习。约 3 个星期后,去除固定器,开始进行膝关节活动范围、本体感觉和动力链(kinetic chain)练习。术后 10~12 周期,患者能够基本恢复到正常活动状态。保守治疗组共有 18 人,平均年龄 24.1 岁,9 男 9 女。非承重固定约 3 周,之后进行强化股四头肌和膝关节活动范围的练习。患者在坚持治疗 16~24 周后,基本恢复正常活动状态。之后分别进行了 44 个月的随访调查。
- **结果**:通过统计学分析发现,非手术组的 Kujala 髌股关节紊乱评分明显低于手术组(70.8, 88.9; $P=0.001$)。而非手术组(7 人,35%)膝关节脱位和半脱位复发的数量远高于手术组。
- **结论**:在术后两年的随访中,通过术后复发率和 Kujala 评分(附录 17)的分析可以看到:MPFL 重建的手术治疗方法优于非手术治疗方法。

■ 在急性髌骨脱位中髌骨内侧韧带修复的手术和非手术治疗的效果比较(Camanho 等,2009)[496]

- 单中心单盲随机对照研究。
- **纳入标准**：具有明确创伤性脱位且有复位需求的初次膝关节脱位患者，一共有33人纳入研究。手术组共有17人，平均年龄24.6岁，11男6女。施行MPFL复位。术后将膝关节固定3周，并进行理疗。非手术组共有16人，平均年龄26.8岁。
- 9男7女。用石膏固定3周，之后进行恢复性力量训练。肌腱和韧带的拉伸训练在脱位后1个月进行。对手术组和非手术组各进行了40.4和36.3个月的随访。
- **结果**：分组时考虑了年龄和性别因素。保守治疗组(8人)具有更高的二次膝关节脱位复发率，手术治疗组无复发病例。另外手术治疗组(92)比保守治疗组(69)具有更高的Kujala评分。
- **结论**：手术治疗的效果优于非手术治疗。

■ 对初次髌骨脱位中比较内侧髌股韧带的单独修复治疗与非手术治疗效果(Christiansen等，2008)[497]

- 单中心单盲随机对照研究。
- **纳入标准**：年龄在13～30岁之间的膝关节脱位患者。一共有80人被纳入研究，随后有3例因为随访丢失而被剔除。用延迟的关节镜检查(平均受伤后50天)来评估软骨的伤势和状态。在进行关节镜检查期间，病人被随机分成两组。手术组共有42人，平均年龄为29岁，18男24女。施行MPFL复位，手术前后50天都进行了康复治疗。非手术组共有35人，平均年龄19.9岁，17男18女。术后两周，逐渐将膝关节活动度从0°增加至20°。之后进行了2年的随访，时间点分别在2周、6周、1年和2年。观察的指标包括复发率、Kujala评分、膝盖损伤和骨关节炎评分。
- **结果**：再脱位的发生率手术组是17%，保守组是20%，两者之间并没有显著差异。手术组和保守治疗组的Kujala评分分别是85和78，没有显著差异($P=0.07$)。从膝关节损伤程度和骨关节炎评分来看，手术治疗和保守治疗也没有显著差异。
- **结论**：对延迟就诊的初次膝关节脱位进行手术治疗并不能降低复发率，Kujala评分这样的主观功能评分有明显的提高。

■ 创伤性膝关节脱位的手术和保守治疗比较(Petri等，2013)[498]

- 多中心单盲随机对照研究。
- **纳入标准**：年龄在15～40岁之间的膝关节脱位患者。一共有24人被纳入研究。手术组共有12人，平均年龄27.2岁，4男8女。施行诊断性关节镜检查。之后进行软组织修复，其中主要包括缝合和选择性地收紧破裂的内侧结构。(未行MPFL修复，横向释放、胫骨结节矫正和骨矫正也是选择性进行的)，术后进行康复训练。非手术组共有8人，平均年龄21.6岁，3男5女。患者在最初3周中进行0°至60°的伸展—弯曲训练，在3～6周上限增加至90°。患者在最初的3周中进行拐杖支撑下的上限为15 kg的负重训练，3周之后进行完全负重训练。之后的两年进行随访，时间点分别在6个月、1年、2年。
- **结果**：术后6个月，Kujala评分在保守治疗组和手术组分别是78.6 vs 80.3($P=0.842$)；12个月为79.9 vs 88.9($P=0.165$)；24个月，81.3 vs 87.5($P=0.339$)。

24 个月之后的膝关节脱位在复发率在手术组和非手术组分别是 37.5 % vs 16.7 %(P=0.347)。

- **结论**：研究结果两者之间没有显著地统计学差异。但是手术组有比保守组具有更好的恢复趋势。

■ 比较手术治疗与非手术治疗成人急性髌骨脱位的治疗效果(Regalado 等，2016)[499]

- 单中心单盲随机对照研究。
- **纳入标准**：纳入研究 36 例患者(20 例保守治疗，16 例手术治疗)，最终 30 例患者(15 例保守治疗，15 例手术治疗)纳入分析。急性初次髌骨脱位，无膝关节手术史及实质性膝关节损伤，无韧带损伤，无骨与软骨碎块需复位。治疗后，所有患者均佩戴支具(允许 30°屈膝)3 周，然后佩戴支具(允许 90°屈膝)3 周，6 周后患者允许不佩戴支具进行完全活动。患者在治疗后 3、6、12、24 个月时回骨科进行随访，72 个月后进行电话随访。
- **结果**：初次脱位后再脱位率方面，保守治疗组(3 年，7/20，35%；6 年，11/15，73%)高于手术治疗组(3 年，0/16，0%；6 年，5/15，33%)(P=0.02)。6 年后膝盖功能方面，手术治疗组稍好于保守治疗组。膝盖功能 6 年随访结果，两组患者大部分评分达到"很好"或"好"，其中保守治疗组 4 名患者(4/15，27%)和手术治疗组 2 名患者(2/15，13%)膝盖功能评分"差"。保守治疗组 4 名患者(4/15，27%)和手术治疗组 2 名患者(2/15，13%)，对于 6 年随访过程不满意。
- **结论**：对于急性膝关节脱位，手术治疗与保守治疗都是可行的治疗方法，然而本研究中保守治疗组患者再次脱位率明显高于手术治疗组。

■ 比较股内侧肌与股四头肌康复锻炼的效果(Smith 等，2015)[500]

- 多中心单盲随机对照研究。
- **纳入标准**：纳入研究 50 例患者。16 岁以上，符合以下结果的英国东部三家医院的患者：有髌骨脱位病史，需要复位治疗或能够明显看出脱位；以下三种症状或体征之一：a. 髌骨外侧受力时不适；b. 内侧韧带疼痛或压痛；c. 髌骨位置异常。患者被分为传统股四头肌锻炼组(25 人)和远端内侧肌群锻炼组(25 人)。随访时间为：基线时间、分组后 6 周，6 个月，12 个月。随访内容包括主要结果 Lysholm 膝关节评分，次要结果包括 Tegner 活动评级，Norwich 髌骨稳定性评分，膝盖屈伸活动度。
- **结果**：12 个月时股四头肌训练组在 Lysholm 膝关节评分和 Tegner 活动评级方面明显优于内侧斜肌训练组(P=0.05；95%可信区间：－14.0～0.0；P=0.04；95%可信区间：－3.0～0.0)，然而在临床结果方面并没有统计学差异。随访期间，Norwich 评分和膝关节屈伸活动度方面两组没有统计学差异。12 个月后失访率达到 52%。
- **结论**：对于髌骨脱位后康复锻炼，两者没有临床效果差别。

■ 对于创伤性髌骨脱位进行与不进行初始固定手术的比较(Sillanpää 等，2009)[501]

- 单中心单盲随机对照研究。
- **纳入标准**：确诊为髌骨脱位的患者(全部为军队中的新兵)。一共有 40 人被纳入研究。手术组共 18 人，平均年龄 20 岁，1 男 17 女。14 人进行 MPFL 修复；4 人进行 Roux-Goldthwaite 治疗；6 人进行软骨的关节镜修复。术后进行康复治疗。非手术组共有 22 人，平均年龄 20 岁，2 男 20 女。康复锻炼方法使用膝关节矫形器，引导股四头肌等进行收缩练习。前 3 周，固定膝关节，进行 0°至 30°的膝关节弯曲；3～6 周，固定膝关节，进行 0°至 90°的弯曲；6 周之后，去除固定器，关节进行自由活动。(所有的患者都进行了膝关节穿刺来减少疼痛，并且用关节镜去除了骨碎片)随后进行了 7 年的随访。
- **结果**：在随机化分组之前，所有纳入研究的患者的磁共振成像都诊断出了髌内侧支持带和内侧髌股韧带的关节腔积血及损伤。在随访期间，手术治疗的 21 人中有 6 人出现了再脱位。手术治疗组和保守治疗组中分别有 4 人和 2 人出现了膝关节半脱位。手术组和非手术组 Kujala 评分分别是 91 和 90。手术组患者和非手术组患者中分别有 13 和 15 人恢复正常的活动水平。
- **结论**：创伤性髌骨损伤患者群体年轻并且大多数为男性，据以上研究我们可以得知：手术固定的患者相比于没有手术固定患者的复发率明显降低。但是在长期随访中，手术组并没有任何主观功能评价上的优势。虽然有一些证据支持对于原发性膝关节脱位手术治疗比保守治疗在短期内效果更好，但是因为观察者偏倚和效果评估的不准确，这些证据的质量很低。因此，我们不能根据以上研究结果得出结论。目前仍没有临床试验对复发性髌骨脱位患者进行研究。充足的样本，多中心，随机对照试验，符合标准地进行和报告试验，都是目前研究需要改进的地方。告知手术和非手术组实验设计和进行的描述，专家应该尽可能减少告知手术和非手术组实验设计与进行情况的信息，使他们对试验的了解最小化，以此保证盲法。另外，解剖或病理变化可能与干预措施的选择和髌骨不稳定的自然病史相关。所以，记录不良反应和长期的结果对于高质量研究是必需的。

第三节 胫骨平台骨折

胫骨平台骨折内固定方式的选择

胫骨平台由胫骨近端 2 个膨大(内侧髁和外侧髁)和中央的髁间隆起所构成，胫骨内外侧髁分别与股骨内外侧髁相接。平台骨折占全身骨折的 1%，男性胫骨平台骨折通常发生在青年人，且常由高能量损伤导致，例如车祸。女性中该骨折常发生在老年人中，且一般为低能量损伤，通常伴有潜在的骨质疏松[502]。

胫骨平台骨折属于关节内骨折，主要的分类方法是基于骨折的部位及胫骨干骺端的压缩程度，Schatzker 分型将该骨折分为六型：Ⅰ型是外侧平台的劈裂骨折、Ⅱ型是外侧平台的劈裂加压缩骨折、Ⅲ是外侧平台的压缩骨折、Ⅳ型是内侧平台的骨折、Ⅴ型是双髁的骨折、Ⅵ是累计干部的双髁骨折[502]。胫骨平台骨折特别是 Schatzker Ⅳ、Ⅴ、Ⅵ型骨折，常伴有较高的并发症发生率，如骨折延迟愈合、骨不连以及早期的创伤性关节炎等。治疗不充分往往导致功能障碍和慢性疼痛[503]。

胫骨平台骨折治疗方法较多，其选择受骨折类型、损伤情况、骨骼质量、外科医生的水平和经验、病人的期望效果和生活方式等多方面的影响。术前通常需要进行临床和影像学的评估，包括对软组织损伤的评估，如半月板和韧带损伤等[504]。移位不明显的骨折可以通过保守治疗取得良好的效果。对于复杂的胫骨平台骨折，常需手术治疗以获得较好的膝关节功能，手术治疗的方法包括切开复位直视下利用钢板螺钉对骨折块进行固定[505]，用于简单骨折的关节镜辅助经皮微创内固定术[506]，复杂骨折外固定辅助有限内固定的联合固定方式等，不论采取何种手术方式，骨缺损处均需要进行植骨或用骨替代物进行填充。

胫骨平台骨折属于关节内骨折，治疗较为困难，并发症发生率较高。其常常发生于青年人中，给家庭和社会带来巨大影响。胫骨平台骨折的治疗应综合考虑，制定个性化的治疗方案，本研究对胫骨平台骨折手术方式及骨填充物类型进行报告总结。

▲ 数据来源：Cochrane Bone, Joint and Muscle Trauma Group Specialised Register（2014 年 9 月），the Cochrane Central Register of Controlled Trials（2014 年第 8 期），MEDLINE，EMBASE，trial registries，conference proceedings and grey literature.

■ 环形外固定架和切开复位内固定治疗双髁胫骨平台骨折的比较研究（Canadian Orthopaedic Trauma Society 等，2006）[507]

- 多中心随机对照研究。
- **纳入标准**：年龄低于 65 岁；Schatzker Ⅴ、Ⅵ型/OTA 分型 C_1、C_2、C_3；关节面塌陷、间隙大于 2 mm；关节外分离大于 1 cm；成角大于 10°；开放性骨折。纳入 83 例患者，共 84 处骨折，其中男 52 例、女 30 例。Schatzker Ⅴ型骨折 18 处、Schatzker Ⅵ骨折 65 处；OTA 分型 C_1 型 20 处、C_2 型 39 处、C_3 型 24 处。混合外固定架组：42 例患者，43 处骨折；所有患者闭合经皮或关节面有限切开拉力螺钉固定；采用 Ilizarov 外固定架行牵引固定；术中不进行植骨；术后即开始部分负重，12 周完全负重。切开复位内固定组：40 例患者；采用常规联合切口，术中进行植骨治疗；术后 6 周禁止负重，6～12 周部分负重，12 周完全负重。
- **结果**：两组间一般情况无统计学差异；术中出血量及住院时间方面，混合外固定架组少于切开复位内固定组；早期患者膝关节 HSS 评分，混合外固定架组好于切开复位内固定组，但术后两年两组无显著差异；切开复位内固定组 18% 出现深部感染，二次手术发生率高于混合外固定架组。
- **结论**：两种手术方式都具有良好的骨折复位功能；混合外固定架住院时间短、并发症少、临床结果与切开复位内固定组相似，是复杂胫骨平台骨折的不错选择。

■ LISS 钢板固定和双钢板切开复位内固定治疗胫骨平台双髁开放或闭合骨折的比较研究（Jiang 等，2008）[508]

- 单中心随机对照研究。
- **纳入标准**：纳入 84 例患者，其中男 58 例、女 26 例；双髁胫骨平台骨折，AO/OTA

分型为C型，其中C_1 13例、C_2 35例、C_3 38例。11例为开放性骨折(Gustilo Ⅰ型1例，Gustilo Ⅱ型22例，Gustilo Ⅲ3例)，闭合性骨折软组织评估(Tscherne 0级29例，Ⅰ级15例，Ⅱ级22例，Ⅲ级7例)。54(64%)例为高能量损伤。LISS钢板固定组41例，采用前外侧切口；双钢板固定组43例，采用前外侧、后内侧双切口。

所有患者术后随访至少24个月，采用HSS量表进行膝关节功能评分。

- **结果**：在损伤机制，骨折类型、开放骨折程度、平均年龄、年龄分布、手术时间、骨折愈合时间等，两组无明显统计学差异；HSS评分、感染、深静脉血栓发生率、复位丢失等两组结果相似；手术切口长度、出血量，LISS钢板固定组小于双钢板组。钢板反应LISS组较双钢板组发生率高，但差别无统计学意义。
- **结论**：两种内固定方式都能获得较高的骨折愈合率，膝关节功能恢复满意；LISS钢板可作为双髁胫骨平台骨折的治疗方式，但不能取代经典的双切口双钢板固定术。

■ 关节镜辅助经皮切开内固定和切开复位内固定治疗闭合性胫骨平台Ⅱ型或Ⅲ骨折的比较研究(Shen等，2011)[509]

- 单中心半随机对照研究。
- **纳入标准**：纳入58例患者，其中男40例、女18例，均为闭合性骨折。Schatzker Ⅱ型26例，Ⅲ32例，44(76%)为交通伤。纳入标准：受伤至手术时间为两周内；无明显内科疾病；轻度至中度骨质疏松。
- 关节镜辅助经皮内固定组38例，切开复位内固定组20例，所有患者术后3天膝关节被动运动，术后6周开始负重锻炼。
- **结果**：术后两组患者切口均Ⅰ期愈合。关节镜组手术时间较对照组长，切口较对照组短，差异均有统计学意义；两组患者均获12～14个月随访。术后6个月关节镜组膝关节HSS评分优于对照组，关节活动度大于对照组，差异均有统计学意义；关节镜组愈合时间较对照组短，但差异无统计学意义；关节镜组2例(5.3%)术后1周出现关节晨僵；对照组6例(30.0%)术后1周出现关节疼痛，其中3例伴关节僵直；所有症状均经对症处理后症状缓解。两组并发症发生率比较，差异有统计学意义。
- 关节镜辅助经皮内固定治疗SchatzkerⅡ、Ⅲ型胫骨平台骨折与切开复位内固定相比，具有术后功能恢复快、并发症少等优点。

■ 羟基磷灰石与自体髂骨移植治疗胫骨平台骨折骨缺损的比较研究(Bucholz, 1989)[510]

- 单中心半随机对照研究。
- **纳入标准**：纳入40例患者，其中男24例、女16例；纳入标准：双侧胫骨平台骨折伴关节面塌陷大于10 mm羟基磷灰石组20例，自体髂骨组20例，两组手术方式相同。

  术后，自体髂骨组平均随访15.4个月，羟基磷灰石组平均随访34.5个月。随访期间行影像学及体格检查进行评估。
- **结果**：自体髂骨组关节面高度丢失平均2 mm。羟基磷灰石组关节面高度丢失平均0.5 mm；两组患者所有人(排除自体髂骨组1人，羟基磷灰石组1人)膝关节活动度均大于90°。

- **结论**：羟基磷灰石是一安全、有效的骨缺损移植替代物。

■ 生物活性玻璃与自体髂骨移植治疗胫骨平台骨折骨缺损的比较研究（Heikkilä 等，2011）[511]

- 单中心随机对照研究。
- **纳入标准**：纳入 25 例患者，其中男 12 例、女 13 例；纳入标准：闭合单侧胫骨平台骨折伴关节面塌陷大于 3 mm，AO 分型 41BⅡ、BⅢ型生物活性玻璃组 14 例，自体髂骨组 11 例，术中复位骨折、恢复关节面塌陷，克氏针临时固定。术后 3 月、12 月进行临床疗效评估；术后即可、3 月、12 月行影像学检查。
- **结果**：在肌萎缩、膝关节稳定性、活动范围等方面，两组结果相似。术前生物活性玻璃组关节面塌陷平均(9±4)mm，自体髂骨组关节面塌陷平均(7±4)mm；术后生物活性玻璃组关节面高度丢失平均 2 mm，自体髂骨组关节面高度丢失平均 2 mm，两组之间无明显统计学差异。
- **结论**：治疗胫骨平台骨折时，生物活性玻璃恢复关节面塌陷效果满意，是一安全、有效的骨缺损移植替代物。

■ 可吸收磷酸钙骨水泥与自体髂骨移植治疗胫骨平台骨折骨缺损的比较研究（Russell 等，2008）[512]

- 多中心随机对照研究。
- **纳入标准**：纳入 119 例患者，120 处骨折，其中男 73 例、女 46 例；均为闭合性骨折。Schatzker Ⅰ型 1 例，Ⅱ型 52 例，Ⅲ型 26 例，Ⅳ型 11 例，Ⅴ型 28 例，Ⅵ型 2 例。可吸收磷酸钙骨水泥组 82 处骨折，自体髂骨组 38 处骨折。术后 6 月、12 月随访患者膝关节正侧位片及膝关节功能。
- **结果**：两组在骨折愈合时间及愈合率无统计学差异；末次随访影像学评估显示自体髂骨移植组关节面下沉多于可吸收磷酸钙骨水泥组，差异具有统计学意义。
- **结论**：可吸收磷酸钙骨水泥在预防胫骨平台骨折关节面塌陷方面疗效满意，可作为自体髂骨骨移植替代物。

述　评

膝关节周围创伤

膝关节损伤对运动功能造成严重损害，是运动医学的研究热点。本章围绕髌骨骨折和髌骨脱位对膝关节周围创伤的循证医学研究进行描述和总结。

本章汇总了 19 篇 RCT 研究，分析了手术治疗与非手术治疗、不同手术术式、不同材料植入物等在膝关节周围创伤治疗中的一系列问题。

现有证据表明，在治疗髌骨骨折方面，经皮髌骨成形术等微创术式优于开放手术治疗，空心螺钉固定优于张力带钢丝固定，附加股内侧肌加固术优于单纯髌骨切除术，生物可降解植入物与传统金属植入物疗效相仿，但因为不需二次手术取出而能够缓解患者经济压力。在髌骨脱位方面，手术治疗与非手术治疗效果相当，然而非手术治疗的再次发病率更高。

第十章　胫骨与腓骨干骨折

交锁髓内钉治疗成人胫骨干骨折

胫骨干骨折是长骨骨折中最常见的，约占全身骨折的13.7%，通常以胫腓骨双骨折最多。大部分胫骨干骨折由高能量创伤引起，例如机动车交通事故(最常见的单一原因)、运动以及坠落[513]。胫骨干骨折年发生率约为2/10 000[513]，但是在一些国家胫骨干发生率在降低[514]。胫骨干骨折分为开放性骨折和闭合性骨折，大部分开放性胫骨干骨折合并有多发伤。

依据骨折的形态胫骨干骨折分为螺旋形骨折、横形骨折、斜形骨折。胫骨干骨折是导致严重永久性残疾的主要损伤原因，包括畸形、肢体缩短，有时甚至导致截肢等。其他的严重并发症包括感染和骨筋膜室综合征，通常由内出血产生的高压压迫或者切断组织血供所致。

胫骨干骨折的手术治疗通常包括移位骨折碎片的复位，以及使用金属植入物内固定。髓内钉是一种常用的固定方法，通常从胫骨的上侧插入胫骨髓腔，然后利用螺钉固定髓内钉。髓内钉治疗能够减少手术对骨折周围软组织的损伤，保护软组织，允许邻近关节早期活动[515]。目前的争论点是在使用髓内钉之前是否应该扩髓，以及髓内钉是否需要应用锁定螺钉以固定其位置。

以下研究[516]评估比较了：①扩髓髓内钉与非扩髓髓内钉手术的效果；②Ender髓内钉和交锁髓内钉的效果；③膨胀髓内钉和交锁髓内钉的效果；④单远端螺钉锁定髓内钉和双远端螺丝锁定髓内钉的效果；⑤经髌韧带入路置入髓内钉和髌腱旁侧入路置入髓内钉的效果。

▲ 数据来源：Cochrane Bone，Joint and Muscle Trauma Group Specialised Register，the Cochrane Central Register of Controlled Trials，MEDLINE，EMBASE.

■ 比较扩髓与非扩髓髓内钉手术治疗胫骨干骨折的效果(Blachut 等，1997)[517]

- 单中心单盲随机对照研究。
- **纳入标准**：符合闭合性胫骨干骨折手术指征的患者，无并发感染以及既往局部感染史，无既往损伤导致的残留畸形，取得患者知情同意。骨折处必须在胫骨粗隆4 cm以下，踝关节近端4 cm以上。一共154例患者，包括35例女性患者和106例男性患者，还有13例患者性别未知，平均年龄35岁。由于技术原因，非扩髓组里的13例单侧肢体骨折患者被剔除。扩髓组失访4例，非扩髓组失访1例。最后一共纳入136例患者进行统计分析。利用信封法随机分为两组，扩髓组一共纳入70例患者，非扩髓组纳入63例患者。扩髓组患者先扩髓再置入髓内钉，非扩髓组患者直接置入髓内钉，其余条件一致。最后保持随访 12 个月，统计围术期并发症，主要包括术中骨折、骨筋膜室综合征、深静脉血栓、心律失常、脂肪栓塞、肺栓塞。以及骨不连、术后感染、植入物置入失败、畸形愈合。最后移除锁定螺钉和髓内钉。

- **结果**：①非扩髓组总手术操作时间比扩髓组平均少 11 min，两组存在显著差异（$P=0.0013$）。②扩髓组和非扩髓组在术中透视时间上不存在显著差异（$P=0.35$）。③扩髓组和非扩髓组的术中失血量几乎相同。④96%的扩髓组患者和 89%的非扩髓组患者术后骨折愈合良好，不需要二次手术，两组不存在显著差异（$P=0.19$）。⑤非扩髓组报告了 1 例术后感染。⑥扩髓组最后移除了 17 颗螺钉和 24 个髓内钉，非扩髓组患者最后移除了 20 颗螺钉和 19 个髓内钉，两组没有显著差异（$P=0.27$）。
- **结论**：对于治疗胫腓骨闭合骨折，非扩髓髓内钉置入并没有比扩髓后髓内钉置入有更大的优势。相反，非扩髓髓内钉置入的骨折延迟愈合率和螺钉断裂率更高。

■ 微创钢板、锁定髓内钉、外固定支架结合有限切开复位可吸收内固定技术治疗胫骨远端移位骨折比较（Li Y 等，2014）[518]

- 单中心单盲随机对照研究。
- **纳入标准**：纳入 137 例患者。纳入标准：18 岁以上，成熟的闭合或者 1～2 级开放骨折胫骨远端移位骨折患者，伴或者不伴腓骨骨折。随机分为两组，A 组采用微创钢板治疗，一共 46 患者，包括 38 例男性患者和 8 例女性患者，平均年龄 43 岁，闭合骨折 32 例，开放骨折 14 例。B 组采用锁定髓内钉治疗，一共 46 例患者，包括 41 例男性患者，5 例女性患者，开放骨折 17 例，闭合骨折 29 例。C 组采用外固定支架结合有限切开复位可吸收内固定技术治疗，一共 45 例患者，包括 37 例男性患者，8 例女性患者，13 例开放骨折，32 例闭合骨折。术后护理均保持相同，随访 12 周，26 周，52 周统计数据。统计住院时间，手术时间，影像学愈合时间，愈合情况，感染和二次手术率。用 Mazur 踝关节评分评价功能。
- **结果**：最后统计 121 例患者，包括 A 组 42 例，B 组 39 例，C 组 39 例。平均随访 14.8个月。两组在住院时间，影像学征象愈合，愈合率三个项目上不存在显著差异（$P>0.05$）。相比与 A 组和 B 组，C 组的二次手术率显著降低，但是针道感染率更高（15.4%）。B 组报告了更高的前膝关节疼痛发生率（37.5%），A 组报告了更高的患处刺激症状发生率（59.5%）。三组之间的踝关节功能不存在显著差异（$P>0.05$）。
- **结论**：微创钢板、锁定髓内钉、外固定支架结合有限切开复位可吸收内固定技术均是治疗胫骨远端骨折的有效方法。外固定支架结合有限切开复位可吸收内固定技术的适应征更广泛，软组织并发症更低，良好的功能结果，无周围软组织刺激和不需要二次手术。

■ 交锁髓内钉和微创钢板治疗胫骨远端关节外骨折比较（Polat A 等，2015）[519]

- 单中心单盲随机对照研究。
- **纳入标准**：纳入 25 例患者，胫骨远端关节外骨折，距离胫骨远端 4～12 cm，AO 分型为 42AⅠ和 43AⅠ。随机分为两组，一组采用交锁髓内钉治疗，一共 10 例患者。另一组采用微创钢板治疗，一共 15 例患者。术后所有患的护理相同，术后随访 1

年。统计足踝功能，开始负重时间，愈合时间，手术时间，切开长度，术中出血量，术中透视时间，旋转和角度错位、感染率、二次干预和并发症。

- **结果**：所有患者均完成随访，平均随访 23.1±9.4 月。两组足功能指数、负重时间、骨折愈合时间、愈合率、感染和二次手术率均相似（$P=0.807$，$P=0.177$，$P=0.402$，$P=0.358$，$P=0.404$，$P=0.404$）。交锁髓内钉组术中出血量、手术切口长度，透视时间和旋转畸形均较高（$P=0.012$，$P=0.019$，$P=0.004$，$P=0.027$）
- **结论**：交锁髓内钉和微创钢板都是治疗胫骨远端关节外骨折的有效方法，两者的治疗效果相近，目前无法证明孰优孰劣。

■ 交锁髓内钉和微创钢板治疗胫骨远端关节外骨折比较（Ramos T 等，2014）[520]

- 单中心单盲随机对照研究。
- **纳入标准**：纳入 58 例患者，单纯胫骨干骨折，18～75 岁。随机分为两组，Ilizarov 环形外固定支架组一共 31 例患者，包括 22 例男性，9 例女性，平均年龄 46 岁，7 例 AⅠ型，11 例 AⅡ型，2 例 AⅢ型，2 例 BⅠ型，7 例 BⅡ型，0 例 BⅢ型，2 例 CⅡ型。锁定髓内钉组一共 27 例患者，包括 19 例男性，8 例女性，平均年龄 38 岁，4 例 AⅠ型，11 例 AⅡ型，10 例 AⅢ型，1 例 BⅠ型，0 例 BⅡ型，1 例 BⅢ型，0 例CⅡ型。术前常规 X 片，一组采用 Ilizarov 环形外固定支架治疗，另一组采用锁定髓内钉治疗。术后疼痛评估，自我评估评分，并发症评估。随访 1 年。
- **结果**：锁定髓内钉组有报告 8 例患者发生并发症，包括 2 例骨筋膜室综合征，1 例深部感染，1 例内固定失败，1 例延迟愈合，1 例假关节形成，2 例畸形愈合。Ilizarov 环形外固定组则报告了 4 例患者发生并发症，包括 2 例畸形愈合，2 例假关节形成，两者统计学差异不显著（$P<0.107$）。Ilizarov 环形外固定组还报告了 16 例浅表针刺部位感染。影像学下两组愈合时间均为 12 周。Ilizarov 环形外固定组疼痛和患者自评满意率显著高于锁定髓内钉组（$P=0.03$，$P=0.02$）。两组患者的膝关节和踝关节活动度不存在显著差异。锁定髓内钉组有 19 例患者发生前膝关节疼痛，而 Ilizarov 环形外固定组只有 1 例患者发生，两组差异显著（$P<0.001$）。
- **结论**：Ilizarov 环形外固定治疗胫骨干骨折是一种安全可靠的替代治疗方式，并发症发生率低，临床疗效好。两种方法治疗下患者耐受性均良好，但锁定髓内钉治疗组术后疼痛更明显，满意率较低，前膝关节疼痛率高。

■ 交锁髓内钉和微创钢板治疗胫骨远端关节外骨折比较（Silva M 等，2012）[521]

- 单中心单盲随机对照研究。
- **纳入标准**：纳入 81 例患者，儿童低能量创伤所致闭合性胫骨干骨折，年龄 4～14 岁。随机分为两组，一组采用膝关节屈曲 60°长腿石膏固定后不负重保守治疗，一共 40 例。第二组采用膝关节屈曲 10°长腿石膏固定后鼓励可耐受的负重保守治疗，一共 41 例。4 周后所有患者均改成短腿石膏固定。最后统计愈合时间，腿部力线，患肢缩短长度，行走功能障碍（Activities Scale for Kids-Performance，ASK-P 评估）。
- **结果**：两组的骨折愈合时间均为平均 10.8 周，差异没有统计学意义（$P=0.47$）。

愈合后,两组的冠状位力线偏移均在1.3°以内,矢状位力线偏移在1°以内,患肢缩短长度均在5 mm以内,均不存在显著差异。ASK-P得分显示两组在身体运动功能上不存在显著差异,但是第6周ASK-P分数显示膝关节屈曲10°长腿石膏固定负重组儿童的总分更高,差异显著($P=0.03$),而且站立技能更优($P=0.01$)。

- **结论**:儿童低能量创伤所致闭合性胫骨干骨折时,可以采用膝关节屈曲10°长腿石膏固定后早期负重治疗,同时不会影响骨折愈合时间和增加成角畸形风险。

■ 比较扩髓与非扩髓髓内钉手术治疗胫骨干骨折的效果(Court-Brown等,1996)[522]

- 单中心单盲随机对照研究。
- **纳入标准**:单侧Tscherne CⅠ型胫骨干闭合骨折。一共50例患者,包括37例男性患者和13例女性患者,平均年龄35.6岁。信封法随机分为两组,扩髓组纳入25例患者,扩髓后使用Grosse-Kempf带锁髓内钉固定。非扩髓组纳入25例患者,直接置入AO非扩髓胫骨(AO UTN)髓内钉。术后随访1年,统计愈合时间、畸形愈合及术后感染的发生率和需要再手术的患者数量。同时也统计了与髓内钉相关的前膝疼痛以及髓内钉失效情况。在术后第3、6、12个月评估膝关节、踝关节以及距下关节的活动能力和一些基本运动能力,例如跪地、弯腰、爬行、长时间行走、上楼、跳跃、爬梯子等。最后统计了愈合时间。
- **结果**:相比于非扩髓组,扩髓组术后骨折愈合时间更短,并且二次手术率更低,两组存在显著差异。
- **结论**:对于普通Tscherne CⅠ型胫骨干闭合骨折,治疗上更倾向于扩随后髓内钉置入治疗,而不应该非扩髓后髓内钉置入。

■ 比较扩髓与非扩髓髓内钉手术治疗胫骨干骨折的效果(Keating等,1997)[523]

- 单中心单盲随机对照研究。
- **纳入标准**:发生于24 h以内所有等级的开放性损伤,且在近端踝关节4 cm以上。一共94例患者,包括77例男性患者和17例女性患者,平均年龄37岁,骨折类型为Gustilo Ⅰ型到ⅢB型开放骨折,Winquist-Hansen粉碎分级Ⅰ级到Ⅳ级。信封法随机分为两组,扩髓组48例患者,先扩髓,然后置入交锁髓内钉。非扩髓组43例患者,直接置入交锁髓内钉。术后随访22个月,统计术中出血量、输血情况、手术时间、髓内钉置入时间、髓内钉近端和远端固定情况以及术中透视情况。统计了围术期并发症,包括骨筋膜室综合征、脂肪栓塞、肺栓塞等。统计了临床骨折愈合情况和影像学骨折愈合征象、植入失败、骨折畸形愈合、术后感染等数据。统计了膝关节和踝关节活动范围,以评估其功能情况。最后统计了膝关节疼痛情况、内植物移除的必要性以及死亡率。
- **结果**:①扩髓组平均骨折愈合时间为30周,非扩髓组平均骨折愈合时间为29周。9%的扩髓组患者和12%的非扩髓组患者发生了骨折不愈合,两者不存在显著差异($P=0.73$)。②扩髓组报告了2例术后感染患者,非扩髓组报告了1例术后感染患者。③非扩髓组中12例(29%)患者发生了螺钉断裂,扩髓组中则只有4例患者发生了螺钉断裂(9%),两者存在显著差异($P=0.014$),但是两组髓内钉断裂情况不存在显著差异。④扩髓组和非扩髓组在膝关节疼痛，活动度，回归工作时间等不存在显著差异。

- **结论**：结合临床和影像学表现，对于胫骨开放性骨折的治疗，扩髓和非扩髓后髓内钉置入之间效果相似。

■ 比较扩髓与非扩髓髓内钉手术治疗胫骨干骨折的效果(Larsen 等，2004)[524]

- 单中心单盲随机对照研究。
- **纳入标准**：胫骨干闭合骨折以及胫骨干开放性骨折 Gustilo 分型Ⅰ型到ⅢA 型，并且成角大于5°，患肢缩短 5 mm，所有患者均已签署知情同意书。一共 48 例患者，包括 25 例男性患者，20 例女性患者。由于 3 例患者失访，故最后纳入 45 例患者统计分析，包括 37 例胫骨干闭合骨折，分型为 AO/OTA(矫形创伤学会)42-A 到 42-C，8 例胫骨干开放性骨折，分型为 Gustilo 分型Ⅰ型到ⅢA 型。随机分为两组，扩髓组纳入 22 例患者，采用 Grosse-Kempf 胫骨扩髓髓内钉。非扩髓组 23 例患者，采用 AO 非扩髓胫骨髓内钉。平均随访 3.8 年。统计骨不连、畸形愈合、愈合时间、植入物置入失败、前膝关节疼痛、骨筋膜室综合征、膝关节和踝关节活动度、腓总神经麻痹、深静脉血栓以及感染情况。
- **结果**：①扩髓组骨折愈合平均时间为 16.7 周，非扩髓组骨折愈合平均时间为 25.7 周，两者存在显著的统计学差异($P=0.004$)。同时非扩髓组报告了 3 例骨折不愈合患者，而且尽管更换了扩髓髓内钉后两年仍旧没有愈合。②扩髓组报告了 2 例畸形愈合患者，非扩髓组报告了 4 例畸形愈合患者。
- **结论**：非扩髓髓内钉置入可能有更高的二次手术率和畸形愈合率，同时患者该组患者愈合时间显著较长。

■ 比较扩髓与非扩髓髓内钉手术治疗胫骨干骨折的效果(Nassif 等，2000)[525]

- 单中心单盲随机对照研究。
- **纳入标准**：胫骨干闭合性骨折。一共 49 例患者，其中 1 例患者失访。最终纳入 31 例男性患者，17 例女性患者，平均年龄 36.1 岁。利用随机数字表方法随机分为两组，扩髓组一共 25 例患者，扩髓后置入交锁髓内钉。非扩髓组一共 24 例患者，术中不扩髓，直接置入髓内钉。统计的结果包括皮肤切开前、皮肤切开后、扩髓时、插入髓内钉时、缝合前、在恢复室时患者的骨筋膜室压力，同时测量和记录血压。最后还统计术后 24 内的骨筋膜室压力，每隔两小时测量一次。
- **结果**：在术后 10 h，12 h，14 h，16 h，18 h，20 h，22 h，24 h，扩髓组深部后骨筋膜室平均压力均低于非扩髓组，两者差异显著($P<0.05$)。
- **结论**：对于胫腓骨闭合性并且伴有移位的骨折，数据结果更加支持扩髓后髓内钉置入。

■ 比较扩髓与非扩髓髓内钉手术治疗胫骨干骨折的效果(Bhandari 等，2008)[526]

- 多中心双盲随机对照研究。
- **纳入标准**：闭合骨折 Tscherne 软组织损伤分级 0 级到 3 级的胫骨干闭合骨折患

者，以及开放性胫骨干骨折 Gustilo 分型Ⅰ型到ⅢB型的患者。一共 1 319 例患者，包括 979 例男性患者，340 例女性患者，平均年龄 37.8±14.8 岁，93 例失访，最后纳入 1 226 例患者统计分析。胫骨干闭合骨折患者的骨折分型为 AO/OTA(矫形创伤学会)42-A1 到 42-C3，胫骨干开放性骨折分型为 Gustilo 分型Ⅰ型到ⅢB型。严格地随机分为两组(盲法、分组隐藏)，扩髓组一共 671 例患者，手术中先扩髓再置入髓内钉。非扩髓组一共 648 例患者，手术中不扩髓直接置入髓内钉。术后随访 1 年，统计因髓内钉断裂或者深部感染而导致的植骨、植入物更换或者拆除情况。统计骨折动力化的情况(即除去交锁髓内钉的锁定螺钉使骨折处负重受压)，包括愈合前螺钉自发断裂导致的骨折动力化。最后统计了由于锁定螺钉破损或者松动而拆除的情况，以及需要筋膜切开和血肿引流的情况。

- **结果**：①闭合骨折患者中，45 例(4.6%)扩髓髓内钉患者和 68 例(17%)非扩髓髓内钉患者经历了二次手术，两者差异显著(P=0.03)。②开放性骨折患者中，两组分别有 60 例(60/206)患者和 46 例(46/194)患者经历了二次手术，两者不存在显著差异(P=0.16)。
- **结论**：对于胫骨干闭合性骨折患者，目前的研究结果更加支持采用扩髓髓内钉置入治疗。而对于胫骨干开放性骨折患者，则扩髓髓内钉和非扩髓髓内钉治疗效果不存在统计学上的差异。
- **结果**：汇总 6 项 RCT 数据。

■ Court-Brown 等[522]报告扩髓组与非扩髓组患者在术后进行各种基础活动(跪、长时间行走、跳跃等)次数上仅存在轻度差异。Court-Brown[522]和 Keating 等[523]报告两组在回归工作的时间上不存在差异，同时每组有 2 例患者永久性残疾。

- 合并 Blachut[517]，Court-Brown[522]，Keating[523]，Larsen[524]和 Bhandari 等[526]数据发现扩髓组与非扩髓组患者因骨不连二次手术率方面不存在显著差异(66/789 vs 72/756)。同时两组在骨移植、内植物更换项目上也不存在显著差异(34/789 vs 47/756)。但是根据不同骨折类型的亚组分析结果值得注意。亚组分析发现，在闭合骨折患者中，扩髓组结果显著优于非扩髓组结果(11/536 vs 24/521)。而对于开放性骨折患者，扩髓组与非扩髓组则缺少统计学差异。Larsen 等[524]报告扩髓组与非扩髓组中分别有数量相似的患者在骨折愈合后因疼痛或者不适而要求拆除内植物(14/22 vs 12/23)。
- 合并 Blachut[517]，Keating[523]，Larsen[524]和 Bhandari 等[526]数据发现扩髓组与非扩髓组患者在骨折不愈合发生率方面不存在显著差异(34/764 vs 45/731)。另外 Court-Brown 等[522]报告有 5 例非扩髓组患者要求更换髓内钉以促进愈合。合并 Blachut[517]，Keating[523]，Larsen[524]和 Bhandari 等[526]数据也发现两组在骨折畸形愈合方面也不存在显著差异(7/167 vs 11/152)。
- 合并 Blachut[517]，Keating[523]，Larsen[524]和 Bhandari 等[526]数据发现扩髓组与非扩髓组患者在疼痛方面不存在显著差异(57/165 vs 49/150)。合并 Blachut[517]，Court-Brown[522]，Keating[523]，Larsen[524]和 Bhandari 等[526]数据也未发现两组患者在深部感染方面存在显著差异(30/789 vs 24/756)。

■ 发现在死亡率方面，扩髓组患者的死亡率显著高于非扩髓组患者（15/667 vs 5/644）。扩髓组患者死因包括心肺功能并发症（6例）、重大头部创伤（5例）、脓毒血症（2例）、自杀（1例）等。非扩髓组死因包括心肺功能并发症（2例）、重大头部创伤（1例）、自杀（1例）等。（Bhandari 等，2008）[526]

- 合并 Blachut[517]，Court-Brown[522]，Keating[523]，Larsen[524]，Nassif[525] 和 Bhandari 等[526] 数据显示，在内植物（螺钉和髓内钉）固定失败方面，扩髓组的结果显著优于非扩髓组（35/789 vs 79/756）。
- 合并 Blachut[517]，Court-Brown[522]，Keating[523]，Larsen[524] 和 Bhandari 等[526] 数据显示两组在骨筋膜室综合征发生率上不存在显著差异（19/813 vs 22/781）。
- **结论**：对于闭合性胫骨干骨折，目前的研究结果更加支持采用扩髓髓内钉置入治疗。但是对于开放性胫骨干骨折，扩髓髓内钉治疗和非扩髓髓内钉治疗未知孰优孰劣。

■ 比较 Ender 髓内钉和传统非扩髓交锁髓内钉治疗胫骨干骨折的效果（Soleimanpour 等，2008）[527]

- 单中心双盲随机对照研究。
- **纳入标准**：胫骨干中部 2/3 闭合性或者开放性骨折。所有患者均签署知情同意书。一共 131 例患者，包括 102 例男性患者和 29 例女性患者，平均年龄 33.3 岁。其中包括 56 例闭合骨折，75 例 Gustilo 分型Ⅰ型到ⅢB型的开放性骨折。随机分为两组，Ender 髓内钉组一共 64 例患者，在术中置入 Ender 髓内钉。传统非扩髓交锁髓内钉组一共 67 例患者，术中不扩髓直接置入传统交锁髓内钉。平均随访 9 个月，统计手术部位感染情况、骨折延迟愈合、骨不连、骨折畸形愈合、内固定失败（螺钉断裂或者髓内钉断裂）、骨折愈合时间、住院天数、骨筋膜室综合征、神经功能缺损以及再手术情况。
- **结果**：Ender 髓内钉组患者再手术率显著高于传统非扩髓交锁髓内钉组患者（12/110 vs 3/128）。但两组内植物固定失败率不存在显著差异（6/110 vs 4/128），主要的固定失败原因包括 6 例髓内钉突出，2 例螺钉退出，2 例装置损坏。Ender 髓内钉组患者和传统非扩髓交锁髓内钉组患者在骨不连发生率方面不存在显著差异，尽管所有骨不连患者均在 Ender 髓内钉组（6/110 vs 0/128）。另外，两组在深部感染方面也不存在显著差异。Ender 髓内钉组患者的畸形愈合发生率显著高于传统非扩髓交锁髓内钉组患者（9/110 vs 0/128）。
- **结论**：对于胫骨干骨折，该研究支持采用传统非扩髓髓内钉治疗。

■ 比较单远端螺钉非扩髓锁定髓内钉和双远端螺钉非扩髓锁定髓内钉的效果（Kneifel 等，1996）[528]

- 单中心单盲随机对照研究。
- **纳入标准**：65 岁以下胫骨干闭合性和开放性骨折患者，且骨折位于胫骨粗隆以下，踝关节近端 3 cm 以上。共 46 例患者，包括 13 例开放型骨折患者，分型为 Gustilo 分型Ⅰ型到ⅢB型。33 例闭合骨折患者，Winquist-Hansen 粉碎分级Ⅰ级到Ⅳ级。根据标准纳入 44 例，包括 25 例男性患者和 17 例女性患者，平均 36.6 岁。2 例患者由于未能在术中和术后保持变量一致而被剔除，最后有42例患者纳入统计分析。随机分为两组，单远端螺钉组共22例患者，手术中不扩髓，然后在交锁髓内钉远端只固定1颗锁定螺钉。双远端螺钉组一共20例患者，手术中不扩髓，然后在交锁髓内钉远端固定2颗锁定螺钉。在术后第2周、第6周、第12周保持随访，直至患者骨折完全愈合。统计螺钉植入失败、术中并发症、术后早期并发症（包括腓总神经麻痹、近端深静脉血栓）、晚期并发症（包括骨折延迟愈合、再次手术、骨不连）情况。

- **结果**：2例双远端螺钉组患者发生了骨不连，并且采用了自体骨移植治疗。但是单远端螺钉和双远端螺钉组患者在骨不连发生率上不存在显著差异（0/22 vs 2/20）。在内植物固定失败方面单远端螺钉组显著高于双远端螺钉组（13/22 vs 1/20）。
- **结论**：对于开放性和闭合性胫骨干骨折，难以确定单远端螺钉固定髓内钉和双远端螺钉固定髓内钉之间孰优孰劣。但单远端螺钉固定髓内钉可能存在更高的固定失败风险。

■ 比较经髌韧带入路髓内钉置入和髌腱旁侧入路髓内钉置入的效果（Toivanen 等，2002）[529]

- 单中心单盲随机对照研究。
- **纳入标准**：年龄在15岁以上，既往无重大疾病，骨折线未延伸至膝关节的胫骨干骨折移位性骨折。一共50例患者，包括23例男性患者和27例女性患者，平均年龄42岁。随访到第3年的时候8例失访最后纳入分析患者共42例。随访到第8年的时候22例患者失访。利用信封法随机分为两组，经髌韧带入路组一共25例患者，手术中经髌韧带入路置入Grosse-Kempf交锁髓内钉。髌腱旁侧入路组一共25例患者，手术中经髌腱旁侧入路置入Grosse-Kempf交锁髓内钉。术后平均随访3年，统计后延长至8年。随访过程中统计患者在休息、行走、跑步、蹲、跪、上下楼梯以及长期保持坐姿时前膝关节疼痛情况。还利用Lysholm膝关节评分（由8项问题组成，分值为0～100分。95分以上为优秀，94～85分为良好，84～65分为尚可，小于65分为差）标准评估了患者的膝关节功能状况，同时还进行了一些简单的膝关节功能试验。
- **结果**：结果显示经髌韧带入路组和髌腱旁侧入路组患者在Lysholm膝关节活动评分上不存在统计学或者临床差异（3年随访统计数据，90.4±13.9 vs 92.1±13.7）；Lowa膝关节评分结果不存在显著差异（3年随访统计数据，95.4±6.5 vs 96.1±8.7）；Tegner膝关节运动评分结果不存在显著差异（8年随访统计数据，4.21±1.25 vs 4.29±1.49）。3年随访报告显示，经髌韧带入路组和髌腱旁侧入路组在前膝关节疼痛发生率上不存在显著差异（14/21 vs 15/21）。每组有4例患者在8年随访中一直有膝关节疼痛症状。
- **结论**：目前的证据无法确定经髌韧带入路髓内钉置入和髌腱旁侧入路髓内钉置入的效果孰优孰劣。
- **结论**：目前缺乏足够的证据得出明确结论，髓内钉治疗成人胫骨干骨折上最佳手术术式或者最佳技术。一些证据表明术中扩髓与非扩髓在再手术率和并发症方面不存在显著差异。但术中扩髓组的内植物固定失败发生率更低。证据表明术中扩髓组可能减少闭合性骨折而非开放性骨折骨不连相关再手术率。证据表明 Ender 髓内钉的再手术率和畸形愈合发生率高于传统非扩髓交锁髓内钉。但是需要注意的是这些研究质量较低，需谨慎采纳。

述　评

胫骨与腓骨干骨折

对于胫腓骨骨折，临床治疗面临多种选择，钢板和髓内钉选择，髓内钉种类选择，是否扩髓，是否远端锁定等都是近年来讨论的热点。

本章汇总了 13 篇 RCT 研究，分析了髓内钉方法治疗单纯胫骨干骨折、胫腓骨双骨折等方面的一系列问题。

在治疗胫腓骨骨折方面，目前缺乏足够的证据得出明确结论，在髓内钉治疗成人胫骨干骨折上存在最佳手术术式或者最佳技术。中等水平证据表明术中扩髓与非扩髓在再手术率和并发症方面不存在显著差异。但术中扩髓组的内植物固定失败发生率更低。证据表明术中扩髓组可能减少闭合性骨折而非开放性骨折骨不连相关再手术率。证据表明 Ender 髓内钉的再手术率和畸形愈合发生率高于传统非扩髓交锁髓内钉。需要注意的是目前这些研究质量较低，需谨慎采纳。

第十一章　踝关节周围及足部创伤

第一节　跟 骨 骨 折

关节内移位跟骨骨折的手术治疗与保守治疗比较

跟骨骨折约占全部骨折的2%[530, 531]。大部分跟骨骨折患者为年轻的正从事社会工作的男性。跟骨骨折给患者和社会带来严重的负担，产生一系列的后续影响，如住院时间延长，治疗费用增加，疼痛遗留，长时间固定，难以恢复原来的工作等[532]。研究表明，跟骨骨折的患者运动能力丧失可长达3年，同时康复时间也长达数年。

跟骨骨折可分为关节内骨折(跟骨的关节面受损)和关节外骨折(跟骨的关节面完好)，约3/4的跟骨骨折为关节内骨折[530]。大部分关节内骨折累及跟骨的后侧面，也是踝关节的受力面[531]。

目前研究认为对于非移位性关节外跟骨骨折，建议保守治疗，包括休息、镇痛、夹板加压固定，6～8周内避免踝关节受力。对于移位性关节内跟骨骨折，保守治疗更为复杂，要在以上基础上增加石膏固定，物理疗法以及逐渐增加运动锻炼[533]。

移位性关节内跟骨骨折还可以采取手术方法治疗，主要包括骨折经皮复位内固定，切开复位内固定以及关节融合术。经皮固定使用克氏针，皮肤仅留很小的切口。切开复位内固定是切开皮肤，暴露骨折面，在直视下进行骨折复位，并使用钢板和螺钉进行固定。关节融合是跟骨骨折治疗的最后一种选择，适用于最严重的跟骨骨折，骨不连或持续性严重疼痛。跟骨骨折术后并发症包括：术后感染、延迟愈合等。有研究表明，开放性骨折、糖尿病和持续吸烟的患者中有愈合困难的风险增加25%[534]。

以下研究比较了关节内移位跟骨骨折的手术治疗与保守治疗效果[535]。

▲　数据来源：Cochrane Bone, Joint and Muscle Trauma Group Specialised Register (至2011年7月), the Cochrane Central Register of Controlled Trials (*The Cochrane Library*, 2011年第3期), MEDLINE (1948—2011年7月), EMBASE (1980—2011年第27周), the WHO International Clinical Trials Registry Platform, Current Controlled Trials, and Orthopaedic Trauma Association annual meeting archives (1996—2011年).

■　比较关节内移位性跟骨骨折手术治疗与保守治疗(Buckley等，2004)[536]

- 多中心单盲随机对照研究。

- **纳入标准**：跟骨关节内骨折，CT 可见骨折移位大于 2 mm。512 例入选，筛选后最终纳入 424 例。其中 206 例接受保守治疗，218 例接受手术治疗。干预方式：保守治疗包括冰敷、随访评测、休息；手术治疗即切开复位内固定，使用钢板、螺钉、钢丝等器械进行内固定，根据需要适当进行自体骨移植。两组康复锻炼方式相同：6 周后进行理疗。随访时间为术后第 2～4 周、6 周、12 周、26 周、52 周、2 年及以后，最长随访到 8 年。共 64 例失访。结果评估：SF-36 量表，VAS 量表，Bohler's 角测量，术后并发症，治疗失败及距骨下关节炎等。
- **结果**：512 例患者中，309(73%)例患者达到 2 年以上随访，最长随访时间为 8 年。非手术治疗组结果与手术治疗组相差别没有统计学意义，SF-36 评分分别是 64.7 和 68.7(P=0.13)，VAS 量表评分分别为 64.3 和 68.6(P=0.12)。然而那些没有工伤保险却接受了手术治疗的人满意度明显提升(P=0.001)。女性患者接受手术治疗的患者 SF-36 评分较不接受手术治疗的患者高(P=0.015)。其中一部分年轻患者，年龄小于 29 岁，粉碎性骨折，工作负重轻，手术后能够达到解剖复位。手术组评分高于非手术治疗组(P=0.04)。
- **结论**：除去满意度方面的数据，对于移位性关节内跟骨骨折，手术治疗的效果与非手术治疗效果相当。

■ 比较关节内移位性跟骨骨折手术治疗与保守治疗(Parmar 等，1993)[537]

- 随机对照研究。
- **纳入标准**：CT 或 X 线检查确定关节内移位性跟骨骨折。最终纳入 56 例，其中 31 例接受保守治疗，25 例接受手术治疗。干预方式：保守治疗首先严格固定后跟，冰敷、牵引 5～7 天，其间在疼痛允许范围内进行活动锻炼，6～8 周不能负重；手术治疗切开复位后使用克氏针对距骨后关节进行固定，术后石膏固定 6 周。平均随访时间为 23 个月，术后 15 年再次进行随访。结果评估：是否疼痛、疼痛侧、腓肠神经症状、行走困难、工作状况、穿鞋状况、鞋跟宽度、恢复状态、伤病补偿以及其他问题；15 年后评测项目：AOFAS 后足量表、后跟骨折评分量表、足功能量表。
- **结果**：长期随访发现手术治疗和保守治疗效果没有统计学差异。AOFAS 后足量表：保守组 78.5，手术组 70，P=0.11；足功能量表：保守治疗组 24.4，手术组 26.9，P=0.66；后跟骨折评分量表：保守治疗组 70.1，手术治疗组 63.5，P=0.41；影像学表现同样没有统计学差异。Bohler's 角：保守治疗组 10.4°，手术治疗组 16.9°，P=0.07；后跟高度：保守治疗组 37.2 mm，手术治疗组 38.2 mm，P=0.57。
- **结论**：15 年时间随访表明两组效果没有明显差异，长期随访结果与一年随访结果相似。

■ 比较关节内移位性跟骨骨折手术治疗与保守治疗(Thordarson 等，1996)[538]

- 单中心随机对照研究。
- **纳入标准**：单侧关节内跟骨骨折。最终入选 30 例，15 例接受手术治疗，15 例接受保守治疗。干预方式：保守治疗包括冰敷、大 Jones 绷带固定直到水肿消除、后跟夹板固定直到能够进行早期活动锻炼，8 周内禁止负重等；手术治疗切开复位后使用钢板和螺钉进行固定,术后 3 天开始进行活动锻炼,术后 10 周不能负重,术后 12 周可以进行完全负重锻炼。平均随访时间为 17 个月。结果评估: AOFAS (American Orthopaedic Foot and Ankle Society)量表用来评估术后结果评分,其他评估方式还包括距下关节运动范围, Bohler's 角,遗留物位移量以及后平面角度。

- **结果**: 手术治疗组有 7 例治疗效果非常好,5 例治疗效果好,2 例治疗效果一般,1 例治疗效果差;非手术治疗组有 1 例治疗效果非常好,3 例治疗效果好,1 例治疗效果一般,6 例治疗效果差($P<0.01$)。功能评分:手术治疗组得分 86.7,完全优于非手术治疗组得分 55.0($P<0.0001$)。距骨下关节活动度手术治疗组为 20°,非手术治疗组为 17°,疼痛方面手术治疗组有 25%患者活动关节会感到疼痛,非手术治疗组为 100%。
- **结论**: 手术治疗相对于非手术治疗对于跟骨骨折具有更好的疗效。

■ 比较关节内移位性跟骨骨折手术治疗与非手术治疗的效果(Agren 等,2013)[539]

- 多中心单盲随机对照研究。
- **纳入标准**: 纳入研究 512 例患者,最终有 309 例患者接受 2 年至 8 年时间的随访,其中 148 例接受非手术治疗,161 例接受手术治疗。纳入标准:年龄 16～68 岁之间的关节内移位性跟骨骨折患者,移位达到 2 mm 以上。手术治疗组的患者采取外侧入路,严格的内固定手术;非手术治疗组没有进行闭合复位尝试,仅仅采用冰敷处理。术后随访结果包括复位质量评价,功能评价包括 SF-36 和 VAS 评分。
- **结果**: 结果评分方面,非手术治疗组患者与手术治疗组患者之间没有统计学差异(SF-36:64.7 vs 68.7, $P=0.13$; VAS 评分:64.3 vs 68.6, $P=0.12$)。没有接受补贴且接受了手术治疗的患者具有更高的满意度($P=0.001$)。女性中接受手术治疗的患者具有更高的 SF-36 评分($P=0.015$)。没有接受补贴的,年轻(29 岁以下)的,具有相对更低的 Boler 角(0°～14°)的,粉碎性骨折的,工作负重较轻的,手术后达到解剖复位或移位<2 mm 的患者,手术治疗的比非手术治疗的评分更高($P=0.04$)。
- **结论**: 手术治疗患者与非手术治疗患者的功能评分没有统计学差异,剔除接受补贴的患者后,接受手术治疗的患者有更高的功能评分。

■ 比较标准切开复位内固定与切开复位内固定复合距下关节固定术对 Sanders Ⅳ型跟骨骨折的治疗效果(Buckley 等,2014)[540]

- 多中心随机对照研究。
- **纳入标准**: 纳入研究 31 例患者,其中 26 例接受完整的 2 年随访(随访率 81%)。年龄 16～59 岁之间,Sanders Ⅳ型跟骨骨折患者。其中 13 例患者接受标准切开复位内固定手术(ORIF),13 例患者接受标准切开复位内固定术+距下关节固定术(ORIF+PSTA)。术后随访时间为 6 周,3、6、12、24 个月,主要结果包括 SF-36 评分,肌肉骨骼功能评分(MFA),美国足踝协会踝与后足评分量表(AHS),VAS 评分。
- **结果**: 随访两年发现,两组之间没有统计学差异。ORIF 组患者与 ORIF+PSTA 组患者的评分分别为:SF-36 评分 30.2 vs 37.8, $P=0.10$;MFA 评分 44.2 vs 37.9, $P=0.50$;AHS 评分 62.5 vs 65.8, $P=0.68$;VAS 评分 34.7 vs 30.7, $P=0.82$。

- **结论**：研究不能确定两种方法孰优孰劣。

■ 比较闭合移位性跟骨关节内骨折中手术治疗与非手术治疗的效果(Griffin 等，2014)[541]

- 多中心单盲随机对照研究。
- **纳入标准**：纳入研究 151 例患者，其中 73 例接受手术治疗，78 例接受非手术治疗，随访率为 95%，最终分析 69 例手术治疗，74 例非手术治疗。年龄 18 岁以上，近期遭受闭合移位性(移位 2 mm 以上)跟骨关节内骨折，且愿意签署知情同意书的患者。手术治疗组接受标准切开复位内固定术，非手术治疗组患者佩戴踝部支具，并且可在疼痛允许范围内活动。术后随访时间为 6、12、18、24 个月，主要结果包括 Kerr-Atkins 疼痛与功能评分，次要结果为并发症，后足疼痛，AFS 功能评分，SF-36 健康评分，EQ-5D 生活质量评分，临床检查，行走速度，步态。
- **结果**：主要结果 Kerr-Atkins 评分方面，手术组患者为 69.8，非手术组患者为 65.7，差值 95%可信区间为－7.1～7.0，两者没有统计学差异。并发症发生率与再次手术率方面，手术组患者更高，优势比为 7.5，95%可信区间为 2.0～41.8。
- **结论**：在功能和症状方面，手术治疗相对于非手术治疗没有明显优势。

■ 比较闭合移位性跟骨关节内骨折手术治疗中术前对侧影像学检查的效果(Kwon 等，2015)[542]

- 单中心随机对照研究。
- **纳入标准**：纳入研究 50 例患者，其中 37 例男性，13 例女性，平均年龄 42 岁，年龄在 17～73 岁之间。遭受闭合移位性(移位 2 mm 以上)跟骨关节内骨折，需要手术治疗，且没有先天畸形与原骨折病史的患者。其中一组患者在术前进行对侧影像学检查，建立影像学模板，另外一组不进行对侧影像学检查，两组患者均接受标准切开复位内固定术。主要结果为术后 Bohler 角恢复及跟骨长度，次要结果为手术时间。
- **结果**：两组患者术后 Bohler 角($P<0.001$)均有明显改变，跟骨长度方面影像学模板组($P=0.005$)有明显改变，无模板组($P=0.07$)改变没有统计学意义。建立对侧影像学模板对 Bohler 角恢复($P=0.68$)及跟骨长度($P=0.80$)没有明显改善。当采取可延长外侧入路时，对侧影像学模板减少了手术时间($P=0.036$)。
- **结论**：从 Bohler 角和根据长度变化方面看，术前对侧影像学检查并不能提高解剖复位水平。

■ 比较闭合移位性跟骨关节内治疗中切开复位内固定与微创复位经皮固定的效果(Sampath 等，2014)[543]

- 随机对照研究。
- **纳入标准**：纳入研究 55 例患者，其中 23 例接受切开复位内固定术(ORIF)，22 例接受微创复位经皮固定(MIRPF)治疗，平均随访时间为 1 年。遭受闭合移位性(移位 2 mm 以上)跟骨关节内骨折 3 周以内的患者。主要结果为术后创伤恢复并发症，术后功能结果通过 CNF 量表评定，影像学检查包括 X 线片和 CT。

- **结果**：ORIF 组患者有 30%患者出现创伤康复问题，相对于 MIRPF 组 0%，差别具有统计学意义（$P=0.005$）。影像学方面，通过 Böhler 角，Gissane 角，SAVE 评分等分析，两者没有统计学差异。MIRPF 组患者回复到工作中所需时间中位数比 ORIF 组患者少 2 周（$P=0.004$）。一年后，MIRPF 组患者的 CNF 评分优于 ORIF 组患者（$P=0.013$）。
- **结论**：MIRPF 在康复并发症，功能评分，回复到工作的时间等方面，优于 ORIF。

■ 比较闭合移位性跟骨关节内治疗中钢板切开复位内固定治疗与经皮内固定治疗的效果（Xia 等，2014）[544]

- 单中心双盲随机对照研究。
- **纳入标准**：纳入研究 108 例患者（共 117 处骨折），其中 49 例接受切开复位内固定术（ORIF），59 例接受微创复位经皮固定（MIRPF）治疗，平均随访时间为 1 年。纳入标准：遭受闭合移位性（移位 2 mm 以上）跟骨关节内骨折 3 周以内的患者。ORIF 组患者采用外侧 L 形入路，MIRPF 采用跗骨窦入路。记录数据包括，手术时间，手术前后跟骨高度，长度，Bohler 角，Gissanes 角，创口愈合情况。Maryland 足部评分被用来评价功能结果。
- **结果**：手术时间方面，MIRPF 组明显短于 ORIF 组[46～80 min（平均 62 min）vs 65～110 min（平均 93 min），$P<0.01$]。术后影像学检查提示，跟骨高度，长度，Bohler 角，Gissanes 角方面，两组均有明显改善，然而两组之间并没有统计学差异。ORIF 组中有 8 个骨折患肢出现切口相关性并发症，然而 MIRPF 组没有发生。从 Maryland 评分"好"以及"很好"的得分率结果方面，MIRPF 组远高于 ORIF 组（93.8% vs 86.8%）。
- **结论**：相对于外侧 L 形切口的切开复位内固定术，跗骨窦入路微创经皮固定术在安全性和有效性方面更优。

■ 研究跟骨骨折中氨甲环酸降低术后出血的作用（Xie 等，2015）[545]

- 随机对照研究。
- **纳入标准**：纳入研究 90 例患者，其中 45 例接受氨甲环酸（TXA）处理，45 例没有接受氨甲环酸处理。纳入标准：闭合性跟骨移位性骨折，且需要手术治疗的患者。氨甲环酸组术前接受 15 mg/kg 体重静脉注射氨甲环酸，对照组接受术前注射同等剂量的生理盐水。术后随访三个月，随访结果包括术中出血，术后出血，血常规结果，以及创伤并发症。
- **结果**：两组在术中出血量方面，没有统计学差异。术后 24 h 内出血方面，TXA 组明显低于对照组[（110.0±160.0）mL vs（320.0±360.0）mL，$P<0.001$]。创伤并发症发生率方面，TXA 组也有明显降低（7.3% vs 23.8%，$P=0.036$）。两个月的随访未发现在血栓事件发生率及用药不良反应之间的差别。
- **结论**：术前 TXA 处理能够显著降低术后出血量，并且相对于对照组没有明显的不良反应。

比较顶压手法结合多针撬拨复位内固定与传统切开复位内固定的效果(Qi 等,2013)[546]

- 随机对照研究。
- **纳入标准**：纳入研究 135 例患者。①符合《中医病证诊断疗效标准》[3]中跟骨骨折的诊断标准。②2 周内的闭合性新鲜骨折。③按照 Essex-Lopresti 分型为舌形骨折、关节压缩骨折;Sanders 分型为Ⅱ、Ⅲ型。④年龄 18～65 岁。⑤签署知情同意书。其中撬拨组 69 例(82 足),男 60 例,女 9 例;年龄 18～64 岁,平均(43.29±10.46)岁;左足 30 例,右足 26 例,双足 13 例;Essex-Lopresti 分型舌状骨折 54 足,关节压缩骨折 28 足;Sanders Ⅱ 型 33 足,Ⅲ 型 49 足。钢钢板组 66 例(75 足),男 58 例,女 8 例;年龄 21～63 岁,平均(46.00±2.42)岁;左足 31 例,右足 26 例,双足9 例;Essex-Lopresti 分型舌状骨折 48 足,关节压缩骨折 27 足;Sanders Ⅱ 型 28 足,Ⅲ型47 足。术后 24 周随访。
- **结果**：所有骨折在 8～12 周愈合,平均愈合时间 10.2 周。撬拨组中,针道感染 2 例,退针 5 例,无发生神经血管损伤;钢板组中,术后切口皮缘坏死 18 例,腓肠神经损伤 5 例,两组差异有统计学意义($P<0.05$)。术后 24 周疗效观察,在 Sanders Ⅱ型骨折中,撬拨组和钢板组的舌状骨折和关节压缩骨折治疗优良率均在 70%以上,差异无统计学意义($P>0.05$);Sanders Ⅲ型骨折中,撬拨组和钢板组对舌状骨折的疗效相近,差异无统计学意义($P>0.05$),而对关节压缩骨折,钢板组疗效优于撬拨组($P<0.01$)。撬拨复位对 Sanders Ⅱ、Ⅲ型舌状骨折在疼痛评分、行走能力评分和 Kerr 总分比较等方面优于关节压缩骨折($P<0.05$, $P<0.01$);Sanders Ⅲ型关节压缩骨折使用钢板内固定较撬拨方法在工作能力评分、行走能力评分上更好($P<0.05$)。
- **结论**：顶压手法结合多针撬拨复位内固定对 Sanders Ⅱ型中的舌状骨折、关节压缩骨折、Sanders Ⅲ型中的舌状骨折具有微创操作、并发症少等优点。Sanders Ⅲ型中的关节压缩骨折应该采用切开复位内固定治疗。

跟骨骨折微创手术治疗中纵入路与跗骨窦入路的效果(Zhang 等,2014)[547]

- 单中心随机对照研究。
- **纳入标准**：纳入研究 167 例患者,其中 37 例失访,最终纳入 130 例患者进行分析,其中 63 例被随机分配至微创纵入路组(Minimally Invasive Longitudinal Approach, MILA),67 例被随机分配至跗骨窦入路组(sinus tarsi approach, STA)。18 岁以上的闭合性跟骨移位性骨折,且患侧无其他符合损伤的患者。两组患者术后护理与康复锻炼相同,随访结果包括美国足踝协会足踝评分 AFS,创口并发症等。
- **结果**：MILA 组患者的手术时间明显短于 STA 组($P<0.05$)。创口并发症发生率方面, MILA 组为 2.9%, STA 组为 12.5%。开始进行负重锻炼的时间方面, MILA 组为 5.3 周, STA 组为 5.6 周, $P>0.05$。对于 Sanders type-Ⅳ骨折的患者, MILA 组 AFS 评分结果为“好”或“非常好”的比例高于 STA 组, $P<0.05$。
- **结论**：两者功能结果相似,然而 MILA 组手术时间更短,并发症率更低,对于 Sanders type-Ⅳ骨折,效果更好。

- **结果**：手术治疗后回归原工作岗位的比例高于保守治疗；有研究发现对于帮助患者穿回正常的鞋子方面两者没有显著差异；也有研究发现手术后患者更容易穿回正常的鞋子；手术能够带来更高的感染风险；手术降低距下关节融合风险；两者在运动结果与影像学评估方面没有显著差异。
- **结论**：研究纳入的 RCT 并没有证明手术与保守治疗在关节内移位性跟骨骨折治疗效果差别上有统计学意义。虽然手术并发症的发生风险更高，但是保守治疗中距骨下关节炎导致的距骨下关节融合危害性更大。总之，目前尚没有高质量的临床试验证明手术治疗与保守治疗孰优孰劣。

第二节　踝关节骨折

一、成人踝关节骨折手术治疗与保守治疗比较

踝关节由胫骨远端、腓骨远端以及距骨构成。包括内踝、外踝和后踝。胫腓骨远端之间的关节韧带连同许多踝周韧带，有助于在运动过程中保持踝关节的的稳定。

踝关节骨折即指踝关节的一个或多个部分的胫骨远端或腓骨远端骨折，常伴有软组织损伤，特别是踝关节周围韧带。大多数的踝关节骨折是闭合性损伤，且在覆皮肤往往保持完整。流行病学调查研究显示，踝关节骨折中大约 2%是开放性骨折[548]。踝关节骨折年发病率达到 0.122%，52%的踝关节骨折发生于男性，且男性与女性骨折的年龄分布存在差异。由单纯坠落或扭转损伤导致的踝关节骨折中 58%见于老年妇女[548]。与此相反，年轻人的踝关节骨折通常主要来自于足球运动意外。同时有调查显示，在踝关节骨折中，70%为单踝骨折(主要是外踝)，23%是双踝骨折(主要是内踝和外踝)，7%是三踝骨折[548]。三种常用的踝关节骨折分类系统是 Lauge-Hausen 分型系统[549]，Weber 分型系统[550]以及 AO 分型系统[551, 552]。但是，临床决策往往不考虑这些正式的分型系统，而是更多的考虑其他方面例如软组织损伤情况以及患者的一般身体状况。

对移位性骨折首选闭合手法复位。踝关节骨折保守治疗一般包括膝以下固定数周，主要目的是稳定骨折从而促进其愈合。固定方法除了石膏固定，还包括行走支具固定以及功能性支具固定[553]。手术治疗包括应用内固定钢板、螺钉、张力带或外固定器复位和固定骨折部位。手术治疗旨在提供解剖复位和即时稳定，有利于早期活动。但是也伴随如伤口感染、并发肺栓风险、植入或固定失败、二次截肢手术等风险[554]。

以下研究比较了成人踝关节骨折手术治疗和保守治疗的效果。

▲ 数据来源：Cochrane Bone, Joint and Muscle Trauma Group Specialised Register, the Cochrane Central Register of Controlled Trials (*The Cochrane Library*, 2012 年第 1 期), MEDLINE, EMBASE, CINAHL and the WHO International Clinical Trials Registry Platform and Current Controlled Trials.

■ 比较踝关节骨折手术治疗和保守治疗(Bauer 等，1985)[555]

- 随机对照研究。

- **纳入标准**：诊断为踝关节骨折的患者。共纳入 111 例踝关节骨折的患者，3 例无基线数据，108 例有基线数据。有基线数据的 108 例中包括 44 名男性，64 名女性。随后 11 例因随访丢失而被剔除，剩余的 100 例中剔除 8 例踝关节 AO 分型 A 型骨折，最后纳入 92 例踝关节 AO 分型 B 型骨折患者进行统计分析。手术治疗组采用切开复位内固定(Open Reduction and Internal Fixation, ORIF)干预，手术操作符合 AO/ASIF (国际内固定研究学会)原则。术后夹板固定患处，卧床休息 5 天。6 周后负重 20%，9 周后完全负重。保守治疗组采用闭合手法复位并且使用石膏固定 6 周，6 周后移除石膏并负重 20%，12 周后完全负重。最后平均随访 7 年，利用非验证性调查问卷评估患者的踝关节功能状况。结果发现手术治疗和保守治疗后患者在自我评估踝关节症状(包括疼痛、活动受限、不稳、肿胀)以及行走困难(包括粗糙地面和光滑地面)方面无显著差异。
- **结果**：随访 7 年发现两组在踝关节活动度方面不存在显著差异。在术后并发症方面，包括深部感染、浅表感染、手术伤口缝合问题、深静脉血栓、复杂区域疼痛综合征Ⅰ型[556]、内固定取出以及手术疤痕压痛等方面，手术治疗组和保守治疗组不存在显著差异。但是手术治疗组平均住院时间为 9.5 天，保守治疗组平均住院时间为 5 天，两组存在显著差异。
- **结论**：对于 AO 分型 B 型踝关节骨折，保守治疗和 ORIF 在踝关节症状、行走功能、踝关节活动度方面无显著差异，但手术治疗组患者住院时间显著延长。

■ 踝关节骨折合并脱位急诊手术与择期手术的对比研究(Zhang 等，2015)[557]

- 随机对照研究。
- **纳入标准**：纳入 40 例患者，其中男性 28 例，女性 12 里。年龄范围是 19～56 岁，平均年龄为 37 岁；左踝 18 例，右踝 22 例；后脱位 17 例，外侧脱位 23 例。患者被随机分为急诊手术组和择期手术组。对两组患者的手术时间、住院天数、伤口天数、Baird-Jackson 功能评分及术后并发症等因素进行评价，采用独立样本 t 检验或者卡方检验进行统计检验。
- **结果**：两组患者的平均手术时间没有统计学差异[(95.0±34.1)min 急诊手术组 vs (100.5±32.7)min 择期手术组]；急诊手术的住院时间($P<0.001$)和住院费用($P=0.001$)均低于择期手术组。利用改良后的 Baird-Jackson 功能评分系统进行评分，根据最后评分分为优、良、中、差 4 个等级。急诊手术组中优 13 人(65.0%)，良 4 人(20.0%)，中 3 人(15.0%)，差 0 人；择期手术组优 11 人(55.0%)，良 7 人(35%)，中 2 人(10%)，差 0 人。总体优 24 人，良 11 人(27.5%)，中 5 人(12.5%)，两组患者的功能评分没有统计学差异($P=0.651$)。
- **结论**：踝关节骨折合并脱位早期手术和择期手术治疗效果相比并没有明显差别，但急诊手术可缩短住院天数，节省患者的治疗费用。

■ 足踝骨折固定之后康复(Moseley 等，2015)[558]

- 多中心随机对照研究。
- **纳入标准**：纳入 214 人被纳入研究，其中 106 人随机分配到康复治疗组，另外 108

人只给术后恢复的建议，并且在1个月后随访194人(91%)，3个月随访173人(81%)，6个月随访170人(79%)。没有人因为副作用而退出。受到指导的运动项目和自我锻炼(量身定制的，规定的，监督的，循序渐进的)或者只进行建议，这些项目都是在理疗师的指导下进行的。初级结果是下肢功能评估(分数范围：0～80；更高的分数表示更好的活动)的活动受限度和生活质量(分数范围：0～1；更高的分数表示更好的生活质量)。这些结果是在刚术后第1个月，3个月，6个月。

- **结果**：主要的活动受限度和生活质量刚术后的平均活动受限度和生活质量评分分别是30.1±12.5和0.51±0.24；对于康复组是30.2±13.2和0.54±0.24。到了三个月之后，结果分别是64.3±13.5和0.85±0.17；对于康复组是64.3±15.1和0.85±0.20。所有随访点的指标均没有统计学差异。
- **结论**：在监督指导下进行康复训练并没有对患有足踝病人带来额外的好处。本实验结果并不支持在足踝骨折固定后日常进行的运动康复训练项目。

■ 比较动态或静态移植手术治疗踝关节骨折的临床效果不同(Mélissa Laflamme 等，2015)[560]

- 多中心双盲随机对照研究。
- **纳入标准**：纳入70例患者，随机分为两组(动态固定组：34人，静态固定组：36人)。65名患者(动态固定组：33人，静态固定组：32人)的数据完整，并且得到最终的数据分析。对于韧带联合固定，动态组采用1根钢索(Arthrex)，静态组采用一个4层的3.5 mm的螺丝钉(Synthes)。两组都采取标准化修复程序：不伴随负重的石膏修复6周，然后进行自然修复。
- **结果**：根据Olerud-Molander评分，动态固定组的疗效更优，各时期分值分别为：3月时(动态组：68.8；静态组：60.2；$P=0.067$)，6月时(动态组：84.2；静态组：76.8；$P=0.082$)，12月时(动态组：93.3；静态组：87.6，$P=0.046$)。根据美国足踝部整形外科评分，3月时(动态组：78.6；静态组：70.6；$P=0.016$)具有统计学意义，而6月时(动态组：87.1；静态组：83.8；$P=0.26$)和12月时(动态组：93.1.6；静态组：89.9；$P=0.26$)不具有统计学意义。静态组的移植失败率很高(静态组：36%；动态组：0%；$P<0.05$)。
- **结论**：对于急性踝关节骨折的治疗，动态固定法会取得更优良的临床和影像效果，而且重复手术的概率更低。

■ 胫腓联合旁路固定和非固定治疗踝关节外旋后旋骨折比较(Kortekangas TH 等，2014)[561]

- 随机对照研究。
- **纳入标准**：纳入140例患者，纳入标准：Lauge-Hansen SER Ⅳ型踝关节外旋后旋骨折患者。所有患者均先进行骨折固定，然后透视下进行7.5-Nm的标准外旋应力试验。胫腓联合间隙大于2 mm表示试验阳性。随机分组，韧带联合螺钉内固定组13例，不联合固定组11例。术后平均随访58个月，利用Olerud Molander量表评估踝关节功能和疼痛，RAND-36量表评估患者生活质量，视觉模拟量表(VAS)

评估疼痛。利用X片和MRI评估踝关节完整性和骨关节炎。

- **结果**：两组在Olerud Molander量表，RAND-36量表，VAS评分上均不存在显著差异。从术后1年到最后一次随访，非固定组在Olerud Molander量表上提升显著(84～93分，P=0.007)，在VAS评分上也显著改善(11～4分，P=0.038)。最后一次随访时，两组踝关节在X线和MRI下不存在显著差异。
- **结论**：对于SER Ⅳ型踝关节外旋后旋骨折患者，无法从目前的功能评分结果和影像学结果确定是否应该进行胫腓联合旁路固定。

■ 比较移植治疗与钢钉固定治疗踝关节骨折(Y. Asloum等，2014)[562]

- 随机对照研究。
- **纳入标准**：纳入71例患者，平均年龄53岁。随机分成两组：移植组(35人)和髓内钉固定组(36人)。闭合性骨折，孤立性双踝内外侧髁及髁上骨折。两名病人去世，两名失去随访。最终获得完整数据的患者有60人(移植组32人，髓内钉固定组28人)。一年随访后，检测骨联结程度、术后并发症、Kitaoka评分以及Olerud-Molander功能评分。
- **结果**：两组的骨联结度没有显著差别(P=0.560 5)。髓内钉固定组有更优良的功能评分(Kitaoka评分：髓内钉固定组(96)，移植组(82)；Olerud-Molander功能评分：髓内钉固定组(97)，移植组(83)和更少的并发症发生率(髓内钉固定组7%，移植组56%)。
- **结论**：对于非联合足踝部骨折伴外韧带损伤，髓内钉固定治疗比骨移植疗法有着更少的并发症以及更优良的疗效。

■ 切开复位内固定和保守治疗双踝或者三踝的内踝骨折比较(Hoelsbrekken S E等，2013)[564]

- 随机对照研究。
- **纳入标准**：纳入100例创伤骨科协会44型双踝或者三踝骨折患者，且切开复位和内固定外踝后(如果需要，同时内固定后踝)内踝骨折移位小于2 mm。随机分为两组，一组患者采用内固定治疗内踝侧骨折，另一组患者采用保守治疗，不固定内踝侧。平均随访39个月，采用美国足踝外科协会(AOFAS踝-后足评分)、Olerud Molander Ankle(OMA)评分和疼痛视觉模拟评分(VAS)评估患者的足踝功能和疼痛情况。
- **结果**：两组患者在3个评分上均不存在显著差异：OMA(P=0.91)，AOFAS(P=0.85)，疼痛(P=0.85)。手术并发症结果相似，但是保守治疗组报告了4例内踝骨不连。
- **结论**：对于外踝内固定后双踝或三踝的轻度移位内踝骨折，保守治疗能得到满意的结果。但是长期的后续随访是必要的，可能存在骨不连或者创伤性关节炎风险。

■ 全身麻醉和腘窝静脉区域麻醉对于踝关节骨折患者术后疼痛控制的比较(Goldstein R Y等，2012)[565]

- 随机对照研究。

- **纳入标准**：纳入 51 例患者，踝关节骨折患者，采用切开复位内固定治疗。随机分为两组，一组患者采用全身麻醉，一共 26 例患者。另一组患者采用腘窝静脉区域麻醉，一共 25 例患者。于术后第 2 h，4 h，8 h，12 h，24 h 使用视觉模拟量表(Visual Analog Scale，VAS)评估疼痛情况。
- **结果**：术后 2 h，4 h，8 h，全身静脉麻醉患者疼痛更显著。术后 12 h，就疼痛控制而言，两组之间不存在显著差异。但是术后 24 h，腘窝静脉区域麻醉患者疼痛更显著，48 h时两组又不存在显著差异。
- **结论**：对于接受切开复位内固定踝关节骨折患者，腘窝静脉区域麻醉能和全身麻醉一样提供相当的疼痛控制效果。但是腘窝静脉区域麻醉患者在术后 12～24 h 的疼痛程度更加显著。

■ 比较短节段内固定和长节段内固定治疗踝关节骨折(Lara A. Kimmel 等，2012)[566]

- 单中心随机对照研究。
- **纳入标准**：纳入 104 例患者，均于 2008 年 7 月到 2010 年 1 月期间在墨尔本 Alfred 医院接受踝部骨折初级内固定治疗。随机分成早期动员组(术后 1 天)和控制组(卧床休息并且进行评估，直到术后 2 天)。数据的采集包括人口统计学，受伤类型和手术过程。结果数据包括住院病人的 LOS(伤口停留时间)，10～14 天时的伤口情况，阿片使用情况以及再住院率。
- **结果**：两组结果在基线 4 水平存在可比性。伤口破裂率为 2.9%(控制组出现 3 例)。平均 LOS 值：早期固定组(55 h)，控制组(71 h)，$P<0.0001$。阿片使用：控制组(在术后的前 24 h 平均 90 mg 吗啡当量)，早期固定组(在术后的前 24 h 平均 67 mg 吗啡当量)，$P=0.32$。
- **结论**：本项研究显示对于足踝部骨折术后内固定治疗，早期活动会减少住院时间，降低再入院率以及降低并发症的风险。

■ 比较踝关节骨折手术治疗和保守治疗(Makwana 等，2001)[567]

- 随机对照研究。
- **纳入标准**：55 岁以上需要手术治疗的踝关节移位骨折患者。一共纳入 43 例踝关节骨折患者，全部报告了基线数据，包括 12 名男性，31 名女性。移位在 0～5 mm 之间的患者 26 例，移位大于 5 mm 的患者 17 例。7 例因为随访丢失而剔除，36 例中 8 例保守治疗患者因二次脱位被剔除，最后纳入 28 例患者进行统计分析。手术治疗组采用切开复位内固定方法，内固定器械为标准 AO 内植物，手术操作符合 AO/ASIF(国际内固定研究学会)原则。几乎所有踝关节骨折患者(96%)在外踝使用了 1/3 半管型钢板，伴或不伴拉力螺钉；1 名患者在外踝使用了 Rush 针。82%的患者内踝在克氏针辅助下使用了 AO 松质骨螺钉。术后治疗包括膝以下石膏固定 6 周以及保护性负重锻炼。保守治疗组先闭合复位骨折处，接着采用膝以下石膏固定 6 周以及保护性负重锻炼。最后进行平均 27 个月的随访，采用 Olerud 评分对患者的踝关节功能进行评分。该评分由 Olerud 和 Molander 于 1984 年提出，用于评估踝关节骨折患者术后踝关节功能，按照 0～100 打分，分数越高表示踝关节功能越好。

- **结果**：手术治疗组的平均 Olerud 评分为 77±25，保守治疗组 Olerud 评分为 60±21。两组存在显著差异($P=0.03$)。相比于健侧踝关节，保守治疗组的足背活动度较手术治疗组显著下降($P=0.044$)。手术治疗组和保守治疗组在疼痛评分上无显著差异($P=0.21$)。
- **结论**：手术治疗组的治疗效果显著优于保守治疗组患者，其术后踝关节功能更好，肿胀程度更轻，踝关节活动度更大。

■ 比较踝关节骨折手术治疗和保守治疗(Phillips 等，1985)[568]

- 单中心随机对照研究。
- **纳入标准**：被诊断为 Lauge Hansen 分类系统中旋后外旋 4 级或者旋前外旋 4 级的踝关节骨折。一共 96 例骨折，3 例无基线数据和 93 例有基线数据，42 名男性患者和 54 名女性患者。最终 47 例因随访丢失而被剔除，纳入 49 例。手术治疗组在术前已进行满意的闭合手法复位。手术操作符合 ASIF(国际内固定研究协会)的内固定技术。术后采用膝以下石膏固定，一周后拆除石膏允许早期活动。并且在术后几日即开始在拐杖支撑下无负重行走直至第 10 周。保守治疗组患者先行闭合复位，随后保持膝关节弯曲 30°无负重长腿石膏固定 6 周，膝以下石膏固定 4 周。平均随访 3.5 年，采用未验证性综合评分对患者的踝关节功能进行综合评分，该评分综合了骨折处临床表现、解剖复位以及关节炎三个项目。按照 0～150 评分，分数越高表示踝关节功能越好。结果发现手术组综合评分为 127±13.91，保守治疗组综合评分为 116±19.38。
- **结果**：手术治疗组和保守治疗组在临床表现项目单独评分(满分 100 分，手术组 88.8 分，保守组 84.3 分)上不存在显著差异。但是在解剖复位评分上，手术治疗组评分 26.7 分，保守治疗组评分 22.1 分，手术治疗组效果较优。手术治疗组和保守治疗组术后骨关节炎发生情况在影像学表现上不存在显著差异。
- **结论**：手术治疗组的效果显著优于保守治疗组，其术后踝关节功能更好，复位效果更佳。现阶段无有效证据显示成人踝关节骨折手术治疗和保守治疗在长期治疗效果上孰优孰劣。

二、成人胫骨远端骨折的手术治疗

胫骨远端、腓骨远端以及距骨构成了踝关节。成人骨折的流行病学调查显示胫骨远端骨折占所有成人骨折的 0.7%，年发病率达到 7.9/10 000 人[41]。胫骨远端骨折在年轻成年人中比较常见，通常是男性，但是该种骨折在老年妇女人群中变得越来越普遍。发病人群中男女比例达到了 57∶43[41]。高能量创伤是年轻成年人胫骨远端骨折的最常见原因，例如交通事故或者运动损伤。而老年人胫骨远端骨折往往是由低能量损伤造成，例如从高处坠落，这与老年人骨量减少以及骨质疏松密切相关[41]。由于胫骨远端肌肉覆盖较少，故高能量创伤增加了胫骨远端开放性骨折的可能性。

根据 AO/OTA 分型，胫骨远端骨折属于 43A 型。胫骨远端骨折的损伤机制与 Pilon 骨折不同，Pilon 骨折是累及远端的关节内骨折[569]。此外，由于位于皮下而且位置相对暴露，所以甚至在低能量创伤造成骨折的情况下，胫骨远端干骺端骨折也常常合并有严重的软组织损伤表现。

一般来说，非移位骨折不需要手术治疗，但是大多数移位骨折或者不稳定骨折因为具有畸形或者不愈合风险而需要手术治疗。大多数医生认为骨折成角超过 5°，患侧肢体缩短 1 厘米以及骨折处旋转超过 10°时需要手术治疗[570]。移位骨折的保守治疗一般包括闭合复位和石膏固定。手术治疗方法包括髓内钉固定和加压钢板固定。但是传统加压钢板固定常常需要暴露大量软组织以清除减少骨折碎片。现在，经皮微创接骨术（MIPO）可用于治疗胫骨远端干骺端骨折。相比于传统加压钢板，MIPO 可以减少组织损伤，同时提供更有力的支持。外固定是另外一种可行的治疗方法，特别是在软组织损伤严重或者粉碎性骨折的时候。

以下研究评估比较了手术治疗和保守治疗成人胫骨远端干骺端骨折的效果。

▲ 数据来源：Cochrane Bone，Joint and Muscle Trauma Group Specialised Register，the Cochrane Central Register of Controlled Trials（*The Cochrane Library*，2012 年第 1 期），MEDLINE，EMBASE，CINAHL and the WHO International Clinical Trials Registry Platform and Current Controlled Trials.

■ 比较闭合复位髓内钉治疗和加压钢板治疗的效果（Guo 等，2010）[571]

- 随机对照研究。
- **纳入标准**：胫骨远端干骺端骨折，骨折远端长度至少 3 cm，且不存在远端关节不协调。共有 111 例患者符合要求，其中 26 例患者由于没有达到 1 年随访时间而被剔除。最后纳入 85 例患者，包括 26 例 AO/OTA 43-A1 骨折，28 例 AO/OTA 43-A2 骨折，31 例 AO/OTA 43-A3 骨折。其中 35 例为女性患者，50 例为男性患者，平均年龄 44.3 岁。髓内钉治疗组一共 44 例，先行闭合复位，扩髓腔之后置入史赛克公司的 S2 交锁髓内钉系统，全部病例的远端孔均静态锁定。锁定加压钢板治疗组共 41 例，先闭合复位，再利用经皮微创接骨术（MIPO）置入辛迪斯公司的锁定加压钢板。除了加压钢板治疗组的 5 例患者由于患处过度肿胀或皮肤擦伤而延后5～10 天手术，其余患者均在损伤后的第 1 天手术。手术后两组常规预防性使用抗生素，术后常规护理。术后 2 周拆除缝线，采用短腿石膏或者夹板固定脚踝 3 周。鼓励一定程度的脚踝活动，基于患者自身状况决定部分或者全负重的时间。随访 1 年，采用 American Orthopaedic Foot & Ankle Society（AOFAS，美国矫形外科足踝协会）评分系统评估效果。
- **结果**：①髓内钉组的疼痛评分结果略优于加压钢板治疗组；②在 12 个月的随访过程中未出现患者需要再次手术的情况；③术后平均 15.5 个月后，髓内钉治疗组有 23 例患者选择拆除髓内钉，钢板治疗组有 24 例患者选择拆除钢板；④所有髓内钉拆除均没有困难，但是有 9 例患者在拆除锁定螺钉时遇到困难。
- **结论**：评分结果更加支持髓内钉治疗，但是髓内钉治疗可能不存在显著的优势，虽然有统计学差异但是不一定有更好的临床意义。

■ 比较闭合复位髓内钉治疗和加压钢板治疗的效果（Im 等，2005）[572]

- 随机对照研究。

- **纳入标准**：胫骨远端干骺端骨折，骨折的中心位于胫骨远端干骺端并且是完全的关节外骨折(A1, A2, A3)，或是轻度移位延伸到踝关节的骨折(C1)。共78例患者，其中14例由于未能完成随访而被剔除，最后纳入64例患者，其中26例为AO/OTA 43-A1骨折，19例为AO/OTA 43-A2骨折，9例为AO/OTA 43-A3骨折，10例为AO/OTA 43-C1骨折。女性患者18例，男性患者46例，平均年龄41.1岁。髓内钉治疗组有34例患者，先行闭合复位，随后16例患者采用德普伊公司的胫骨髓内钉，18例患者采用瑞士马特仕公司的空心胫骨髓内钉。所有病例均先扩髓再置入髓内钉，而且远端孔均进行静态锁定。钢板治疗组一共30例患者，采用解剖钢板和螺钉固定。术后两组患者均采用长腿石膏固定，在肿胀消退后，鼓励所有患者在理疗师监督下进行踝关节早期活动。负重开始的时间由患者个人身体情况决定，轻度移位的关节内骨折患者还需应用短腿石膏固定。随访2年，采用Olerud-Molander踝关节评分系统评估效果。
- **结果**：报道中1例患者出现了术中骨折粉碎并且需要进一步螺钉固定的情况。

■ 比较闭合复位髓内钉治疗和加压钢板治疗的效果(Mauffrey等，2012)[573]

- 随机对照研究。
- **纳入标准**：18岁以上成人的闭合骨折或者Gustilo Ⅰ型关节外胫骨远端干骺端骨折。共纳入24例患者，全部为闭合或者Gustilo Ⅰ型关节外胫骨远端干骺端骨折，8例女性患者，16例男性患者，平均年龄41.5岁。髓内钉治疗组一共12例患者，采用交锁髓内钉治疗，远端采用2颗非锁定螺钉固定。钢板治疗组首先采用间接复位技术，再应用桥接技术置入锁定钢板。术后常规护理。随访1年，采用Olerud- Molander踝关节评分系统(Olerud and Molander Ankle Functional Score, OMAS)和残疾评定指标(Disability Rating Index, DRI)评估效果。
- **结果**：①OMAS评分术后3个月(57.5±15.3 vs. 47.7±17.2)，6个月(67.08±18.4 vs 55.45±23.18)，术后12个月(81.25±17.85 vs 65.45±18.77) OMAS结果显示在术后踝功能上髓内钉治疗效果优于加压钢板治疗；②DRI评分术后3个月(57.5±15.3 vs 47.7±17.2)，术后6个月(67.08±18.4)，术后12个月DRI结果显示在术后踝功能上髓内钉治疗效果优于加压钢板治疗。
- **结论**：对于成人胫骨远端干骺端骨折的手术治疗，髓内钉治疗效果优于传统加压钢板治疗。但是优势并非十分显著。

■ **结果**：汇总3项RCT的实验数据：①汇总数据(包括1项AOFAS和2项OMAS)发现髓内钉治疗组效果优于钢板治疗组，主要体现在术后踝关节功能上。但两者仅存在中度差异，可能不存在临床意义。同时汇总数据还发现髓内钉治疗组的二次手术发生率低于钢板治疗组(4/90 vs 10/83)。②未发现两组在骨不连和畸形愈合发生率方面存在差异。髓内钉治疗组平均住院治疗时间为1.44周，钢板治疗组平均住院治疗时间为1.46周。但是数据提示在伤口并发症方面，髓内钉治疗组的伤口并发症发生率低于钢板治疗组，以上结果也仅为中度差异。③汇总数据未提示两组在骨折愈合时间上存在显著差异。但是提示两组在手术操作时间上存在差异：髓内钉治疗组平均手术时间为81.23 min，钢板治疗组平均手术时间97.9 min。

- **结论**：尽管目前的RCT支持髓内钉治疗胫骨远端干骺端骨折，但是相比于钢板治疗也仅存在中度差异，可能不存在临床意义。目前仍没有有效的证据提示何为手术治疗成人胫骨远端干骺端骨折的最佳术式。现有的证据质量很低，未发现在重要功能或者疼痛方面不同术式之间存在有重要临床意义的差别。

第三节　距骨创伤

成人距骨软骨缺损的治疗

骨软骨缺损是指累及透明软骨和软骨下骨的关节损伤，又称骨软骨炎。其常常导致骨关节炎，引起严重残疾。回顾性分析表明，大多数骨软骨缺损的病人曾伴有严重的踝关节损伤[574]。踝关节由距骨、胫骨、腓骨构成。距骨位于跟骨之上，承受身体的重量。

距骨软骨缺损主要发生于距骨体，距骨的顶部。研究表明，踝关节背曲时，往往引起距骨顶外侧软骨损伤；踝关节跖曲时，往往引起距骨顶内侧软骨损伤[570]。根据踝关节X片将软骨缺损分为：①软骨区和软骨下骨压缩；②一部分分离的骨软骨病变；③完全分离但不移位的骨软骨损伤；④完全分离和移位骨软骨损伤[570]。

磁共振检查可较早发现软骨损伤，从理论上说，水肿（肿胀）表示一种急性损伤，软骨愈合可能大，而囊肿表明一种慢性损伤，软骨愈合可能较小[575]。

距骨软骨缺损常引起慢性疼痛、严重残疾。其治疗方法较多，包括手术治疗（骨移植填塞术、微骨折、镶嵌式成形术）和保守治疗（物理治疗、固定、关节腔封闭治疗）等。通过纳入所有成人距骨软骨缺损治疗干预的随机对照试验和半随机对照试验，评估不同干预对距骨软骨缺损治疗的临床疗效。

▲ 数据来源：the Cochrane Bone，Joint and Muscle Trauma Group Specialised Register，the Cochrane Central Register of Controlled Trials，MEDLINE，MEDLINE In-Process，EMBASE，Current Controlled Trials，the WHO International Clinical Trials Registry Platform and reference lists of articles. Date of last search：2009年12月.

■ 成人距骨软骨缺损不同治疗方案的比较（Bilge，2009）[575]

- 随机对照研究。
- **纳入标准**：15例患者，其中男性8例和女性7例，平均年龄39岁。所有患者均行关节镜清理术，术后一天鼓励无负重早期活动。实验分为两组，实验组6例患者，3周后进行关节内透明质酸钠注射，第一次注射剂量减半，往后以完全剂量每周注射一次，保持3周；对照组9例患者，均为距骨软骨缺损微骨折，关节内不注射透明质酸，术后均得到6个月的随访。结果：发现关节镜微骨折后三周开始关节腔注射透明质酸并不能改善关节疼痛，但是在活动度方面有所改善。由于该项RCT作为学术会议摘要仅报告了部分信息，无法判断实验方法及数值结果。

- **结论**：一个包含15例受试者的随机对照研究发现：从随机对照试验中没有足够的数据可以认证，何者为对成人距骨软骨的最佳治疗方式。因此这类损伤采用手术或非手术的方式，仍然需要以高质量的随机对照试验加以验证。

■ 微骨折治疗距骨软骨损伤早期负重与晚期负重对预后的影响(Lee 等，2012)[576]

- 随机对照研究。
- 纳入81例单侧距骨软骨损伤采用关节镜微骨折技术治疗患者，其中早期负重组41例，晚期负重组40例，晚负重组术后6周开始负重；早期负重组术后2周开始负重；平均随访37个月，所有患者获得随访。临床结果采用VAS评分及AOFAS评分及踝关节活动评分(AAS)。
- **结果**：术前晚期负重组AOFAS评分64.9分、早期负重组AOFAS评分66.5分；末次随访晚期负重组AOFAS评分89.5分、早期负重组AOFAS评分89.3分；术前晚期负重组VAS评分7.3分、早期负重组VAS评分7.4分；末次随访晚期负重组VAS评分1.9分、早期负重组VAS评分1.8分；术前晚期负重组AAS评分3.0分、早期负重组AAS评分3.0分；末次随访晚期负重组AAS评分6.0分、早期负重组AAS评分6.0分；三种临床评价指标，两组之间无明显统计学差异。
- **结论**：微骨折治疗距骨软骨损伤建议术后早期负重功能锻炼。

述 评

踝关节周围及足部创伤

踝关节周围及足部骨折的治疗方法多样，保守治疗还是手术治疗，以及手术方式及手术切口选择都是近年来讨论的热点。

本章汇总了50余篇RCT研究，分析了手术及非手术治疗踝关节周围及足部骨折等方面的一系列问题。

现有证据表明，在治疗跟骨骨折方面，保守治疗及手术治疗长期随访结果显示功能无明显差异；对于手术治疗，微创经皮固定术相对于外侧L形切口的切开复位内固定术更加安全和有效。

在治疗踝关节骨折方面，现阶段无有效证据显示成人踝关节骨折手术治疗和保守治疗在长期治疗效果上孰优孰劣。在治疗胫骨远端干骺端骨折方面，目前RCT支持髓内钉治疗胫骨远端干骺端骨折，但是相比于钢板治疗也仅存在中度差异，可能不存在临床意义。仍需要进一步做高质量RCT研究。

参考文献

[1] CH, T, et al. Neurological recovery, mortality and length of stay after acute spinal cord injury associated with changes in management[J]. Paraplegia, 1995, 33(5): 254-62.

[2] Lasfargues, J E, et al. A model for estimating spinal cord injury prevalence in the United States[J]. Paraplegia, 1995, 33(2): 62-68.

[3] Burke D A, et al. Incidence rates and populations at risk for spinal cord injury: A regional study[J]. Spinal Cord, 2001, 39(5): 274-278.

[4] DeVivo M J. Causes and costs of spinal cord injury in the United States[J]. Spinal Cord, 1997, 35(12): 809-813.

[5] Nobunaga A I, Go B K, Karunas R K. Recent demographic and injury trends in people served by the Model Spinal Cord Injury Care Systems[J]. Arch Phys Med Rehabil, 1999, 80(11): 1372-1382.

[6] Allen B L, Jr, et al. A mechanistic classification of closed, indirect fractures and dislocations of the lower cervical spine[J]. Spine (Phila Pa 1976), 1982, 7(1): 1-27.

[7] Harrop J S, et al. The cause of neurologic deterioration after acute cervical spinal cord injury[J]. Spine (Phila Pa 1976), 2001, 26(4): 340-346.

[8] Del Curto, D, et al. Surgical approaches for cervical spine facet dislocations in adults[J]. Cochrane Database Syst Rev, 2014, 10: Cd008129.

[9] Brodke D S, et al. Comparison of anterior and posterior approaches in cervical spinal cord injuries[J]. J Spinal Disord Tech, 2003, 16(3): 229-235.

[10] Kwon B K, et al. A prospective randomized controlled trial of anterior compared with posterior stabilization for unilateral facet injuries of the cervical spine[J]. J Neurosurg Spine, 2007, 7(1): 1-12.

[11] Lin B, et al. Comparison of microendoscopic discectomy system and anterior open approach in treatment of unstable odontoid fracture with cannulated screw internal fixation[J]. Acta Orthop Belg, 2014, 80(4): 529-536.

[12] Lei X, et al. Application of modified traction arch of skull in skull traction[J]. Zhongguo Xiu Fu Chong Jian Wai Ke Za Zhi, 2014, 28(12): 1474-1478.

[13] Bensch F V, et al. Spine fractures in falling accidents: analysis of multidetector CT findings[J]. Eur Radiol, 2004, 14(4): 618-624.

[14] Robertson A, et al. Spinal injury patterns resulting from car and motorcycle accidents[J]. Spine (Phila Pa 1976), 2002, 27(24): 2825-2830.

[15] Jansson K A, et al. Thoracolumbar vertebral fractures in Sweden: an analysis of 13,496 patients admitted to hospital[J]. Eur J Epidemiol, 2010, 25(6): 431-437.

[16] Denis F. The three column spine and its significance in the classification of acute thoracolumbar spinal injuries[J]. Spine (Phila Pa 1976), 1983, 8(8): 817-831.

[17] Vaccaro A R, et al. The thoracolumbar injury severity score: a proposed treatment algorithm[J]. J

Spinal Disord Tech, 2005, 18(3): 209-215.

[18] Dick W, et al. A new device for internal fixation of thoracolumbar and lumbar spine fractures: the 'fixateur interne'[J]. Paraplegia, 1985, 23(4): 225-232.

[19] Tezeren G. and Kuru I. Posterior fixation of thoracolumbar burst fracture: short-segment pedicle fixation versus long-segment instrumentation[J]. J Spinal Disord Tech, 2005, 18(6): 485-488.

[20] Liu Y, Hu J H and Yu K Y. Pedicle screw fixation for cervical spine instability: clinical efficacy and safety analysis[J]. Chin Med J (Engl), 2009, 122(17): 1985-1989.

[21] Yin F, et al. A comparative study on treatment of thoracolumbar fracture with injured vertebra pedicle instrumentation and cross segment pedicle instrumentation[J]. Zhongguo Xiu Fu Chong Jian Wai Ke Za Zhi, 2014, 28(2): 227-232.

[22] Guven O, et al. The use of screw at the fracture level in the treatment of thoracolumbar burst fractures[J]. J Spinal Disord Tech, 2009, 22(6): 417-421.

[23] Gu Y T, et al. Minimally invasive pedicle screw fixation combined with percutaneous vertebroplasty for preventing secondary fracture after vertebroplasty[J]. J Orthop Surg Res, 2015, 10: 31.

[24] Alanay A, et al. Short-segment pedicle instrumentation of thoracolumbar burst fractures: does transpedicular intracorporeal grafting prevent early failure[J]? Spine (Phila Pa 1976), 2001, 26(2): 213-217.

[25] Farrokhi M R, et al. Inclusion of the fracture level in short segment fixation of thoracolumbar fractures[J]. Eur Spine J, 2010, 19(10): 1651-1656.

[26] Wei F X, et al. Transpedicular fixation in management of thoracolumbar burst fractures: monosegmental fixation versus short-segment instrumentation[J]. Spine (Phila Pa 1976), 2010, 35 (15): E714-720.

[27] Dai L Y, Jiang L S, Jiang S D. Posterior short-segment fixation with or without fusion for thoracolumbar burst fractures. a five to seven-year prospective randomized study[J]. J Bone Joint Surg Am, 2009, 91(5): 1033-1041.

[28] Wang S T, et al. Is fusion necessary for surgically treated burst fractures of the thoracolumbar and lumbar spine?: a prospective, randomized study[J]. Spine (Phila Pa 1976), 2006, 31(23): 2646-2652; discussion 2653.

[29] Weinstein J N, Collalto and Lehmann T R. Thoracolumbar "burst" fractures treated conservatively: a long-term follow-up[J]. Spine (Phila Pa 1976), 1988, 13(1): 33-38.

[30] Bedbrook G M. Treatment of thoracolumbar dislocation and fractures with paraplegia[J]. Clin Orthop Relat Res, 1975(112): 27-43.

[31] Siebenga J, et al. Treatment of traumatic thoracolumbar spine fractures: a multicenter prospective randomized study of operative versus nonsurgical treatment[J]. Spine (Phila Pa 1976), 2006, 31 (25): 2881-2890.

[32] Wang J, Liu. Analysis of surgical approaches for unstable thoracolumbar burst fracture: minimum of five year follow-up[J]. J Pak Med Assoc, 2015, 65(2): 201-205.

[33] Tutton S M, et al. KAST Study: The Kiva System As a Vertebral Augmentation Treatment-A Safety and Effectiveness Trial: A Randomized, Noninferiority Trial Comparing the Kiva System With Balloon Kyphoplasty in Treatment of Osteoporotic Vertebral Compression Fractures[J]. Spine (Phila Pa 1976), 2015, 40(12): 865-875.

[34] Bailey C S, et al. Orthosis versus no orthosis for the treatment of thoracolumbar burst fractures without neurologic injury: a multicenter prospective randomized equivalence trial[J]. Spine J, 2014, 14(11): 2557-2564.

[35] He D, et al. Internal fixation with percutaneous kyphoplasty compared with simple percutaneous kyphoplasty for thoracolumbar burst fractures in elderly patients: a prospective randomized controlled trial[J]. Eur Spine J, 2013, 22(10): 2256-2263.

[36] Wood K B, et al. Operative compared with nonoperative treatment of a thoracolumbar burst fracture without neurological deficit: a prospective randomized study with follow-up at sixteen to twenty-two years[J]. J Bone Joint Surg Am, 2015, 97(1): 3-9.

[37] Kim H J, et al. Comparative study of the treatment outcomes of osteoporotic compression fractures without neurologic injury using a rigid brace, a soft brace, and no brace: a prospective randomized controlled non-inferiority trial[J]. J Bone Joint Surg Am, 2014, 96(23): 1959-1966.

[38] Hao D, et al. Two-year follow-up evaluation of surgical treatment for thoracolumbar fracture-dislocation[J]. Spine (Phila Pa 1976), 2014, 39(21): E1284-1290.

[39] Yan L, et al. KumaFix fixation for thoracolumbar burst fractures: a prospective study on selective consecutive patients[J]. Chin Med J (Engl), 2014, 127(11): 2001-2006.

[40] Wood K, et al. Operative compared with nonoperative treatment of a thoracolumbar burst fracture without neurological deficit. A prospective, randomized study[J]. J Bone Joint Surg Am, 2003, 85-a (5): 773-781.

[41] Court-Brown C M, Caesar B. Epidemiology of adult fractures: A review[J]. Injury, 2006, 37(8): 691-697.

[42] Neer C S. 2nd, Displaced proximal humeral fractures. I. Classification and evaluation[J]. J Bone Joint Surg Am, 1970, 52(6): 1077-1089.

[43] Robinson B C, et al. Classification and imaging of proximal humerus fractures[J]. Orthop Clin North Am, 2008, 39(4): 393-403.

[44] Hodgson S A, Mawson S J, Stanley D. Rehabilitation after two-part fractures of the neck of the humerus[J]. J Bone Joint Surg Br, 2003, 85(3): 419-422.

[45] Kristiansen B, Angermann, Larsen T K. Functional results following fractures of the proximal humerus. A controlled clinical study comparing two periods of immobilization[J]. Arch Orthop Trauma Surg, 1989, 108(6): 339-341.

[46] Lefevre-Colau M M, et al. Immediate mobilization compared with conventional immobilization for the impacted nonoperatively treated proximal humeral fracture. A randomized controlled trial[J]. J Bone Joint Surg Am, 2007, 89(12): 2582-2590.

[47] Rommens P M, Heyvaert G. Conservative treatment of subcapital humerus fractures. A comparative study of the classical Desault bandage and the new Gilchrist bandage[J]. Unfallchirurgie, 1993, 19 (2): 114-118.

[48] Bertoft E S, Lundh I, Ringqvist I. Physiotherapy after fracture of the proximal end of the humerus. Comparison between two methods[J]. Scand J Rehabil Med, 1984, 16(1): 11-16.

[49] Lungberg B J, Svenungson-Hartwig E, Wikmark R. Independent exercises versus physiotherapy in nondisplaced proximal humeral fractures[J]. Scand J Rehabil Med, 1979, 11(3): 133-136.

[50] Livesley P J, Mugglestone A, Whitton J. Electrotherapy and the management of minimally displaced fracture of the neck of the humerus[J]. Injury, 1992, 23(5): 323-327.

[51] Kristiansen B, Kofoed H. Transcutaneous reduction and external fixation of displaced fractures of the proximal humerus. A controlled clinical trial[J]. J Bone Joint Surg Br, 1988, 70(5): 821-824.

[52] Torrens C, P F, Rigol P, Puig L. Management of conservatively treated proximal humeral fractures: Prospective randomized study[J]. American Academy of Orthopaedic Surgeons, 2012, 3: 7-11.

[53] Zhu Y, et al. Locking intramedullary nails and locking plates in the treatment of two-part proximal humeral surgical neck fractures: a prospective randomized trial with a minimum of three years of follow-up[J]. J Bone Joint Surg Am, 2011, 93(2): 159-168.

[54] Smejkal K, et al. Surgical treatment for proximal humerus fracture[J]. Acta Chir Orthop Traumatol Cech, 2011, 78(4): 321-327.

[55] Cai M, et al. Internal fixation versus shoulder hemiarthroplasty for displaced 4-part proximal humeral fractures in elderly patients[J]. Orthopedics, 2012, 35(9): 1340-1346.

[56] Sebastia-Forcada E, et al. Reverse shoulder arthroplasty versus hemiarthroplasty for acute proximal humeral fractures. A blinded, randomized, controlled, prospective study[J]. J Shoulder Elbow Surg, 2014, 23(10): 1419-1426.

[57] Buecking B, et al. Deltoid-split or deltopectoral approaches for the treatment of displaced proximal humeral fractures[J]? Clin Orthop Relat Res, 2014, 472(5): 1576-1585.

[58] Lopiz Y, et al. Proximal humerus nailing: a randomized clinical trial between curvilinear and straight nails[J]. J Shoulder Elbow Surg, 2014, 23(3): 369-376.

[59] Ockert B, et al. Position of polyaxial versus monoaxial screws in locked plating for proximal humeral fractures: analysis of a prospective randomized study[J]. Eur J Orthop Surg Traumatol, 2014, 24 (5): 747-752.

[60] Voigt C, et al. Are polyaxially locked screws advantageous in the plate osteosynthesis of proximal humeral fractures in the elderly? A prospective randomized clinical observational study[J]. J Orthop Trauma, 2011, 25(10): 596-602.

[61] Fialka C, et al. Primary hemiarthroplasty in four-part fractures of the proximal humerus: randomized trial of two different implant systems[J]. J Shoulder Elbow Surg, 2008, 17(2): 210-215.

[62] Horak J, Nilsson B E. Epidemiology of fracture of the upper end of the humerus[J]. Clin Orthop Relat Res, 1975(112): 250-253.

[63] Baron J A, Barrett J A, M R Karagas. The epidemiology of peripheral fractures[J]. Bone, 1996, 18 (3 Suppl): 209S-213S.

[64] Palvanen M, et al. Update in the epidemiology of proximal humeral fractures[J]. Clin Orthop Relat Res, 2006, 442: 87-92.

[65] Rangan A, et al. Surgical vs nonsurgical treatment of adults with displaced fractures of the proximal humerus: the PROFHER randomized clinical trial[J]. JAMA, 2015, 313(10): 1037-1047.

[66] Olerud P, et al. Internal fixation versus nonoperative treatment of displaced 3-part proximal humeral fractures in elderly patients: a randomized controlled trial[J]. J Shoulder Elbow Surg, 2011, 20(5): 747-755.

[67] Boons H W, et al. Hemiarthroplasty for humeral four-part fractures for patients 65 years and older: a randomized controlled trial[J]. Clin Orthop Relat Res, 2012, 470(12): 3483-3491.

[68] Bell J E, et al. Trends and variation in incidence, surgical treatment, and repeat surgery of proximal humeral fractures in the elderly[J]. J Bone Joint Surg Am, 2011, 93(2): 121-131.

[69] Polinder S, et al. Trends in incidence and costs of injuries to the shoulder, arm and wrist in The Netherlands between 1986 and 2008. BMC Public Health, 2013, 13: 531.

[70] Zhang A L, Schairer W W, Feeley B T. Hospital readmissions after surgical treatment of proximal humerus fractures: is arthroplasty safer than open reduction internal fixation[J]? Clin Orthop Relat Res, 2014, 472(8): 2317-2324.

[71] Fjalestad T, Hole M O. Displaced proximal humeral fractures: operative versus non-operative

treatment--a 2-year extension of a randomized controlled trial[J]. Eur J Orthop Surg Traumatol, 2014, 24(7): 1067-1073.

[72] Zyto K, et al. Treatment of displaced proximal humeral fractures in elderly patients[J]. J Bone Joint Surg Br, 1997, 79(3): 412-417.

[73] Fjalestad T, et al. Surgical treatment with an angular stable plate for complex displaced proximal humeral fractures in elderly patients: a randomized controlled trial[J]. J Orthop Trauma, 2012, 26(2): 98-106.

[74] Neer C S. 2nd, Displaced proximal humeral fractures. II. Treatment of three-part and four-part displacement[J]. J Bone Joint Surg Am, 1970, 52(6): 1090-1103.

[75] Anjum S N, Butt M S. Treatment of comminuted proximal humerus fractures with shoulder hemiarthroplasty in elderly patients[J]. Acta Orthop Belg, 2005, 71(4): 388-395.

[76] Stableforth P G. Four-part fractures of the neck of the humerus[J]. J Bone Joint Surg Br, 1984, 66(1): 104-108.

[77] Olerud P, et al. Hemiarthroplasty versus nonoperative treatment of displaced 4-part proximal humeral fractures in elderly patients: a randomized controlled trial[J]. J Shoulder Elbow Surg, 2011, 20(7): 1025-1033.

[78] 高堪达,吴晓明,高伟,等. 肱骨近端骨折保守治疗[J]. 国际骨科学,2013, 34(6).

[79] Gumina S, Postacchini F. Anterior dislocation of the shoulder in elderly patients[J]. J Bone Joint Surg Br, 1997, 79(4): 540-543.

[80] Zacchilli M A, Owens B D. Epidemiology of shoulder dislocations presenting to emergency departments in the United States[J]. J Bone Joint Surg Am, 2010, 92(3): 542-549.

[81] Rowe C R. Prognosis in dislocations of the shoulder[J]. J Bone Joint Surg Am, 1956, 38-a(5): 957-977.

[82] Hovelius L, et al. Primary anterior dislocation of the shoulder in young patients. A ten-year prospective study[J]. J Bone Joint Surg Am, 1996, 78(11): 1677-1684.

[83] Bankart. The pathology and treatment of recurrent dislocation of the shoulder joint[J]. British Journal of Surgery, 1938, 101(26): 23-29.

[84] Hill H, Sachs M. The grooved defect of the humeral head: a frequently unrecognised complication of dislocations of the shoulder joint[J]. Radiology, 1940, 35: 690-700.

[85] O'Brien S J, Warren R F, Schwartz E. Anterior shoulder instability[J]. Orthop Clin North Am, 1987, 18(3): 395-408.

[86] Handoll H H, Almaiyah M A, Rangan A. Surgical versus non-surgical treatment for acute anterior shoulder dislocation[J]. Cochrane Database Syst Rev, 2004(1): Cd004325.

[87] Hanchard N C, Goodchild L M, Kottam L. Conservative management following closed reduction of traumatic anterior dislocation of the shoulder[J]. Cochrane Database Syst Rev, 2014(4): Cd004962.

[88] Finestone A, et al. Bracing in external rotation for traumatic anterior dislocation of the shoulder[J]. J Bone Joint Surg Br, 2009, 91(7): 918-921.

[89] Ghane M R, et al. Comparison between traction-countertraction and modified scapular manipulation for reduction of shoulder dislocation[J]. Chin J Traumatol, 2014, 17(2): 93-98.

[90] Whelan D B, et al. External rotation immobilization for primary shoulder dislocation: a randomized controlled trial[J]. Clin Orthop Relat Res, 2014, 472(8): 2380-2386.

[91] Itoi E, et al. Immobilization in external rotation after shoulder dislocation reduces the risk of recurrence[J]. A randomized controlled trial. J Bone Joint Surg Am, 2007, 89(10): 2124-2131.

[92] Heidari K, et al. Immobilization in external rotation combined with abduction reduces the risk of recurrence after primary anterior shoulder dislocation[J]. J Shoulder Elbow Surg, 2014, 23(6): 759-766.

[93] Liavaag S, et al. Immobilization in external rotation after primary shoulder dislocation did not reduce the risk of recurrence: a randomized controlled trial[J]. J Bone Joint Surg Am, 2011, 93(10): 897-904.

[94] Taskoparan H, et al. Immobilization of the shoulder in external rotation for prevention of recurrence in acute anterior dislocation[J]. Acta Orthop Traumatol Turc, 2010, 44(4): 278-284.

[95] An W, et al. Comparative study on the treatment of acromioclavicular joint dislocation: coracoclavicular ligament reconstruction using lateral half of conjoined tendon or tractusiliotibialis with hook plate fixation[J]. Zhonghua Yi Xue Za Zhi, 2015, 95(5): 363-367.

[96] Kazar B, Relovszky E. Prognosis of primary dislocation of the shoulder[J]. Acta Orthop Scand, 1969, 40(2): 216-224.

[97] Simonet W T, et al. Incidence of anterior shoulder dislocation in Olmsted County, Minnesota[J]. Clin Orthop Relat Res, 1984(186): 186-191.

[98] Hovelius L. Incidence of shoulder dislocation in Sweden[J]. Clin Orthop Relat Res, 1982(166): 127-131.

[99] Kirkley A, et al. Prospective randomized clinical trial comparing the effectiveness of immediate arthroscopic stabilization versus immobilization and rehabilitation in first traumatic anterior dislocations of the shoulder[J]. Arthroscopy, 1999, 15(5): 507-514.

[100] Sandow M, Liu S H. Acute arthroscopic Bankart repair for initial anterior shoulder dislocation: A prospective clinical trial [abstract][J]. Journal of Shoulder and Elbow Surgery, 1996, 5(2 Pt 2): S81.

[101] Wintzell G, et al. Arthroscopic lavage compared with nonoperative treatment for traumatic primary anterior shoulder dislocation: a 2-year follow-up of a prospective randomized study[J]. J Shoulder Elbow Surg, 1999, 8(5): 399-402.

[102] Graham A A, Solomon L. Graham Apley A, Solomon L. Injuries to joints. In: Graham Apley A, Solomon L editor(s). Concise system of orthopaedics and fractures[M]. 1st Edition. Oxford: Butterworth Heinemann, 1988.

[103] Kothari R U, Dronen S C. Prospective evaluation of the scapular manipulation technique in reducing anterior shoulder dislocations[J]. Ann Emerg Med, 1992, 21(11): 1349-1352.

[104] McNamara R. Management of common dislocations. In: Roberts JR, Hedges JR editor(s). Clinical Procedures in Emergency Medicine. 3rd Edition[M]. Philadelphia: WB Saunders, 1998:818-852.

[105] Miller S L, et al. Comparison of intra-articular lidocaine and intravenous sedation for reduction of shoulder dislocations: a randomized, prospective study[J]. J Bone Joint Surg Am, 2002, 84-a(12): 2135-2139.

[106] Lippitt E B, Kennedy J P, Thompson T R. Intra-articular lidocaine versus intravenous analgesia in the reduction of dislocated shoulders[J]. Orthopedic Transactions, 1991, 15: 804.

[107] Matthews D E, Roberts T. Intraarticular lidocaine versus intravenous analgesic for reduction of acute anterior shoulder dislocations. A prospective randomized study[J]. Am J Sports Med, 1995, 23(1): 54-58.

[108] Wakai A, O'Sullivan R, McCabe A. Intra-articular lignocaine versus intravenous analgesia with or without sedation for manual reduction of acute anterior shoulder dislocation in adults[J]. Cochrane Database Syst Rev, 2011(4): Cd004919.

[109] Kosnik J, et al. Anesthetic methods for reduction of acute shoulder dislocations: a prospective randomized study comparing intraarticular lidocaine with intravenous analgesia and sedation[J]. Am J Emerg Med, 1999, 17(6): 566-570.

[110] Moharari R S, et al. Intra-articular lidocaine versus intravenous meperidine/diazepam in anterior shoulder dislocation: a randomised clinical trial[J]. Emerg Med J, 2008, 25(5): 262-264.

[111] Orlinsky M, et al. Comparative study of intra-articular lidocaine and intravenous meperidine/diazepam for shoulder dislocations[J]. J Emerg Med, 2002, 22(3): 241-245.

[112] Moskowitz H, et al. Hemiplegic shoulder[J]. N Y State J Med, 1969, 69(4): 548-550.

[113] Najenson T, Yacubovich E, Pikielni S S. Rotator cuff injury in shoulder joints of hemiplegic patients [J]. Scand J Rehabil Med, 1971, 3(3): 131-137.

[114] Smith R G, et al. Malalignment of the shoulder after stroke[J]. Br Med J (Clin Res Ed), 1982, 284 (6324): 1224-1226.

[115] Miglietta O, Lewitan A, Rogoff J B. Subluxation of the shoulder in hemiplegic patients[J]. N Y State J Med, 1959, 59(3): 457-460.

[116] Linn S L, Granat M H, Lees K R. Prevention of shoulder subluxation after stroke with electrical stimulation[J]. Stroke, 1999, 30(5): 963-968.

[117] Chaco J, Wolf E. Subluxation of the glenohumeral joint in hemiplegia[J]. Am J Phys Med, 1971, 50 (3): 139-143.

[118] Hurd M M, Farrell K H, Waylonis G W. Shoulder sling for hemiplegia: friend or foe? [J]. Arch Phys Med Rehabil, 1974, 55(11): 519-522.

[119] Chino N. Electrophysiological investigation on shoulder subluxation in hemiplegics[J]. Scand J Rehabil Med, 1981, 13(1): 17-21.

[120] Shai G, et al. Glenohumeral malalignment in the hemiplegic shoulder. An early radiologic sign[J]. Scand J Rehabil Med, 1984, 16(3): 133-136.

[121] Bohannon R W, Andrews A W. Shoulder subluxation and pain in stroke patients[J]. Am J Occup Ther, 1990, 44(6): 507-509.

[122] Van Langenberghe H V, Hogan B M. Degree of pain and grade of subluxation in the painful hemiplegic shoulder[J]. Scand J Rehabil Med, 1988, 20(4): 161-166.

[123] Zorowitz R D, et al. Shoulder pain and subluxation after stroke: correlation or coincidence[J]? Am J Occup Ther, 1996, 50(3): 194-201.

[124] Hanger H C, et al. A randomized controlled trial of strapping to prevent post-stroke shoulder pain [J]. Clin Rehabil, 2000, 14(4): 370-380.

[125] Dursun E, et al. Glenohumeral joint subluxation and reflex sympathetic dystrophy in hemiplegic patients[J]. Arch Phys Med Rehabil, 2000, 81(7): 944-946.

[126] Ada L, Foongchomcheay A, Canning C. Supportive devices for preventing and treating subluxation of the shoulder after stroke[J]. Cochrane Database Syst Rev, 2005(1): Cd003863.

[127] Ancliffe J. Strapping the shoulder in patients following a cerebrovascular accident (CVA): A pilot study[J]. Aust J Physiother, 1992, 38(1): 37-40.

[128] Griffin A, Bernhardt J. Strapping the hemiplegic shoulder prevents development of pain during rehabilitation. 1st Neruological Physiotherapy Conference of the National Neurology Group of the Australian Physiotherapy Association. 27-29 November 2003:Sydney, Australia. 2003.

[129] Galpin R D, Hawkins R J, Grainger R M. A comparative analysis of operative versus nonoperative treatment of grade III acromioclavicular separations[J]. Clin Orthop Relat Res, 1985(193):

150-155.

[130] Bishop J Y, Kaeding C. Treatment of the acute traumatic acromioclavicular separation[J]. Sports Med Arthrosc, 2006, 14(4): 237-245.

[131] Kaplan L D, et al. Prevalence and variance of shoulder injuries in elite collegiate football players[J]. Am J Sports Med, 2005, 33(8): 1142-1146.

[132] Allman F L, Jr. Fractures and ligamentous injuries of the clavicle and its articulation[J]. J Bone Joint Surg Am, 1967, 49(4): 774-784.

[133] Tamaoki M J, et al. Surgical versus conservative interventions for treating acromioclavicular dislocation of the shoulder in adults[J]. Cochrane Database Syst Rev, 2010(8): Cd007429.

[134] Bannister G C, et al. The management of acute acromioclavicular dislocation. A randomised prospective controlled trial[J]. J Bone Joint Surg Br, 1989, 71(5): 848-850.

[135] Imatani R J, Hanlon J J, Cady C M. Acute, complete acromioclavicular separation[J]. J Bone Joint Surg Am, 1975, 57(3): 328-332.

[136] Larsen E, A. Bjerg-Nielsen, and Christensen, Conservative or surgical treatment of acromioclavicular dislocation. A prospective, controlled, randomized study[J]. J Bone Joint Surg Am, 1986, 68(4): 552-555.

[137] Postacchini F, et al. Epidemiology of clavicle fractures[J]. Journal of shoulder and elbow surgery / American Shoulder and Elbow Surgeons ... [et al.], 2002, 11(5): 452-456.

[138] Allman F L, Jr. Fractures and ligamentous injuries of the clavicle and its articulation. The Journal of bone and joint surgery[J]. American volume, 1967, 49(4): 774-784.

[139] Nordqvist A, Petersson C. The incidence of fractures of the clavicle[J]. Clinical orthopaedics and related research, 1994(300): 127-132.

[140] Jeray K J. Acute midshaft clavicular fracture[J]. Journal of the American Academy of Orthopaedic Surgeons, 2007, 15(4): 239-248.

[141] Kotelnicki J J, Bote H O, Mitts K G. The management of clavicle fractures[J]. JAAPA: official journal of the American Academy of Physician Assistants, 2006, 19(9): 53-56.

[142] Chen Q Y, et al. Intramedullary nailing of clavicular midshaft fractures in adults using titanium elastic nail[J]. Chinese journal of traumatology=Zhonghua chuang shang za zhi / Chinese Medical Association, 2011, 14(5): 269-276.

[143] Constant C R, Murley A H. A clinical method of functional assessment of the shoulder[J]. Clinical orthopaedics and related research, 1987(214): 160-164.

[144] Hudak P L, Amadio P C, Bombardier C. Development of an upper extremity outcome measure: the DASH (disabilities of the arm, shoulder and hand) corrected[J]. The Upper Extremity Collaborative Group (UECG). American journal of industrial medicine, 1996, 29(6): 602-608.

[145] Canadian Orthopaedic Trauma S. Nonoperative treatment compared with plate fixation of displaced midshaft clavicular fractures. A multicenter, randomized clinical trial[J]. The Journal of bone and joint surgery. American volume, 2007, 89(1): 1-10.

[146] McKee M D, et al. Nonoperative treatment compared with plate fixation of displaced midshaft clavicular fractures—A multicenter, randomized clinical trial[J]. Journal of Bone and Joint Surgery-American Volume, 2007, 89A(1): 1-10.

[147] Mirzatolooei F. Comparison between operative and nonoperative treatment methods in the management of comminuted fractures of the clavicle[J]. Acta Orthopaedica Et Traumatologica Turcica, 2011, 45(1): 34-40.

[148] Smekal V, et al. Elastic Stable Intramedullary Nailing Versus Nonoperative Treatment of Displaced Midshaft Clavicular Fractures-A Randomized, Controlled, Clinical Trial[J]. Journal of Orthopaedic Trauma, 2009, 23(2): 106-112.

[149] Virtanen K J, et al. Sling Compared With Plate Osteosynthesis for Treatment of Displaced Midshaft Clavicular Fractures: A Randomized Clinical Trial[J]. Orthopedics, 2012, 35(11): 961-961.

[150] Virtanen K J, et al. Sling Compared with Plate Osteosynthesis for Treatment of Displaced Midshaft Clavicular Fractures A Randomized Clinical Trial[J]. Journal of Bone and Joint Surgery-American Volume, 2012, 94A(17): 1546-1553.

[151] Figueiredo E A D, et al. Estudo prospectivo randomizado comparativo entre os tratamentos cirúrgico utilizando placa anterior e o não cirúrgico das fraturas do terço médio da clavícula[J]. Revista Brasileira de Ortopedia, 2008, 43(10): 419-425.

[152] Judd D B, et al. Acute operative stabilization versus nonoperative management of clavicle fractures [J]. American journal of orthopedics (Belle Mead, N. J.), 2009, 38(7): 341-345.

[153] Koch H J, et al. The intramedullary osteosynthesis of the diaphyseal fracture of the clavicle compared to conservative treatment[J]. Deutsche Zeitschrift Fur Sportmedizin, 2008, 59(4): 91-94.

[154] Robinson C M, et al. Open Reduction and Plate Fixation Versus Nonoperative Treatment for Displaced Midshaft Clavicular Fractures A Multicenter, Randomized, Controlled Trial[J]. Journal of Bone and Joint Surgery-American Volume, 2013, 95A(17): 1576-1584.

[155] Assobhi J E H. Reconstruction plate versus minimal invasive retrograde titanium elastic nail fixation for displaced midclavicular fractures[J]. Journal of orthopaedics and traumatology: official journal of the Italian Society of Orthopaedics and Traumatology, 2011, 12(4): 185-192.

[156] Ferran N A, et al. Locked intramedullary fixation vs plating for displaced and shortened mid-shaft clavicle fractures: A randomized clinical trial[J]. Journal of Shoulder and Elbow Surgery, 2010, 19(6): 783-789.

[157] Dawson J, Fitzpatrick R, Carr A. Questionnaire on the perceptions of patients about shoulder surgery[J]. The Journal of bone and joint surgery. British volume, 1996, 78(4): 593-600.

[158] Silva F B d A e, et al. Comparação entre o uso de placas e o de hastes flexíveis para a osteossíntese de fraturas do terço médio da clavícula: resultados preliminares[J]. Revista Brasileira de Ortopedia, 2011, 46(suppl 1): 34-39.

[159] Kabak S, et al. Treatment of midclavicular nonunion: comparison of dynamic compression plating and low-contact dynamic compression plating techniques[J]. Journal of shoulder and elbow surgery / American Shoulder and Elbow Surgeons ... [et al.], 2004, 13(4): 396-403.

[160] Lee Y S, et al. Operative treatment of midclavicular fractures in 62 elderly patients: Knowles pin versus plate[J]. Orthopedics, 2007, 30(11): 959-964.

[161] Shen J W, Tong P J, Qu H B. A three-dimensional reconstruction plate for displaced midshaft fractures of the clavicle[J]. Journal of Bone and Joint Surgery-British Volume, 2008, 90B(11): 1495-1498.

[162] Tabatabaei S, Shalamzari S. Treatment of displaced midshaft clavicular fractures: A comparison between smooth pin and LCDCP and reconstruction plate fixation[J]. Pakistan Journal of Medical Sciences, 2011, 27(5): 1129-1134.

[163] Narsaria N, et al. Surgical fixation of displaced midshaft clavicle fractures: elastic intramedullary nailing versus precontoured plating[J]. Journal of orthopaedics and traumatology: Official Journal of

the Italian Society of Orthopaedics and Traumatology, 2014, 15(3): 165-171.

[164] Zehir S, et al. Comparison of novel intramedullary nailing with mini-invasive plating in surgical fixation of displaced midshaft clavicle fractures[J]. Archives of Orthopaedic and Trauma Surgery, 2015, 135(3): 339-344.

[165] Van der Meijden O A, et al. Operative Treatment of Dislocated Midshaft Clavicular Fractures: Plate or Intramedullary Nail Fixation? A Randomized Controlled Trial[J]. Journal of Bone and Joint Surgery-American Volume, 2015, 97A(8): 613-619.

[166] Andrade-Silva F B, et al. Single, Superiorly Placed Reconstruction Plate Compared with Flexible Intramedullary Nailing for Midshaft Clavicular Fractures A Prospective, Randomized Controlled Trial[J]. Journal of Bone and Joint Surgery-American Volume, 2015, 97A(8): 620-626.

[167] Andersen K, Jensen P O, Lauritzen J. Treatment of clavicular fractures. Figure-of-eight bandage versus a simple sling[J]. Acta orthopaedica Scandinavica, 1987, 58(1): 71-74.

[168] Lubbert P H W, et al. Low-intensity pulsed ultrasound (LIPUS) in fresh clavicle fractures: A multi-centre double blind randomised controlled trial[J]. Injury-International Journal of the Care of the Injured, 2008, 39(12): 1444-1452.

[169] Ersen A, et al. Comparison of simple arm sling and figure of eight clavicular bandage for midshaft clavicular fractures a randomised controlled study[J]. Bone & Joint Journal, 2015, 97B(11): 1562-1565.

[170] Ekholm R, et al. Fractures of the shaft of the humerus. An epidemiological study of 401 fractures [J]. J Bone Joint Surg Br, 2006, 88(11): 1469-1473.

[171] Wang Y, et al. Surgical interventions for treating distal humeral fractures in adults[J]. Cochrane Database Syst Rev, 2013, 1: CD009890.

[172] Sarmiento A, Waddell J P, Latta L L. Diaphyseal humeral fractures: treatment options[J]. Instr Course Lect, 2002, 51: 257-269.

[173] Fan Y, et al. Management of Humeral Shaft Fractures with Intramedullary Interlocking Nail Versus Locking Compression Plate[J]. Orthopedics, 2015, 38(9): e825-829.

[174] Kim J W, et al. A prospective randomized study of operative treatment for noncomminuted humeral shaft fractures: conventional open plating versus minimal invasive plate osteosynthesis[J]. J Orthop Trauma, 2015, 29(4): 189-194.

[175] Lian K, et al. Minimally invasive plating osteosynthesis for mid-distal third humeral shaft fractures [J]. Orthopedics, 2013, 36(8): 1025-1032.

[176] Singh A K, et al. Treatment of non-union of humerus diaphyseal fractures: a prospective study comparing interlocking nail and locking compression plate[J]. Arch Orthop Trauma Surg, 2014, 134 (7): 947-953.

[177] Kurup H, Hossain M, Andrew J G. Dynamic compression plating versus locked intramedullary nailing for humeral shaft fractures in adults[J]. Cochrane Database Syst Rev, 2011(6): CD005959.

[178] Changulani M, Jain U K, Keswani T. Comparison of the use of the humerus intramedullary nail and dynamic compression plate for the management of diaphyseal fractures of the humerus. A randomised controlled study[J]. Int Orthop, 2007, 31(3): 391-395.

[179] J C, et al. Randomized prospective study of humerus fixation: nails vs. plates[J]. Orthopaedic Transactions, 2000, 21(2): 594.

[180] Kesemenli C C, et al. Comparison between the results of intramedullary nailing and compression plate fixation in the treatment of humerus fractures[J]. Acta Orthop Traumatol Turc, 2003, 37(2):

120-125.

[181] McCormack R G, et al. Fixation of fractures of the shaft of the humerus by dynamic compression plate or intramedullary nail. A prospective, randomised trial[J]. J Bone Joint Surg Br, 2000, 82(3): 336-339.

[182] Karlsson M K, et al. Comparison of tension-band and figure-of-eight wiring techniques for treatment of olecranon fractures[J]. J Shoulder Elbow Surg, 2002, 11(4): 377-382.

[183] Gullberg B, Johnell O, Kanis J A. World-wide projections for hip fracture[J]. Osteoporos Int, 1997, 7(5): 407-413.

[184] Bailey C S, et al. Outcome of plate fixation of olecranon fractures[J]. J Orthop Trauma, 2001, 15(8): 542-548.

[185] Mac Dermid J C, Outcome evaluation in patients with elbow pathology: issues in instrument development and evaluation[J]. J Hand Ther, 2001, 14(2): 105-114.

[186] Newman S D, Mauffrey C, Krikler S. Olecranon fractures[J]. Injury, 2009, 40(6): 575-581.

[187] Veillette C J, S P Steinmann, Olecranon fractures[J]. Orthop Clin North Am, 2008, 39(2): 229-236, vii.

[188] Parker M J, Handoll H H. Extramedullary fixation implants for extracapsular hip fractures[J]. Cochrane Database Syst Rev, 2002(2): CD000339.

[189] Hak D J, Golladay G J. Olecranon fractures: treatment options[J]. J Am Acad Orthop Surg, 2000, 8(4): 266-275.

[190] Matar H E, et al. Surgical interventions for treating fractures of the olecranon in adults[J]. Cochrane Database Syst Rev, 2014, 11: CD010144.

[191] Hume M C, Wiss D A. Olecranon fractures. A clinical and radiographic comparison of tension band wiring and plate fixation[J]. Clin Orthop Relat Res, 1992(285): 229-235.

[192] AR A, Sweed, W A. The role of cancellous screw with tension band fixation in the treatment of displaced olecranon fractures: a comparative study[J]. European Journal of Orthopaedic Surgery and Traumatology, 2008, 18(8): 571-576.

[193] Juutilainen T, et al. Biodegradable wire fixation in olecranon and patella fractures combined with biodegradable screws or plugs and compared with metallic fixation[J]. Arch Orthop Trauma Surg, 1995, 114(6): 319-323.

[194] Larsen E, Lyndrup. Netz or Kirschner pins in the treatment of olecranon fractures[J]? J Trauma, 1987, 27(6): 664-666.

[195] Liu Q H, et al. Randomized prospective study of olecranon fracture fixation: cable pin system versus tension band wiring[J]. J Int Med Res, 2012, 40(3): 1055-1066.

[196] Lu Q F, et al. Tension band wiring through double-cannulated screws as a new internal fixation method for treatment of olecranon fractures: a randomized comparative study[J]. Acta Orthop Traumatol Turc, 2015, 49(6): 654-660.

[197] Chen X, et al. Design and application of nickel-titanium olecranon memory connector in treatment of olecranon fractures: a prospective randomized controlled trial[J]. Int Orthop, 2013, 37(6): 1099-1105.

[198] Gao Y, et al. Surgical interventions for treating radial head fractures in adults[J]. The Cochrane database of systematic reviews, 2013, 5: CD008987-CD008987.

[199] Chen X, et al. Comparison between radial head replacement and open reduction and internal fixation in clinical treatment of unstable, multi-fragmented radial head fractures [J]. International Orthopaedics, 2011, 35(7): 1071-1076.

[200] Ruan H J, et al. A comparative study of internal fixation and prosthesis replacement for radial head fractures of Mason type III[J]. International Orthopaedics, 2009, 33(1): 249-253.

[201] Helling H J, et al. Biodegradable implants versus standard metal fixation for displaced radial head fractures. A prospective, randomized, multicenter study[J]. Journal of shoulder and elbow surgery / American Shoulder and Elbow Surgeons ... [et al.], 2006, 15(4): 479-485.

[202] Yan M, et al. Radial head replacement or repair for the terrible triad of the elbow: which procedure is better? [J]. Anz Journal of Surgery, 2015, 85(9): 644-648.

[203] Foocharoen T, et al. Aspiration of the elbow joint for treating radial head fractures[J]. Cochrane Database of Systematic Reviews, 2014(11): 35.

[204] Dooley J F, Angus P D. The importance of elbow aspiration when treating radial head fractures[J]. Archives of emergency medicine, 1991, 8(2): 117-121.

[205] Holdsworth B J, Clement D A, Rothwell P N. Fractures of the radial head—the benefit of aspiration: a prospective controlled trial[J]. Injury, 1987, 18(1): 44-47.

[206] Harding P, et al. Early mobilisation for elbow fractures in adults[J]. Cochrane Database of Systematic Reviews, 2011(6).

[207] Unsworth-White J, et al. The non-operative management of radial head fractures: a randomized trial of three treatments[J]. Injury, 1994, 25(3): 165-167.

[208] Josefsson P O, Nilsson B E. Incidence of elbow dislocation[J]. Acta Orthop Scand, 1986, 57(6): 537-538.

[209] Ring D. Simple elbow dislocations. In: Bucholz, W editor(s). Rockwood and Green's Fractures in Adults[J]. 6. Vol. 1, Philadelphia: Lippincott Williams & Wilkins, 2001:1024-1033.

[210] Hobgood E R, Khan S O, Field L D. Acute dislocations of the adult elbow[J]. Hand Clin, 2008, 24(1): 1-7.

[211] Taylor F, et al. Interventions for treating acute elbow dislocations in adults[J]. Cochrane Database Syst Rev, 2012, 4: Cd007908.

[212] Rafai M, et al. Pure posterior luxation of the elbow in adults: immobilization or early mobilization. A randomized prospective study of 50 cases[J]. Chir Main, 1999, 18(4): 272-278.

[213] Hagroo G A, et al. Pulled elbow--not the effect of hypermobility of joints[J]. Injury, 1995, 26(10): 687-690.

[214] Matles A L, Eliopoulos K. Internal derangement of the elbow in children[J]. Int Surg, 1967, 48(3): 259-263.

[215] Krul M. Musculoskeletal problems in children in general practice (thesis)[J]. Rotterdam: Erasmus University, 2011.

[216] Illingworth C M. Pulled elbow: a study of 100 patients[J]. Br Med J, 1975, 2(5972): 672-674.

[217] Magill H K, Aitken A P. Pulled elbow[J]. Surg Gynecol Obstet, 1954, 98(6): 753-756.

[218] Asher M A. Dislocations of the upper extremity in children[J]. Orthop Clin North Am, 1976, 7(3): 583-591.

[219] Hardy R H. Pulled elbow[J]. J R Coll Gen Pract, 1978, 28(189): 224-226.

[220] Griffin M E. Subluxation of the head of the radius in young children[J]. Pediatrics, 1955, 15(1). 103-106.

[221] Davidson R S, Hahn M. Musculoskeletal trauma. In: O'Neill JA, Rowe MI, Grosfeld JL editor(s). Pediatric surgery[J]. 5th Edition. Mosby, 1998:318.

[222] Eilert R R, Georgopoulis G. Orthopedics. In: Hay WW, Hayward AR, Levin MJ, Sondheimer JM

editor(s). Current pediatric diagnosis and treatment[J]. 14th Edition. London: Prentice Hall International, 1999.

[223] Nocton J J. Chapter 44 Arthritis. In: Kliegman RM, Greenbaum LA, Lye PS editor(s). Practical strategies in pediatric diagnosis and therapy[J]. 2nd Edition. Philadelphia: Elsevier Saunders, 2004: 820.

[224] Thompson G H. The upper limb. In: Behrman RE, Kliegman RM, Jensen HB editor(s). Nelson textbook of pediatrics[J]. 17th Edition. Philadelphia: Saunders, 2004: 2290.

[225] Krul M, et al. Manipulative interventions for reducing pulled elbow in young children[J]. Cochrane Database Syst Rev, 2012, 1: Cd007759.

[226] Garcia-Mata S, Hidalgo-Ovejero A. Efficacy of reduction maneuvers for "pulled elbow" in children: a prospective study of 115 cases[J]. J Pediatr Orthop, 2014, 34(4): 432-436.

[227] Gunaydin Y K, et al. Comparison of success and pain levels of supination-flexion and hyperpronation maneuvers in childhood nursemaid's elbow cases[J]. Am J Emerg Med, 2013, 31(7): 1078-1081.

[228] Bek D, et al. Pronation versus supination maneuvers for the reduction of "pulled elbow": a randomized clinical trial[J]. Eur J Emerg Med, 2009, 16(3): 135-138.

[229] Green D A, et al. Randomized comparison of pain perception during radial head subluxation reduction using supination-flexion or forced pronation[J]. Pediatr Emerg Care, 2006, 22(4): 235-238.

[230] Macias C G, Bothner J, Wiebe R. A comparison of supination/flexion to hyperpronation in the reduction of radial head subluxations[J]. Pediatrics, 1998, 102(1): e10.

[231] McDonald J, Whitelaw C, Goldsmith L J. Radial head subluxation: comparing two methods of reduction[J]. Acad Emerg Med, 1999, 6(7): 715-718.

[232] Surgeons A A o O. Distal Humerus Fractures[J]. Available at http://orthoinfo. aaos. org/=topic. cfm? topic=A00513, 2011.

[233] Anglen J. Distal humerus fractures[J]. J Am Acad Orthop Surg, 2005, 13(5): 291-297.

[234] Robinson C M, et al. Adult distal humeral metaphyseal fractures: epidemiology and results of treatment[J]. J Orthop Trauma, 2003, 17(1): 38-47.

[235] Jupiter J B, Mehne D K. Fractures of the distal humerus[J]. Orthopedics, 1992, 15(7): 825-833.

[236] Riseborough E J, Radin E L. Intercondylar T fractures of the humerus in the adult. A comparison of operative and non-operative treatment in twenty-nine cases[J]. J Bone Joint Surg Am, 1969, 51(1): 130-141.

[237] Wong A S, Baratz M E. Elbow fractures: distal humerus[J]. J Hand Surg Am, 2009, 34(1): 176-190.

[238] Nauth A, et al. Distal humeral fractures in adults[J]. J Bone Joint Surg Am, 2011, 93(7): 686-700.

[239] McKee M D, et al. A multicenter, prospective, randomized, controlled trial of open reduction--internal fixation versus total elbow arthroplasty for displaced intra-articular distal humeral fractures in elderly patients[J]. J Shoulder Elbow Surg, 2009, 18(1): 3-12.

[240] Shin S J, Sohn H S, Do N H. A clinical comparison of two different double plating methods for intraarticular distal humerus fractures[J]. J Shoulder Elbow Surg, 2010, 19(1): 2-9.

[241] Ruan H J, et al. Incidence, management, and prognosis of early ulnar nerve dysfunction in type C fractures of distal humerus[J]. J Trauma, 2009, 67(6): 1397-1401.

[242] Gebuhr P, et al. Isolated ulnar shaft fractures. Comparison of treatment by a functional brace and long-arm cast. The Journal of bone and joint surgery[J]. British volume, 1992, 74(5): 757-759.

[243] Van Leemput T, Mahieu G. Conservative management of minimally displaced isolated fractures of the ulnar shaft[J]. Acta Orthopaedica Belgica, 2007, 73(6): 710-713.

[244] Leung F, Chow S P. A prospective, randomized trial comparing the limited contact dynamic compression plate with the point contact fixator for forearm fractures[J]. The Journal of bone and joint surgery. American volume, 2003, 85-A(12): 2343-2348.

[245] Azboy I, et al. Effectiveness of Locking Versus Dynamic Compression Plates for Diaphyseal Forearm Fractures[J]. Orthopedics, 2013, 36(7): E917-E922.

[246] Handoll H H G, Huntley J S, Madhok R. Different methods of external fixation for treating distal radial fractures in adults[J]. Cochrane Database of Systematic Reviews, 2008(1).

[247] Hutchinson D T, Strenz G O, Cautilli R A. Pins and plaster vs external fixation in the treatment of unstable distal radial fractures. A randomized prospective study[J]. Journal of hand surgery (Edinburgh, Scotland), 1995, 20(3): 365-372.

[248] Raskin K B, Melone C P, Jr. Unstable articular fractures of the distal radius. Comparative techniques of ligamentotaxis[J]. The Orthopedic clinics of North America, 1993, 24(2): 275-286.

[249] Atroshi I, et al. Wrist-bridging versus non-bridging external fixation for displaced distal radius fractures: a randomized assessor-blind clinical trial of 38 patients followed for 1 year[J]. Acta orthopaedica, 2006, 77(3): 445-453.

[250] Krishnan J, et al. Intra-articular fractures of the distal radius: a prospective randomised controlled trial comparing static bridging and dynamic non-bridging external fixation[J]. Journal of hand surgery (Edinburgh, Scotland), 2003, 28(5): 417-421.

[251] Rizzo M, Katt B A, Carothers J T. Comparison of locked volar plating versus pinning and external fixation in the treatment of unstable intraarticular distal radius fractures[J]. Hand (New York, N. Y.), 2008, 3(2): 111-117.

[252] Werber K D, et al. External fixation of distal radial fractures: four compared with five pins: a randomized prospective study[J]. The Journal of bone and joint surgery. American volume, 2003, 85-A(4): 660-666.

[253] Moroni A, et al. Improvement of the bone-pin interface strength in osteoporotic bone with use of hydroxyapatite-coated tapered external-fixation pins. A prospective, randomized clinical study of wrist fractures[J]. The Journal of bone and joint surgery. American volume, 2001, 83-A(5): 717-721.

[254] Hove L M, et al. Dynamic Compared with Static External Fixation of Unstable Fractures of the Distal Part of the Radius A Prospective, Randomized Multicenter Study[J]. Journal of Bone and Joint Surgery-American Volume, 2010, 92A(8): 1687-1696.

[255] Jeudy J, et al. Treatment of complex fractures of the distal radius: A prospective randomised comparison of external fixation 'versus' locked volar plating[J]. Injury-International Journal of the Care of the Injured, 2012, 43(2): 174-179.

[256] Williksen J H, et al. Volar Locking Plates Versus External Fixation and Adjuvant Pin Fixation in Unstable Distal Radius Fractures: A Randomized, Controlled Study[J]. Journal of Hand Surgery-American Volume, 2013, 38A(8): 1469-1476.

[257] Zhang B b, et al. Case-control study on two osteotomy techniques for the treatment of distal radial malunion[J]. Zhongguo gu shang=China journal of orthopaedics and traumatology, 2015, 28(7): 622-627.

[258] Handoll H H G, Vaghela M V, Madhok R. Percutaneous pinning for treating distal radial fractures in adults[J]. Cochrane Database of Systematic Reviews, 2007(3).

[259] Azzopardi T, et al. Unstable extra-articular fractures of the distal radius: a prospective, randomised study of immobilisation in a cast versus supplementary percutaneous pinning[J]. The Journal of bone and joint surgery. British volume, 2005, 87(6): 837-840.

[260] Gupta R, Raheja A, Modi U. Colles' fracture: management by percutaneous crossed-pin fixation versus plaster of Paris cast immobilization[J]. Orthopedics, 1999, 22(7): 680-682.

[261] Rodriguez-Merchan E C. Plaster cast versus percutaneous pin fixation for comminuted fractures of the distal radius in patients between 46 and 65 years of age[J]. Journal of orthopaedic trauma, 1997, 11(3): 212-217.

[262] Shankar N S, Craxford A D. Comminuted Colles' fractures: a prospective trial of management[J]. Journal of the Royal College of Surgeons of Edinburgh, 1992, 37(3): 199-202.

[263] Fritz T, et al. Biomechanics of combined Kirschner wire osteosynthesis in the human model of unstable dorsal, distal radius fractures (Colles type)[J]. Der Chirurg; Zeitschrift fur alle Gebiete der operativen Medizen, 1997, 68(5): 496-502.

[264] Fikry T, et al. Metaphysis fracture of the distal radius: Kapandji's or Py's pinning? [J]. Annales de chirurgie de la main et du membre superieur: organe officiel des societes de chirurgie de la main= Annals of hand and upper limb surgery, 1998, 17(1): 31-40.

[265] Lenoble E, et al. Fracture of the distal radius. A prospective comparison between trans-styloid and Kapandji fixations[J]. The Journal of bone and joint surgery. British volume, 1995, 77(4): 562-567.

[266] Strohm P C, et al. Two procedures for Kirschner wire osteosynthesis of distal radial fractures. A randomized trial[J]. The Journal of bone and joint surgery. American volume, 2004, 86-A(12): 2621-2628.

[267] Casteleyn P P, Handelberg F and Haentjens. Biodegradable rods versus Kirschner wire fixation of wrist fractures. A randomised trial[J]. The Journal of bone and joint surgery. British volume, 1992, 74(6): 858-861.

[268] Allain J, et al. Trans-styloid fixation of fractures of the distal radius. A prospective randomized comparison between 6-and 1-week postoperative immobilization in 60 fractures[J]. Acta orthopaedica Scandinavica, 1999, 70(2): 119-123.

[269] Milliez P Y, et al. Effect of early mobilization following Kapandji's method of intrafocal wiring in fractures of the distal end of the radius. Results of a prospective study of 60 cases[J]. International orthopaedics, 1992, 16(1): 39-43.

[270] Wong T C, et al. Casting versus percutaneous pinning for extra-articular fractures of the distal raius in an elderly chinese population: a prospective randomized controlled trial[J]. Journal of Hand Surgery-European Volume, 2010, 35E(3): 202-208.

[271] Macnair R D, Ingham C J, Davis B J. Comparison of external and percutaneous pin fixation with plate fixation for intra-articular distal radial fractures[J]. Journal of Bone and Joint Surgery-American Volume, 2008, 90A(8): 1784-1784.

[272] Belloti J C, et al. Treatment of reducible unstable fractures of the distal radius in adults: a randomised controlled trial of De Palma percutaneous pinning versus bridging external fixation[J]. Bmc Musculoskeletal Disorders, 2010, 11: 10.

[273] Handoll H H G, Huntley J S, Madhok R. External fixation versus conservative treatment for distal radial fractures in adults[J]. Cochrane Database of Systematic Reviews, 2007(3).

[274] ur Rahman O, et al. Treatment of unstable intraarticular fracture of distal radius: POP casting with

external fixation[J]. Journal of the Pakistan Medical Association, 2012, 62(4): 358-362.

[275] Handoll H H G, Watts A C. Bone grafts and bone substitutes for treating distal radial fractures in adults[J]. Cochrane Database of Systematic Reviews, 2008(2): 74.

[276] Jeyam M, et al. Controlled trial of distal radial fractures treated with a resorbable bone mineral substitute[J]. Journal of hand surgery (Edinburgh, Scotland), 2002, 27(2): 146-149.

[277] Rajan G P, et al. Cancellous allograft versus autologous bone grafting for repair of comminuted distal radius fractures: a prospective, randomized trial[J]. The Journal of trauma, 2006, 60(6): 1322-1329.

[278] Handoll H H, Madhok R, Dodds C. Anaesthesia for treating distal radial fracture in adults[J]. The Cochrane database of systematic reviews, 2002(3): CD003320-CD003320.

[279] Bultitude M I, Wellwood J M, Hollingsworth R P. Intravenous diazepam: its use in the reduction of fractures of the lower end of the radius[J]. Injury, 1972, 3(4): 249-253.

[280] Erlacher W, et al. Clonidine as adjuvant for mepivacaine, ropivacaine and bupivacaine in axillary, perivascular brachial plexus block [J]. Canadian journal of anaesthesia = Journal canadien d'anesthesie, 2001, 48(6): 522-525.

[281] Hollingworth A, et al. Comparison of bupivacaine and prilocaine used in Bier block-a double blind trial[J]. Injury, 1982, 13(4): 331-336.

[282] Jones N C, Pugh S C. The addition of tenoxicam to prilocaine for intravenous regional anaesthesia [J]. Anaesthesia, 1996, 51(5): 446-448.

[283] Myderrizi N, Mema B. The hematoma block an effective alternative for fracture reduction in distal radius fractures[J]. Medicinski arhiv, 2011, 65(4): 239-242.

[284] Handoll H H, Elliott J. Rehabilitation for distal radial fractures in adults[J]. The Cochrane database of systematic reviews, 2015, 9: CD003324.

[285] Krischak G D, et al. Physiotherapy After Volar Plating of Wrist Fractures Is Effective Using a Home Exercise Program[J]. Archives of Physical Medicine and Rehabilitation, 2009, 90(4): 537-544.

[286] Gronlund B, et al. The importance of early exercise therapy in the treatment of Colles' fracture. A clinically controlled study[J]. Ugeskrift for laeger, 1990, 152(35): 2491-2493.

[287] Bentohami A, et al. Study protocol: non-displaced distal radial fractures in adult patients: three weeks vs. five weeks of cast immobilization: a randomized trial[J]. Bmc Musculoskeletal Disorders, 2014, 15.

[288] Einsiedel T, et al. Mental Practice has Influence on Limitation of Motion and Muscle Atrophy following Immobilisation of the Radiocarpal Joint—A Prospective Randomised Experimental Study [J]. Zeitschrift Fur Orthopadie Und Unfallchirurgie, 2011, 149(3): 288-295.

[289] Souer J S, Buijze G, Ring D. A Prospective Randomized Controlled Trial Comparing Occupational Therapy with Independent Exercises After Volar Plate Fixation of a Fracture of the Distal Part of the Radius[J]. Journal of Bone and Joint Surgery-American Volume, 2011, 93A(19): 1761-1766.

[290] Mitsukane M, et al. Immediate Effects of Repetitive Wrist Extension on Grip Strength in Patients With Distal Radial Fracture[J]. Archives of Physical Medicine and Rehabilitation, 2015, 96(5): 862-868.

[291] Handoll H H, Madhok R. Closed reduction methods for treating distal radial fractures in adults[J]. The Cochrane database of systematic reviews, 2003(1): CD003763-CD003763.

[292] Earnshaw S A, et al. Closed reduction of colles fractures: comparison of manual manipulation and finger-trap traction: a prospective, randomized study[J]. The Journal of bone and joint surgery.

American volume, 2002, 84-A(3): 354-358.

[293] Rozental T D, et al. Functional Outcomes for Unstable Distal Radial Fractures Treated with Open Reduction and Internal Fixation or Closed Reduction and Percutaneous Fixation A Prospective Randomized Trial[J]. Journal of Bone and Joint Surgery-American Volume, 2009, 91A(8): 1837-1846.

[294] Kongsholm J, Olerud C. Reduction of Colles' fractures without anaesthesia using a new dynamic bone alignment system[J]. Injury, 1987, 18(2): 133-136.

[295] Wendling-Keim D S, Wieser B, Dietz H G. Closed reduction and immobilization of displaced distal radial fractures. Method of choice for the treatment of children? [J] European Journal of Trauma and Emergency Surgery, 2015, 41(4): 421-428.

[296] Hunter J M, Cowen N J. Fifth metacarpal fractures in a compensation clinic population. A report on one hundred and thirty-three cases[J]. J Bone Joint Surg Am, 1970, 52(6): 1159-1165.

[297] Myderrizi N, Mema B. The hematoma block an effective alter native for fracture reduction in distal radius fractures[J]. Medicinski arhiv, 2011. 65(4): 239-242.

[298] Oetgen M E, Dodds S D. Non-operative treatment of common finger injuries[J]. Curr Rev Musculoskelet Med, 2008, 1(2): 97-102.

[299] Haughton D, et al. Principles of hand fracture management[J]. Open Orthop J, 2012, 6: 43-53.

[300] N. , A. , et al. Boxer's fracture: a prospective randomized study comparing immediate mobilization to immobilization[abstract][J]. American Academy of Orthopaedic Surgeons Annual Meeting, 1999 Feb 4-8.

[301] EE, B M O. Faster recovery of metacarpal 5-fractures using functional taping [abstract][J]. Nederlands Tijdschrift voor Orthopaedie, 1997.

[302] IJ, H, D, RL B. The use of a moulded metacarpal brace versus neighbour strapping for fractures of the little finger metacarpal neck[J]. Journal of Hand Surgery British, 2001.

[303] JK. , K. H. M.-K. S. N. R. H. , K. OL. Treatment of subcapital fractures of the fifth metacarpal bone: A prospective randomised comparison between functional treatment and reposition and splinting[J]. Scandinavian Journal of Plastic & Reconstructive Surgery & Hand Surgery, 1999.

[304] RW. , S. M. M. P. , v. H. MJ. , S. EP. The boxers' fracture: a prospective randomised comparison between functional and immobilization treatment [abstract][J]. Dutch Orthopaedic Society, 2003.

[305] Kim J K, Kim D J. Antegrade intramedullary pinning versus retrograde intramedullary pinning for displaced fifth metacarpal neck fractures[J]. Clin Orthop Relat Res, 2015, 473(5): 1747-1754.

[306] Hofmeister E P, Kim J, Shin A Y. Comparison of 2 methods of immobilization of fifth metacarpal neck fractures: a prospective randomized study[J]. J Hand Surg Am, 2008, 33(8): 1362-1368.

[307] Strub B, et al. Intramedullary splinting or conservative treatment for displaced fractures of the little finger metacarpal neck? A prospective study[J]. J Hand Surg Eur Vol, 2010, 35(9): 725-729.

[308] JR. , D. Extensor tendons-acute injuries[J]. Green's Operative Hand Surgery. , 1999: 1950-86.

[309] HH S, JH B, JN W. Mallet finger[J]. Journal of Bone and Joint Surgery-American Volume, 1962, 44(6): 1061-1068.

[310] PJ S, JJ K. Complications and prognosis of treatment of mallet finger[J]. Journal of Hand Surgery American Volume 1988, 13(3): 329-334.

[311] Handoll H H, Vaghela M V. Interventions for treating mallet finger injuries[J]. Cochrane Database Syst Rev, 2004(3): CD004574.

[312] Uzun M, et al. Surgical treatment of mallet fractures by extension block Kirschner wire technique

surgical treatment of mallet fractures[J]. Acta Ortop Bras, 2012, 20(5): 297-299.

[313] Kinninmonth A W, Holburn F. A comparative controlled trial of a new perforated splint and a traditional splint in the treatment of mallet finger[J]. J Hand Surg Br, 1986, 11(2): 261-262.

[314] Maitra A, Dorani B. The conservative treatment of mallet finger with a simple splint: a case report [J]. Arch Emerg Med, 1993, 10(3): 244-248.

[315] Warren R A, Norris S H, Ferguson D G. Mallet finger: a trial of two splints[J]. J Hand Surg Br, 1988, 13(2): 151-153.

[316] Auchincloss J M. Mallet-finger injuries: a prospective, controlled trial of internal and external splintage[J]. Hand, 1982, 14(2): 168-173.

[317] LM H. Epidemiology of scaphoid fractures in Bergen, Norway[J]. Scandinavian Journal of Plastic and Reconstructive Surgery and Hand Surgery / Nordisk Plastikkirurgisk Forening [and] Nordisk Klubb for Handkirurgi, 1999, 33(4): 423-426.

[318] ZG Y, et al. Diagnosing suspected scaphoid fractures: a systematic review and metaanalysis[J]. Clinical Orthopaedics and Related Research, 2010, 468(3): 723-734.

[319] Mallee W H, et al. Computed tomography versus magnetic resonance imaging versus bone scintigraphy for clinically suspected scaphoid fractures in patients with negative plain radiographs[J]. Cochrane Database Syst Rev, 2015, 6: CD010023.

[320] De Zwart A, et al. Early CT compared with bone scintigraphy in suspected schapoid fractures[J]. Clin Nucl Med, 2012, 37(10): 981.

[321] Ilica A T, et al. Diagnostic accuracy of multidetector computed tomography for patients with suspected scaphoid fractures and negative radiographic examinations[J]. Jpn J Radiol, 2011, 29(2): 98-103.

[322] Breitenseher M J, et al. Radiographically occult scaphoid fractures: value of MR imaging in detection [J]. Radiology, 1997, 203(1): 245-250.

[323] Tiel-van Buul M M, et al. Magnetic resonance imaging versus bone scintigraphy in suspected scaphoid fracture[J]. Eur J Nucl Med, 1996, 23(8): 971-975.

[324] Nielsen P T, Hedeboe J, Thommesen. Bone scintigraphy in the evaluation of fracture of the carpal scaphoid bone[J]. Acta Orthop Scand, 1983, 54(2): 303-306.

[325] Tiel-van Buul M M, et al. Radiography and scintigraphy of suspected scaphoid fracture. A long-term study in 160 patients[J]. J Bone Joint Surg Br, 1993, 75(1): 61-65.

[326] Chang W D, et al. Therapeutic outcomes of low-level laser therapy for closed bone fracture in the human wrist and hand[J]. Photomed Laser Surg, 2014, 32(4): 212-218.

[327] Buijze G A, et al. Cast immobilization with and without immobilization of the thumb for nondisplaced and minimally displaced scaphoid waist fractures: a multicenter, randomized, controlled trial[J]. J Hand Surg Am, 2014, 39(4): 621-627.

[328] Paschos N K, et al. Management of proximal interphalangeal joint hyperextension injuries: a randomized controlled trial[J]. J Hand Surg Am, 2014, 39(3): 449-454.

[329] Krischak G D, et al. Physiotherapy after volar plating of wrist fractures is effective using a home exercise program[J]. Arch Phys Med Rehabil, 2009, 90(4): 537-544.

[330] Braga-Silva J, et al. A comparison of the use of distal radius vascularised bone graft and non-vascularised iliac crest bone graft in the treatment of non-union of scaphoid fractures[J]. J Hand Surg Eur Vol, 2008, 33(5): 636-640.

[331] Drac P, et al. Comparison of the results and complications of palmar and dorsal miniinvasive

approaches in the surgery of scaphoid fractures. A prospective randomized study[J]. Biomed Pap Med Fac Univ Palacky Olomouc Czech Repub, 2014, 158(2): 277-281.

[332] Williams M A, et al. Strengthening and stretching for Rheumatoid Arthritis of the Hand (SARAH). A randomised controlled trial and economic evaluation[J]. Health Technol Assess, 2015, 19(19): 1-222.

[333] Hannemann P F, et al. Functional outcome and cost-effectiveness of pulsed electromagnetic fields in the treatment of acute scaphoid fractures: a cost-utility analysis[J]. BMC Musculoskelet Disord, 2015, 16: 84.

[334] Herbert T J, Fisher W E. Management of the fractured scaphoid using a new bone screw[J]. J Bone Joint Surg Br, 1984, 66(1): 114-123.

[335] Lu-Yao G L, et al. Outcomes after displaced fractures of the femoral neck. A meta-analysis of one hundred and six published reports[J]. J Bone Joint Surg Am, 1994, 76(1): 15-25.

[336] Parker M J, Gurusamy K. Internal fixation versus arthroplasty for intracapsular proximal femoral fractures in adults[J]. Cochrane Database Syst Rev, 2006(4): Cd001708.

[337] Roden M, Schon M, Fredin H. Treatment of displaced femoral neck fractures: a randomized minimum 5-year follow-up study of screws and bipolar hemiprostheses in 100 patients[J]. Acta Orthop Scand, 2003, 74(1): 42-44.

[338] Blomfeldt R, et al. Internal fixation versus hemiarthroplasty for displaced fractures of the femoral neck in elderly patients with severe cognitive impairment[J]. J Bone Joint Surg Br, 2005, 87(4): 523-529.

[339] Davison J N, et al. Treatment for displaced intracapsular fracture of the proximal femur. A prospective, randomised trial in patients aged 65 to 79 years[J]. J Bone Joint Surg Br, 2001, 83(2): 206-212.

[340] Frihagen F, Nordsletten L, Madsen J E. Hemiarthroplasty or internal fixation for intracapsular displaced femoral neck fractures: randomised controlled trial[J]. Bmj, 2007, 335(7632): 1251-1254.

[341] Jensen J S. Classification of trochanteric fractures[J]. Acta Orthop Scand, 1980, 51(5): 803-810.

[342] Johansson T. Displaced femoral neck fractures; a prospective randomized study of clinical outcome, nutrition and costs [dissertation][J]. Linkoping: Linkoping University, 2002, 2002.

[343] Jonsson B, et al. Social function after cervical hip fracture. A comparison of hook-pins and total hip replacement in 47 patients[J]. Acta Orthop Scand, 1996, 67(5): 431-434.

[344] Mouzopoulos G, et al. The four-year functional result after a displaced subcapital hip fracture treated with three different surgical options[J]. Int Orthop, 2008, 32(3): 367-373.

[345] Parker M J, et al. Hemiarthroplasty versus internal fixation for displaced intracapsular hip fractures in the elderly. A randomised trial of 455 patients[J]. J Bone Joint Surg Br, 2002, 84(8): 1150-1155.

[346] Puolakka T J, et al. Thompson hemiarthroplasty is superior to Ullevaal screws in treating displaced femoral neck fractures in patients over 75 years. A prospective randomized study with two-year follow-up[J]. Ann Chir Gynaecol, 2001, 90(3): 225-228.

[347] Rogmark C, et al. A prospective randomised trial of internal fixation versus arthroplasty for displaced fractures of the neck of the femur. Functional outcome for 450 patients at two years[J]. J Bone Joint Surg Br, 2002, 84(2): 183-188.

[348] Skinner P, et al. Displaced subcapital fractures of the femur: a prospective randomized comparison of

internal fixation, hemiarthroplasty and total hip replacement[J]. Injury, 1989, 20(5): 291-293.

[349] Soreide O, Molster A, Raugstad T S. Internal fixation versus primary prosthetic replacement in acute femoral neck fractures: a prospective, randomized clinical study[J]. Br J Surg, 1979, 66(1): 56-60.

[350] Keating J F, et al. Randomized comparison of reduction and fixation, bipolar hemiarthroplasty, and total hip arthroplasty. Treatment of displaced intracapsular hip fractures in healthy older patients [J]. J Bone Joint Surg Am, 2006, 88(2): 249-260.

[351] Tidermark J, et al. Internal fixation compared with total hip replacement for displaced femoral neck fractures in the elderly. A randomised, controlled trial[J]. J Bone Joint Surg Br, 2003, 85(3): 380-388.

[352] van Dortmont L M, et al. Cannulated screws versus hemiarthroplasty for displaced intracapsular femoral neck fractures in demented patients[J]. Ann Chir Gynaecol, 2000, 89(2): 132-137.

[353] Parker M J. Hemiarthroplasty versus internal fixation for displaced intracapsular fractures of the hip in elderly men: a pilot randomised trial[J]. Bone Joint J, 2015, 97-B(7): 992-996.

[354] Chammout G K, et al. Total hip replacement versus open reduction and internal fixation of displaced femoral neck fractures: a randomized long-term follow-up study[J]. J Bone Joint Surg Am, 2012, 94 (21): 1921-1928.

[355] Parker M J. Cemented Thompson hemiarthroplasty versus cemented Exeter Trauma Stem (ETS) hemiarthroplasty for intracapsular hip fractures: a randomised trial of 200 patients[J]. Injury, 2012, 43(6): 807-810.

[356] van den Bekerom M P, et al. A comparison of hemiarthroplasty with total hip replacement for displaced intracapsular fracture of the femoral neck: a randomised controlled multicentre trial in patients aged 70 years and over[J]. J Bone Joint Surg Br, 2010, 92(10): 1422-1428.

[357] Serrano-Trenas J A, et al. Role of perioperative intravenous iron therapy in elderly hip fracture patients: a single-center randomized controlled trial[J]. Transfusion, 2011, 51(1): 97-104.

[358] Parker M I, Pryor G, Gurusamy K. Cemented versus uncemented hemiarthroplasty for intracapsular hip fractures: A randomised controlled trial in 400 patients[J]. J Bone Joint Surg Br, 2010, 92(1): 116-122.

[359] Parker M J, Ali S M. Short versus long thread cannulated cancellous screws for intracapsular hip fractures: a randomised trial of 432 patients[J]. Injury, 2010, 41(4): 382-384.

[360] Parker M J, Pryor G and Gurusamy K. Hemiarthroplasty versus internal fixation for displaced intracapsular hip fractures: a long-term follow-up of a randomised trial[J]. Injury, 2010, 41(4): 370-373.

[361] Blomfeldt R, et al. A randomised controlled trial comparing bipolar hemiarthroplasty with total hip replacement for displaced intracapsular fractures of the femoral neck in elderly patients[J]. J Bone Joint Surg Br, 2007, 89(2): 160-165.

[362] van Vugt A B, Oosterwijk W M, Goris R J. Osteosynthesis versus endoprosthesis in the treatment of unstable intracapsular hip fractures in the elderly. A randomised clinical trial[J]. Arch Orthop Trauma Surg, 1993, 113(1): 39-45.

[363] K-G T, Femoral neck fractures. In: Bulstrode C, Buckwalter J, Carr A, Marsh L, Fairbank J, Wilson- MacDonald J, et al. editor(s). Oxford textbook of orthopaedics and trauma[J]. Vol. 3. Oxford: Oxford University Press, 2002: 2216-2227

[364] Jacobsson B, Dalen N. Femoral head vitality after peroperative impaction of hip fractures[J]. Acta Orthop Scand, 1985, 56(4): 312-313.

[365] Upadhyay A, et al. Delayed internal fixation of fractures of the neck of the femur in young adults. A

prospective, randomised study comparing closed and open reduction[J]. J Bone Joint Surg Br, 2004, 86(7): 1035-1040.
[366] Griffin X L, et al. the Targon femoral neck hip screw versus cannulated screws for internal fixation of intracapsular fractures of the hip: a randomised controlled trial[J]. Bone Joint J, 2014, 96-B(5): 652-657.
[367] Stoffel K K, et al. Does a bipolar hemiprosthesis offer advantages for elderly patients with neck of femur fracture? A clinical trial with 261 patients[J]. ANZ J Surg, 2013, 83(4): 249-254.
[368] DH G. The evolution of a personal philosophy for the treatment of displaced subcapital fractures[J]. Journal of Bone and Joint Surgery-British Volume 1988, 70(1): 161.
[369] Parker M J, Handoll H H. Gamma and other cephalocondylic intramedullary nails versus extramedullary implants for extracapsular hip fractures in adults[J]. Cochrane Database Syst Rev, 2010(9): CD000093.
[370] CI A, et al. Prospective randomised controlled trial of an intramedullary nail versus dynamic hip screw and plate for intertrochanteric fractured femur[J]. Journal of Orthopaedic Trauma, 2001, 15(6): 394-400.
[371] Aune A K, et al. Gamma nail vs compression screw for trochanteric femoral fractures. 15 reoperations in a prospective, randomized study of 378 patients[J]. Acta Orthop Scand, 1994, 65(2): 127-130.
[372] L A, et al. Gamma nail vs. compression hip screw for trochanteric fractures-complications and patient outcome[J]. Acta Orthopaedica Scandinavica. Supplementum, 1994, 265(23).
[373] SH B, et al. The gamma nail for pertrochanteric fractures of the femur: a prospective comparison with the dynamic hip screw[J]. Journal of Bone and Joint Surgery-British Volume, 1991, 72(6): 1085.
[374] Butt M S, et al. Comparison of dynamic hip screw and gamma nail: a prospective, randomized, controlled trial[J]. Injury, 1995, 26(9): 615-618.
[375] Goldhagen P R, et al. A prospective comparative study of the compression hip screw and the gamma nail[J]. J Orthop Trauma, 1994, 8(5): 367-372.
[376] Guyer P, et al. [The gamma-nail as a resilient alternative to the dynamic hip screw in unstable proximal femoral fractures in the elderly][J]. Helv Chir Acta, 1992, 58(5): 697-703.
[377] RC H. Internal hip fracture fixation systems[PhD thesis][J]. 1996, Bath (UK): Univ. of Bath.
[378] CW H, TG L. Intertrochanteric fractures of the femur; a randomised prospective comparison of the gamma nail and the Ambi hip screw[J]. Journal of Bne and Joint Surgery-British Volume, 1993, Suppl 1: 50.
[379] Saarenpaa I, Heikkinen T and Jalovaara. Treatment of subtrochanteric fractures. A comparison of the Gamma nail and the dynamic hip screw: short-term outcome in 58 patients[J]. Int Orthop, 2007, 31(1): 65-70.
[380] H K, et al. Compression hip screw and gamma nail for intertrochanteric fractures-Randomized prospective study[J]. Hokkaido Journal of Orthopaedics & Traumatology, 1998, 40(2): 29-33.
[381] Leung K S, et al. Gamma nails and dynamic hip screws for peritrochanteric fractures. A randomised prospective study in elderly patients[J]. J Bone Joint Surg Br, 1992, 74(3): 345-351.
[382] F M L, et al. Prospective, comparative, randomized study of the sliding screw and Gamma nail in the treatment of pertrochanteric fractures [Estudio prospectivo aleatorio comparativo del tornillo deslizante y el clavo gamma en el tratamiento de las fracturas pertrocantereas][J]. Revista de

Ortopedia y Traumatologia, 2002, 46(6): 505-509.

[383] I M, et al. The Gamma nail system compared to sliding nail and plate for peritrochanteric fractures [J]. Journal of Bone and Joint Surgery-British Volume, 2001, 83(Suppl 2): 193.

[384] MP M, et al. Gamma nail versus the sliding hip screw: A prospective randomized comparison[J]. Orthopaedic Transactions, 1993, 17: 1049.

[385] O'Brien P J, et al. Fixation of intertrochanteric hip fractures: gamma nail versus dynamic hip screw. A randomized, prospective study[J]. Can J Surg, 1995, 38(6): 516-520.

[386] Ovesen O, et al. The trochanteric gamma nail versus the dynamic hip screw: a prospective randomised study. One-year follow-up of 146 intertrochanteric fractures[J]. Hip Int, 2006, 16(4): 293-298.

[387] PVM, FB L. Comparing the Gamma nail and the Dynamic Hip Screw in the treatment of pertrochanteric fractures. Preliminary results of a prospective randomised study. Proximal femoral fractures[J]. Operative technique and complications, 1993, 2: 475-480.

[388] Papasimos S, et al. A randomised comparison of AMBI, TGN and PFN for treatment of unstable trochanteric fractures[J]. Arch Orthop Trauma Surg, 2005, 125(7): 462-468.

[389] Park S R, et al. Treatment of intertrochanteric fracture with the Gamma AP locking nail or by a compression hip screw--a randomised prospective trial[J]. Int Orthop, 1998, 22(3): 157-160.

[390] PJ R, N M. Intramedullary or extramedullary fixation for pertrochanteric fractures of the femur? [J]. Journal of Bone and Joint Surgery-British Volume, 1993, 74(Suppl 3): 281.

[391] Utrilla A L, et al. Trochanteric gamma nail and compression hip screw for trochanteric fractures: a randomized, prospective, comparative study in 210 elderly patients with a new design of the gamma nail[J]. J Orthop Trauma, 2005, 19(4): 229-233.

[392] MR B, SL C, L D. A randomized, prospective comparison of the intramedullary hip screw (IMHS) to the compression hip screw and sideplate[J]. Orthopaedic Transactions, 1995, 19: 153-154.

[393] Hardy D C, et al. Use of an intramedullary hip-screw compared with a compression hip-screw with a plate for intertrochanteric femoral fractures. A prospective, randomized study of one hundred patients[J]. J Bone Joint Surg Am, 1998, 80(5): 618-630.

[394] P H, et al. Compression hip syndrome or intramedullary hip screw for unstable peritrochanteric fractures? A prospective randomised study[J]. Journal of Bone and Joint Surgery-British Volume, 2002, 81(Suppl 3): 296.

[395] Hoffmann R, et al. [Classic nail versus DHS. A prospective randomised study of fixation of trochanteric femur fractures][J]. Unfallchirurg, 1999, 102(3): 182-190.

[396] A K. Comparison of the intramedullary hip screw with Richard's classic hip screw in the management of pertrochanteric hip fractures[J]. In: National Research Register, 2006(2).

[397] Pajarinen J, et al. Pertrochanteric femoral fractures treated with a dynamic hip screw or a proximal femoral nail. A randomised study comparing post-operative rehabilitation[J]. J Bone Joint Surg Br, 2005, 87(1): 76-81.

[398] Saudan M, et al. Pertrochanteric fractures: is there an advantage to an intramedullary nail?: a randomized, prospective study of 206 patients comparing the dynamic hip screw and proximal femoral nail[J]. J Orthop Trauma, 2002, 16(6): 386-393.

[399] Varela-Egocheaga J R, et al. Minimally invasive osteosynthesis in stable trochanteric fractures: a comparative study between Gotfried percutaneous compression plate and Gamma 3 intramedullary nail [J]. Arch Orthop Trauma Surg, 2009, 129(10): 1401-1407.

[400] Davis T R, et al. Intertrochanteric fractures of the femur: a prospective study comparing the use of

the Kuntscher-Y nail and a sliding hip screw[J]. Injury, 1988, 19(6): 421-426.

[401] Miedel R, et al. The standard Gamma nail or the Medoff sliding plate for unstable trochanteric and subtrochanteric fractures. A randomised, controlled trial[J]. J Bone Joint Surg Br, 2005, 87(1): 68-75.

[402] Ekstrom W, et al. Functional outcome in treatment of unstable trochanteric and subtrochanteric fractures with the proximal femoral nail and the Medoff sliding plate[J]. J Orthop Trauma, 2007, 21(1): 18-25.

[403] Verettas D A, et al. Systematic effects of surgical treatment of hip fractures: gliding screw-plating vs intramedullary nailing[J]. Injury, 2010, 41(3): 279-284.

[404] FH D, et al. Prospective randomized comparison between a dynamic hip screw and a mini-invasive statis nail in fractures of the trochanateric area: preliminary results[J]. Journal of Orthopaedic Trauma, 2001, 15(6): 401-406.

[405] Barton T M, et al. A comparison of the long gamma nail with the sliding hip screw for the treatment of AO/OTA 31-A2 fractures of the proximal part of the femur: a prospective randomized trial[J]. J Bone Joint Surg Am, 2010, 92(4): 792-798.

[406] Zou J, Xu Y, Yang H. A comparison of proximal femoral nail antirotation and dynamic hip screw devices in trochanteric fractures[J]. J Int Med Res, 2009, 37(4): 1057-1064.

[407] Giraud B, et al. [Pertrochanteric fractures: a randomized prospective study comparing dynamic screw plate and intramedullary fixation][J]. Rev Chir Orthop Reparatrice Appar Mot, 2005, 91(8): 732-736.

[408] Klinger H M, et al. [A comparative study of unstable per- and intertrochanteric femoral fractures treated with dynamic hip screw (DHS) and trochanteric butt-press plate vs. proximal femoral nail (PFN)][J]. Zentralbl Chir, 2005, 130(4): 301-306.

[409] Sadowski C, et al. Treatment of reverse oblique and transverse intertrochanteric fractures with use of an intramedullary nail or a 95 degrees screw-plate: a prospective, randomized study[J]. J Bone Joint Surg Am, 2002, 84-A(3): 372-381.

[410] Pelet S, Arlettaz Y, Chevalley F. Osteosynthesis of per- and subtrochanteric fractures by blade plate versus gamma nail. A randomized prospective study[J]. Swiss Surg, 2001, 7(3): 126-133.

[411] Lee P C, et al. Biologic plating versus intramedullary nailing for comminuted subtrochanteric fractures in young adults: a prospective, randomized study of 66 cases[J]. J Trauma, 2007, 63(6): 1283-1291.

[412] I H, R D. A prospective randomised controlled trial of subtrochanteric femur fractures treated with a proximal femoral nail compared to a 95-degree blade plate[J]. Journal of Bone and Joint Surgery-British Volume, 2005, 87(Suppl 3): 310-311.

[413] J E. Probleme beim frischen per-und subtrochanterenoberschenkelbruch [J]. Hefte zur Unfallheilkunde, 1970, 106: 2-11.

[414] Harris L J. Closed retrograde intramedullary nailing of peritrochanteric fractures of the femur with a new nail[J]. J Bone Joint Surg Am, 1980, 62(7): 1185-1193.

[415] Parker M J, Handoll H H. Gamma and other cephalocondylic intramedullary nails versus extramedullary implants for extracapsular hip fractures[J]. Cochrane Database Syst Rev, 2004(1): CD000093.

[416] Parker M J, Handoll H H. Intramedullary nails for extracapsular hip fractures in adults[J]. Cochrane Database Syst Rev, 2006(3): CD004961.

[417] C B, et al. Factors predicting failures of internal fixation in intertrochanteric fractures-a multivariate analysis comparing Ender pins and a dynamic hip screw[J]. Acta Orthopaedica Scandinavica

Supplementum, 1992(248): 87.

[418] MW C, et al. Ender pin versus compressionsliding hip screw treatment of extracapsular hip fractures: A randomized, paired, prospective study[J]. Orthopaedic Transactions, 1979, 3(3): 253.

[419] Dalen N, Jacobsson B, Eriksson P A. A comparison of nail-plate fixation and Ender's nailing in pertrochanteric fractures[J]. J Trauma, 1988, 28(3): 405-406.

[420] J D, Y J, O A. Trochanteric fractures-a prospective and comparative study between Ender nailing and sliding screw plate[J]. Acta Orthopaedica Scandinavica, 1986, 57: 181.

[421] Hogh J. Sliding screw in the treatment of trochanteric and subtrochanteric fractures[J]. Injury, 1982, 14(2): 141-145.

[422] Juhn A, Krimerman J, Mendes D G. Intertrochanteric fracture of the hip. Comparison of nail-plate fixation and Ender's nailing[J]. Arch Orthop Trauma Surg, 1988, 107(3): 136-139.

[423] FTT L. The use of Ender nails as opposed to the DHS. Proximal femoralfractures[J]. Operative technique and complications. , 1993, 2: 381-388.

[424] Nungu S, Olerud C, Rehnberg L. Treatment of intertrochanteric fractures: comparison of Ender nails and sliding screw plates[J]. J Orthop Trauma, 1991, 5(4): 452-457.

[425] I S, et al. A prospective randomized trial of unstable trochanteric hip fractures [J]. Acta Orthopaedica Scandinavica Supplementum, 1988, 70(9): 1297-1303.

[426] SJ H, LW L, T S. Intertrochanteric fractures: a comparison between fixation with a two-piece nail plate and Ender's nails[J]. International Orthopaedics, 1983, 7(3): 153-158.

[427] PG T, et al. A comparative study of compression hip screw and condylocephalic nail for intertrochanteric fractures of the femur[J]. Orthopaedic Transactions, 1984, 8(3): 391.

[428] GC B, AGF G. Jewett nail-plate or AO dynamic hip screw for trochanteric fractures?: a randomised prospective controlled trial [J]. Journal of Bone and Joint Surgery-British Volume, 1983, 65 (2): 218.

[429] Esser M P, Kassab J Y, Jones D H. Trochanteric fractures of the femur. A randomised prospective trial comparing the Jewett nail-plate with the dynamic hip screw[J]. J Bone Joint Surg Br, 1986, 68 (4): 557-560.

[430] E, S AW. Functional outcomes after intertrochanteric fractures of the femur: does the implant matter? A prospective study of 100 consecutive cases[J]. Injury, 1993, 24(1): 35-36.

[431] Buciuto R, Hammer R, Herder A. Spontaneous subcapital femoral neck fracture after healed trochanteric fracture[J]. Clin Orthop Relat Res, 1997(342): 156-163.

[432] A L U, C G R, S F E. Compression screw plate or monoblock nail-plate in trochanteric fractures of the femur in the elderly [Tornillo-placa a compresion o clavo-placa monobloque en las fracturas trocantereas del femur del anciano] [J]. Revista de Ortopedia y Traumatologia, 1998, 42 (5): 368-373.

[433] CAN M, JR B, DI R. Intertrochanteric fractures of the femur: a randomised prospective trial comparing the Pugh nail with the dynamic hip screw[J]. Injury, 1991, 22(3): 193-196.

[434] McCormack R, et al. A multicentre, prospective, randomised comparison of the sliding hip screw with the Medoff sliding screw and side plate for unstable intertrochanteric hip fractures[J]. Injury, 2013, 44(12): 1904-1909.

[435] Olsson O. Alternative techniques in trochanteric hip fracture surgery. Clinical and biomechanical studies on the Medoff sliding plate and the Twin hook[J]. Acta Orthop Scand Suppl, 2000, 295: 1-31.

[436] Watson J T, et al. Comparison of the compression hip screw with the Medoff sliding plate for

intertrochanteric fractures[J]. Clin Orthop Relat Res, 1998(348): 79-86.
[437] Brandt S E, et al. Percutaneous compression plating (PCCP) versus the dynamic hip screw for pertrochanteric hip fractures: preliminary results[J]. Injury, 2002, 33(5): 413-418.
[438] Kosygan K P, Mohan R, Newman R J. The Gotfried percutaneous compression plate compared with the conventional classic hip screw for the fixation of intertrochanteric fractures of the hip[J]. J Bone Joint Surg Br, 2002, 84(1): 19-22.
[439] A P, et al. A prospective, randomised study comparing the percutaneous compression pate and the compression hip screw for the treatment of intertrochanteric fractures of the hip[J]. Journal of Bone and Joint Surgery-British Volume, 2007, 89(9): 1210-1217.
[440] S Q, T S, EC Y. Prospective randomized study comparing SHS and PCCP for treatment of intertrochanteric hip fractures[J]. 74th Annual Meeting of the American Academy of Orthopaedic Surgeons. 2007: www. aaos. org/education/anmeet/anmt2007/education. cfm (accessed 25/09/08).
[441] Karn, N K, et al. Comparison between external fixation and sliding hip screw in the management of trochanteric fracture of the femur in Nepal[J]. J Bone Joint Surg Br, 2006, 88(10): 1347-1350.
[442] A M, et al. Dynamic hip screw vs. external fixation for osteoporotic trochanteric fracture treatment, in 71st Annual Meeting of the American Academy of Orthopaedic Surgeons. 2005: http://www. aaos. org/wordhtml/anmt2004/sciprog/167. htm.
[443] Vossinakis I C, Badras L S. Management of pertrochanteric fractures in high-risk patients with an external fixation[J]. Int Orthop, 2001, 25(4): 219-222.
[444] Loder R T, O'Donnell P W, Feinberg J R. Epidemiology and mechanisms of femur fractures in children[J]. J Pediatr Orthop, 2006, 26(5): 561-566.
[445] Flynn JM S D. Chapter 22: Femoral shaft fractures In: Kasser J, Beaty J editor(s). Rockwood & Wilkins' Fractures in Children[J]. Philadelphia. Lippincott Williams & Wlkins, 2006: 893-936.
[446] Bridgman S, Wilson R. Epidemiology of femoral fractures in children in the West Midlands region of England 1991 to 2001[J]. J Bone Joint Surg Br, 2004, 86(8): 1152-1157.
[447] Madhuri V, et al. Interventions for treating femoral shaft fractures in children and adolescents[J]. Cochrane Database Syst Rev, 2014, 7: Cd009076.
[448] Wright JG W E, Owen JL, Stephens D, Graham HK. Hanlon M, et al. Treatments for paediatric femoral fractures: a randomised trial[J]. Lancet 2005, 365: 9465.
[449] Shemshaki HR M H, Salehi G, Eshaghi MA. Titanium elastic nailing versus hip spica cast in treatment of femoral-shaft fractures in children[J]. Journal of Orthopaedics and Traumatology, 2011, 12(1): 45-48.
[450] Hsu AR D H, Penaranda NR, Cui HD, Evangelista RH, Rinsky L, et al. Dynamic skeletal traction spica casts for paediatric femoral fractures in a resource-limited setting [J]. International Orthopaedics 2009, 33(3): 765-771.
[451] Siddiqui MA P M, Naz N, Rehman AU, Soomro YH. Skin traction followed by spica cast versus early spica cast in femoral shaft fractures of children[J]. Pakistan Journal of Surgery, 2008, 24(1): 38-41.
[452] Malo M, Grimard G, Morin B. Treatment of diaphyseal femoral fractures in children: a clinical study[J]. Ann Chir, 1999, 53(8): 728-734.
[453] Leu D, et al. Spica casting for pediatric femoral fractures: a prospective, randomized controlled study of single-leg versus double-leg spica casts[J]. J Bone Joint Surg Am, 2012, 94(14): 1259-1264.

[454] Bar-On E, Sagiv S, Porat S. External fixation or flexible intramedullary nailing for femoral shaft fractures in children. A prospective, randomised study[J]. J Bone Joint Surg Br, 1997, 79(6): 975-978.

[455] Domb B G, et al. Comparison of dynamic versus static external fixation for pediatric femur fractures [J]. J Pediatr Orthop, 2002, 22(4): 428-430.

[456] Park K C, et al. Intramedullary nailing versus submuscular plating in adolescent femoral fracture[J]. Injury, 2012, 43(6): 870-875.

[457] Wu Q. -z, Huang S. -m, Cai Q. -x. Titanium elastic nail versus plate-screw fixation for the treatment of upper segment fractures of femoral shaft in children[J]. Zhongguo gu shang=China journal of orthopaedics and traumatology, 2014, 27(10): 809-814.

[458] Cameron C D, et al. Intramedullary Nailing of the Femoral Shaft: A Prospective, Randomized Study [J]. Journal Of Orthopaedic Trauma, 2014. , 28: S11-S14.

[459] Weber M J, et al. Efficacy of various forms of fixation of transverse fractures of the patella[J]. J Bone Joint Surg Am, 1980, 62(2): 215-220.

[460] Dy C J, et al. Meta-analysis of re-operation, nonunion, and infection after open reduction and internal fixation of patella fractures[J]. J Trauma Acute Care Surg, 2012, 73(4): 928-932.

[461] Insall J N, et al. Rationale of the Knee Society clinical rating system[J]. Clin Orthop Relat Res, 1989(248): 13-14.

[462] Torchia M E, Lewallen D G. Open fractures of the patella[J]. J Orthop Trauma, 1996, 10(6): 403-409.

[463] Gunal I, Karatosun V. Patellectomy: an overview with reconstructive procedures[J]. Clin Orthop Relat Res, 2001(389): 74-78.

[464] Helfet D L, et al. AO philosophy and principles of fracture management-its evolution and evaluation [J]. J Bone Joint Surg Am, 2003, 85-A(6): 1156-1160.

[465] Appel M H, Seigel H. Treatment of transverse fractures of the patella by arthroscopic percutaneous pinning[J]. Arthroscopy, 1993, 9(1): 119-121.

[466] Chen A, et al. Comparison of biodegradable and metallic tension-band fixation for patella fractures. 38 patients followed for 2 years[J]. Acta Orthop Scand, 1998, 69(1): 39-42.

[467] Gunal I, et al. Patellectomy with vastus medialis obliquus advancement for comminuted patellar fractures: a prospective randomised trial[J]. J Bone Joint Surg Br, 1997, 79(1): 13-16.

[468] Lin T, et al. Comparison of the outcomes of cannulated screws vs. modified tension band wiring fixation techniques in the management of mildly displaced patellar fractures[J]. BMC Musculoskelet Disord, 2015, 16: 282.

[469] Luna-Pizarro D, et al. Comparison of a technique using a new percutaneous osteosynthesis device with conventional open surgery for displaced patella fractures in a randomized controlled trial[J]. J Orthop Trauma, 2006, 20(8): 529-535.

[470] Mao N, et al. Comparison of the cable pin system with conventional open surgery for transverse patella fractures[J]. Clin Orthop Relat Res, 2013, 471(7): 2361-2366.

[471] Colvin A C, West R V. Patellar instability[J]. J Bone Joint Surg Am, 2008, 90(12): 2751-2762.

[472] Dath R C J, Porter KM, Patella dislocations. Trauma 8(1). 5 11.

[473] Smith T O, et al. Operative versus non-operative management of patellar dislocation. A meta-analysis[J]. Knee Surg Sports Traumatol Arthrosc, 2011, 19(6): 988-998.

[474] Hing C B, et al. A laterally positioned concave trochlear groove prevents patellar dislocation[J]. Clin

Orthop Relat Res，2006，447：187-194.
[475] Beasley L S，Vidal A F. Traumatic patellar dislocation in children and adolescents：treatment update and literature review[J]. Curr Opin Pediatr，2004，16(1)：29-36.
[476] Buchner M，et al. Acute traumatic primary patellar dislocation：long-term results comparing conservative and surgical treatment[J]. Clin J Sport Med，2005，15(2)：62-66.
[477] Kiviluoto O P M，Santavirta S. Recurrences after conservative treatment of acute dislocation of the patella[J]. Italian Journal of Sports Traumatology，1986，8(3)：159-162.
[478] Merchant ND B C. Recent concepts in patellofemoral instability [J]. Current Opinion in Orthopaedics，2007，18(2)：153-160.
[479] Nietosvaara Y，Aalto K，Kallio P E. Acute patellar dislocation in children：incidence and associated osteochondral fractures[J]. J Pediatr Orthop，1994，14(4)：513-515.
[480] Atkin D M，et al. Characteristics of patients with primary acute lateral patellar dislocation and their recovery within the first 6 months of injury[J]. Am J Sports Med，2000，28(4)：472-479.
[481] Fithian D C，et al. Epidemiology and natural history of acute patellar dislocation[J]. Am J Sports Med，2004，32(5)：1114-1121.
[482] Scher D L，et al. Incidence of joint hypermobility syndrome in a military population：impact of gender and race[J]. Clin Orthop Relat Res，2010，468(7)：1790-1795.
[483] Strugnell C，et al. Influence of age and gender on fat mass，fat-free mass and skeletal muscle mass among Australian adults：the Australian diabetes，obesity and lifestyle study (AusDiab)[J]. J Nutr Health Aging，2014，18(5)：540-546.
[484] Hsiao M，et al. Incidence of acute traumatic patellar dislocation among active-duty United States military service members[J]. Am J Sports Med，2010，38(10)：1997-2004.
[485] Hawkins R J，Bell R H，Anisette G. Acute patellar dislocations. The natural history[J]. Am J Sports Med，1986，14(2)：117-120.
[486] Woo R B M. Management of patellar instability in children[J]. Operative Techniques in Sports Medicine，1998，6(4)：247-258.
[487] Boden B P，et al. Patellofemoral Instability：Evaluation and Management[J]. J Am Acad Orthop Surg，1997，5(1)：47-57.
[488] Smith T O，et al. Physiotherapy and occupational therapy interventions for people with benign joint hypermobility syndrome：a systematic review of clinical trials[J]. Disabil Rehabil，2014，36(10)：797-803.
[489] ST D. Patellofemoral dysfunction-Extensor mechanisms malalignment[J]. Current Orthopaedics，2006，20(2)：103-111.
[490] Fukushima K，et al. Patellar dislocation：arthroscopic patellar stabilization with anchor sutures[J]. Arthroscopy，2004，20(7)：761-764.
[491] Conlan T，Garth W P Jr，Lemons J E.，Evaluation of the medial soft-tissue restraints of the extensor mechanism of the knee[J]. J Bone Joint Surg Am，1993，75(5)：682-693.
[492] Hautamaa P V，et al. Medial soft tissue restraints in lateral patellar instability and repair[J]. Clin Orthop Relat Res，1998(349)：174-182.
[493] Dejour H，et al. Factors of patellar instability：an anatomic radiographic study[J]. Knee Surg Sports Traumatol Arthrosc，1994，2(1)：19-26.
[494] Smith T O，et al. Surgical versus non-surgical interventions for treating patellar dislocation[J]. Cochrane Database Syst Rev，2015(2)：CD008106.

[495] Bitar A C, et al. Traumatic patellar dislocation: nonoperative treatment compared with MPFL reconstruction using patellar tendon[J]. Am J Sports Med, 2012, 40(1): 114-122.

[496] Camanho G L, et al. Conservative versus surgical treatment for repair of the medial patellofemoral ligament in acute dislocations of the patella[J]. Arthroscopy, 2009, 25(6): 620-625.

[497] Christiansen S E, et al. Isolated repair of the medial patellofemoral ligament in primary dislocation of the patella: a prospective randomized study[J]. Arthroscopy, 2008, 24(8): 881-887.

[498] Petri M, et al. Operative vs conservative treatment of traumatic patellar dislocation: results of a prospective randomized controlled clinical trial[J]. Arch Orthop Trauma Surg, 2013, 133(2): 209-213.

[499] Regalado G, et al. Six-year outcome after non-surgical versus surgical treatment of acute primary patellar dislocation in adolescents: a prospective randomized trial[J]. Knee Surg Sports Traumatol Arthrosc, 2016, 24(1): 6-11.

[500] Smith T O, et al. Rehabilitation following first-time patellar dislocation: a randomised controlled trial of purported vastus medialis obliquus muscle versus general quadriceps strengthening exercises [J]. Knee, 2015, 22(4): 313-320.

[501] Sillanpää PJ M V, Mäenpää H, Kiuru M, Visuri T, Pihlajamäki H. Treatment with and without initial stabilizing surgery for primary traumatic patellar dislocation. A prospective randomized study [J]. Journal of Bone & Joint Surgery-American Volume, 2009, 91(2): 263-270.

[502] Schatzker J, Schulak D J. Pseduarthrosis of a tibial plateau fracture: report of a case[J]. Clin Orthop Relat Res, 1979(145): 146-149.

[503] Barei D P, et al. Functional outcomes of severe bicondylar tibial plateau fractures treated with dual incisions and medial and lateral plates[J]. J Bone Joint Surg Am, 2006, 88(8): 1713-1721.

[504] Shepherd L, et al. The prevalence of soft tissue injuries in nonoperative tibial plateau fractures as determined by magnetic resonance imaging[J]. J Orthop Trauma, 2002, 16(9): 628-631.

[505] Egol K A, et al. Treatment of complex tibial plateau fractures using the less invasive stabilization system plate: clinical experience and a laboratory comparison with double plating[J]. J Trauma, 2004, 57(2): 340-346.

[506] Kayali C, et al. Arthroscopically assisted percutaneous osteosynthesis of lateral tibial plateau fractures[J]. Can J Surg, 2008, 51(5): 378-382.

[507] Open reduction and internal fixation compared with circular fixator application for bicondylar tibial plateau fractures. Results of a multicenter, prospective, randomized clinical trial[J]. J Bone Joint Surg Am, 2006, 88(12): 2613-2623.

[508] Jiang R, et al. A comparative study of Less Invasive Stabilization System (LISS) fixation and two-incision double plating for the treatment of bicondylar tibial plateau fractures[J]. Knee, 2008, 15 (2): 139-143.

[509] Shen G, Zhou J. Comparison study on effectiveness between arthroscopy assisted percutaneous internal fixation and open reduction and internal fixation for Schatzker types II and III tibial plateau fractures[J]. Zhongguo Xiu Fu Chong Jian Wai Ke Za Zhi, 2011, 25(10): 1201-1204.

[510] Bucholz R W, Carlton A, Holmes R. Interporous hydroxyapatite as a bone graft substitute in tibial plateau fractures[J]. Clin Orthop Relat Res, 1989(240): 53-62.

[511] Heikkila J T, et al. Bioactive glass granules: a suitable bone substitute material in the operative treatment of depressed lateral tibial plateau fractures: a prospective, randomized 1 year follow-up study[J]. J Mater Sci Mater Med, 2011, 22(4): 1073-1080.

[512] Russell T A, Leighton R K. Comparison of autogenous bone graft and endothermic calcium

phosphate cement for defect augmentation in tibial plateau fractures. A multicenter, prospective, randomized study[J]. J Bone Joint Surg Am, 2008, 90(10): 2057-2061.

[513] McGrath L, Royston S. Fractures of the tibial shaft (including acute compartment syndrome)[J]. Surgery, 2007, 25(10): 439-444.

[514] Weiss R J, et al. Decreasing incidence of tibial shaft fractures between 1998 and 2004: information based on 10,627 Swedish inpatients[J]. Acta Orthop, 2008, 79(4): 526-533.

[515] Whittle A P. Fractures of the lower extremity. In: Canale ST, Beatty JH editor(s). Campbell's Operative Orthopaedics[J]. 11th Edition. Vol. 3, Philadelphia: Mosby Elsevier, 2008, 2008.

[516] Duan X, et al. Intramedullary nailing for tibial shaft fractures in adults[J]. Cochrane Database Syst Rev, 2012, 1: Cd008241.

[517] Blachut P A, et al. Interlocking intramedullary nailing with and without reaming for the treatment of closed fractures of the tibial shaft. A prospective, randomized study[J]. J Bone Joint Surg Am, 1997, 79(5): 640-646.

[518] Li Y, et al. Treatment of distal tibial shaft fractures by three different surgical methods: a randomized, prospective study[J]. Int Orthop, 2014, 38(6): 1261-1267.

[519] Polat A, et al. Intramedullary nailing versus minimally invasive plate osteosynthesis for distal extra-articular tibial fractures: a prospective randomized clinical trial[J]. J Orthop Sci, 2015, 20(4): 695-701.

[520] Ramos T, et al. Ilizarov external fixation or locked intramedullary nailing in diaphyseal tibial fractures: a randomized, prospective study of 58 consecutive patients[J]. Arch Orthop Trauma Surg, 2014, 134(6): 793-802.

[521] Silva M, et al. A comparison of two approaches for the closed treatment of low-energy tibial fractures in children[J]. J Bone Joint Surg Am, 2012, 94(20): 1853-1860.

[522] Court-Brown C M, et al. Reamed or unreamed nailing for closed tibial fractures. A prospective study in Tscherne C1 fractures[J]. J Bone Joint Surg Br, 1996, 78(4): 580-583.

[523] Keating J F, et al. Locking intramedullary nailing with and without reaming for open fractures of the tibial shaft. A prospective, randomized study[J]. J Bone Joint Surg Am, 1997, 79(3): 334-341.

[524] Larsen L B, et al. Should insertion of intramedullary nails for tibial fractures be with or without reaming? A prospective, randomized study with 3. 8 years' follow-up[J]. J Orthop Trauma, 2004, 18(3): 144-149.

[525] Nassif J M, et al. Effect of acute reamed versus unreamed intramedullary nailing on compartment pressure when treating closed tibial shaft fractures: a randomized prospective study[J]. J Orthop Trauma, 2000, 14(8): 554-558.

[526] Bhandari M, et al. Study to prospectively evaluate reamed intramedually nails in patients with tibial fractures (S. P. R. I. N. T.): study rationale and design[J]. BMC Musculoskelet Disord, 2008, 9: 91.

[527] Soleimanpour J, et al. Comparison between ender and unreamed interlocking nails in tibial shaft fractures[J]. Saudi Med J, 2008, 29(10): 1458-1462.

[528] Kneifel T, Buckley R. A comparison of one versus two distal locking screws in tibial fractures treated with unreamed tibial nails: a prospective randomized clinical trial[J]. Injury, 1996, 27(4): 271-273.

[529] Toivanen J A, et al. Anterior knee pain after intramedullary nailing of fractures of the tibial shaft. A prospective, randomized study comparing two different nail-insertion techniques[J]. J Bone Joint

Surg Am, 2002, 84-a(4): 580-585.

[530] Ibrahim T, et al. Displaced intra-articular calcaneal fractures: 15-year follow-up of a randomised controlled trial of conservative versus operative treatment[J]. Injury, 2007, 38(7): 848-855.

[531] KJ K, JD Z. Handbook of Fractures[J]. 3rd Edition ed. 2006: Philadelphia: Lippincott Williams & Wilkins.

[532] Schepers T, et al. Current concepts in the treatment of intra-articular calcaneal fractures: results of a nationwide survey[J]. Int Orthop, 2008, 32(5): 711-715.

[533] Sanders R. Displaced intra-articular fractures of the calcaneus[J]. J Bone Joint Surg Am, 2000, 82(2): 225-250.

[534] Folk J W, Starr A J, Early J S. Early wound complications of operative treatment of calcaneus fractures: analysis of 190 fractures[J]. J Orthop Trauma, 1999, 13(5): 369-372.

[535] Bruce J, Sutherland A. Surgical versus conservative interventions for displaced intra-articular calcaneal fractures[J]. Cochrane Database Syst Rev, 2013, 1: CD008628.

[536] Barla J, et al. Displaced intraarticular calcaneal fractures: long-term outcome in women[J]. Foot Ankle Int, 2004, 25(12): 853-856.

[537] T I, et al. Displaced intra-articular calcaneal fractures: 15 year follow-up of a randomised controlled trial of conservative versus operative treatment[J]. Journal of Bone and Joint Surgery-British Volume, 1993, 91(Suppl 1): 80.

[538] DB T, K L. ORIF versus non-operative treatment of intraarticular fractures of the calcaneus: A prospective randomised trial[J]. Orthopaedic Transactions, 1996, 20(1): 23.

[539] Agren P H, Wretenberg, Sayed-Noor A S. Operative versus nonoperative treatment of displaced intra-articular calcaneal fractures: a prospective, randomized, controlled multicenter trial[J]. J Bone Joint Surg Am, 2013, 95(15): 1351-1357.

[540] Buckley R, et al. Open reduction and internal fixation compared with ORIF and primary subtalar arthrodesis for treatment of Sanders type IV calcaneal fractures: a randomized multicenter trial[J]. J Orthop Trauma, 2014, 28(10): 577-583.

[541] Griffin D, et al. Operative versus non-operative treatment for closed, displaced, intra-articular fractures of the calcaneus: randomised controlled trial[J]. BMJ, 2014, 349: g4483.

[542] Kwon J Y, Zurakowski D, Ellington J K. Influence of contralateral radiographs on accuracy of anatomic reduction in surgically treated calcaneus fractures[J]. Foot Ankle Int, 2015, 36(1): 75-82.

[543] Sampath Kumar V, et al. Prospective randomized trial comparing open reduction and internal fixation with minimally invasive reduction and percutaneous fixation in managing displaced intra-articular calcaneal fractures[J]. Int Orthop, 2014, 38(12): 2505-2512.

[544] Xia S, et al. Open reduction and internal fixation with conventional plate via L-shaped lateral approach versus internal fixation with percutaneous plate via a sinus tarsi approach for calcaneal fractures-a randomized controlled trial[J]. Int J Surg, 2014, 12(5): 475-480.

[545] Xie B, Tian J, Zhou D P. Administration of Tranexamic Acid Reduces Postoperative Blood Loss in Calcaneal Fractures: A Randomized Controlled Trial[J]. J Foot Ankle Surg, 2015, 54(6): 1106-1110.

[546] Qi Y F, et al. Comparative study on effect and safty of treating on calcaneus fractures with manipulative reduction with percutaneous K-wire fixation[J]. Zhongguo Gu Shang, 2013, 26(4): 291-296.

[547] Zhang T, et al. Displaced intra-articular calcaneal fractures treated in a minimally invasive fashion:

longitudinal approach versus sinus tarsi approach[J]. J Bone Joint Surg Am, 2014, 96(4): 302-309.

[548] Court-Brown C M, McBirnie J, Wilson G. Adult ankle fractures--an increasing problem? [J]. Acta Orthop Scand, 1998, 69(1): 43-47.

[549] Lauge H N, Anklebrud I. Genetisk diagnose og reposition [Dissertation][J]. Munksgaard, Copenhagen, 1942.

[550] Weber B G. Die Verletzungen des oberen Sprunggelenkes[J]. 2nd Edition. Bern: Huber, 1972.

[551] Müller M E, Allgöwer M, Willenegger H. Manual der Osteosynthese, AO-technik[J]. Berlin/Heidelberg/NewYork: Spinger Verlag, 1969.

[552] Muller M E, et al. The comprehensive classification of fractures of the long bones[J]. Berlin/Heidelberg/New York: Springer Verlag, 1990.

[553] Lin C W, Moseley A M, Refshauge K M. Rehabilitation for ankle fractures in adults[J]. Cochrane Database Syst Rev, 2008(3): Cd005595.

[554] SooHoo N F, et al. Complication rates following open reduction and internal fixation of ankle fractures[J]. J Bone Joint Surg Am, 2009, 91(5): 1042-1049.

[555] Bauer M, et al. Malleolar fractures: nonoperative versus operative treatment[J]. A controlled study. Clin Orthop Relat Res, 1985(199): 17-27.

[556] Stanton-Hicks M, et al. Reflex sympathetic dystrophy: changing concepts and taxonomy[J]. Pain, 1995, 63(1): 127-133.

[557] Zhang Z A, Wu X B, Wang M Y. A comparative research on the treatment of ankle fracture with dislocation between emergency surgery and selective surgery[J]. Beijing Da Xue Xue Bao, 2015, 47(5): 791-795.

[558] Moseley A M, et al. Rehabilitation After Immobilization for Ankle Fracture: The EXACT Randomized Clinical Trial[J]. JAMA, 2015, 314(13): 1376-385.

[559] Boyle M J, et al. Removal of the syndesmotic screw after the surgical treatment of a fracture of the ankle in adult patients does not affect one-year outcomes: a randomised controlled trial[J]. Bone Joint J, 2014, 96-B(12): 1699-1705.

[560] Laflamme M, et al. A prospective randomized multicenter trial comparing clinical outcomes of patients treated surgically with a static or dynamic implant for acute ankle syndesmosis rupture[J]. J Orthop Trauma, 2015, 29(5): 216-223.

[561] Kortekangas T H, et al. Syndesmotic fixation in supination-external rotation ankle fractures: a prospective randomized study[J]. Foot Ankle Int, 2014, 35(10): 988-995.

[562] Asloum Y, et al. Internal fixation of the fibula in ankle fractures: a prospective, randomized and comparative study: plating versus nailing[J]. Orthop Traumatol Surg Res, 2014, 100(4 Suppl): S255-S259.

[563] Willett K, et al. Ankle Injury Management (AIM): design of a pragmatic multi-centre equivalence randomised controlled trial comparing Close Contact Casting (CCC) to Open surgical Reduction and Internal Fixation (ORIF) in the treatment of unstable ankle fractures in patients over 60 years[J]. BMC Musculoskelet Disord, 2014, 15: 79.

[564] Hoelsbrekken S E, et al. Nonoperative treatment of the medial malleolus in bimalleolar and trimalleolar ankle fractures: a randomized controlled trial[J]. J Orthop Trauma, 2013, 27(11): 633-637.

[565] Goldstein R Y, et al. Efficacy of popliteal block in postoperative pain control after ankle fracture fixation: a prospective randomized study[J]. J Orthop Trauma, 2012, 26(10): 557-561.

[566] Kimmel L A, et al. Rest easy? Is bed rest really necessary after surgical repair of an ankle fracture?

[J]. Injury, 2012, 43(6): 766-771.

[567] Makwana N K, et al. Conservative versus operative treatment for displaced ankle fractures in patients over 55 years of age. A prospective, randomised study[J]. J Bone Joint Surg Br, 2001, 83 (4): 525-529.

[568] Phillips W A, et al. A prospective, randomized study of the management of severe ankle fractures [J]. J Bone Joint Surg Am, 1985, 67(1): 67-78.

[569] Loveday D, Clifton R, Robinson A. Interventions for treating osteochondral defects of the talus in adults[J]. Cochrane Database Syst Rev, 2010(8): Cd008104.

[570] Berndt A L, Harty M. Transchondral fractures (osteochondritis dissecans) of the talus[J]. J Bone Joint Surg Am, 1959, 41-a: 988-1020.

[571] Guo J J, et al. A prospective, randomised trial comparing closed intramedullary nailing with percutaneous plating in the treatment of distal metaphyseal fractures of the tibia[J]. J Bone Joint Surg Br, 2010, 92(7): 984-988.

[572] Im G I, Tae S K. Distal metaphyseal fractures of tibia: a prospective randomized trial of closed reduction and intramedullary nail versus open reduction and plate and screws fixation[J]. J Trauma, 2005, 59(5): 1219-1223; discussion 1223.

[573] Mauffrey C, et al. A randomised pilot trial of "locking plate" fixation versus intramedullary nailing for extra-articular fractures of the distal tibia[J]. J Bone Joint Surg Br, 2012, 94(5): 704-708.

[574] Canale S T, R H Belding, Osteochondral lesions of the talus[J]. J Bone Joint Surg Am, 1980, 62 (1): 97-102.

[575] Bilge O, et al. Treatment of talus osteochondral lesions with microfracture and postoperative intraarticular hyaluronan injection; early functional results[J]. Bone and Joint Surgery, 2009, 91(142-3): 789-793.

[576] Lee D H, et al. Comparison of early versus delayed weightbearing outcomes after microfracture for small to midsized osteochondral lesions of the talus[J]. Am J Sports Med, 2012, 40(9): 2023-2028.

附　录

附录1　脊髓损伤的标准神经学分级

感觉评价：

感觉等级分为：0 缺失；1 障碍；2 正常；全身分为以下 28 个关键点，左右两侧分别检查针刺及轻触觉。

	针刺		轻触			针刺		轻触	
	左	右	左	右		左	右	左	右
C_2：枕骨粗隆两侧					T_8：第 8 肋间				
C_3：锁骨上窝					T_9：第 9 肋间				
C_4：肩锁关节的顶部					T_{10}：第 10 肋间				
C_5：肘前窝的外侧面					T_{11}：第 11 肋间				
C_6：拇指					T_{12}：腹股沟韧带中部				
C_7：中指					L_1：股上 1/3				
C_8：小指					L_2：大腿前中部				
T_1：肘前窝尺侧面					L_3：股骨内踝				
T_2：锁骨中线腋窝					L_4：小腿前内侧，内踝				
T_3：第 3 肋间					L_5：足背第三跖趾关节				
T_4：第 4 肋间					S_1：足跟外侧				
T_5：第 5 肋间					S_2：窝中点				
T_6：第 6 肋间					S_3：坐骨结节				
T_7：第 7 肋间					S_4～S_5：肛门周围				

总分：左分　　右分

运动评价：

肌力分为 0～5 级

0：完全瘫痪；
1：可触及肌肉收缩；
2：可主动活动关节，不能对抗引力；
3：可对抗引力行全关节主动活动；
4：抗中度阻力行全关节主动活动；
5：完全正常；检查全身两侧共 20 块肌肉。

	左	右		左	右
C_5：肱二头肌			L_2：髂腰肌		
C_6：桡侧腕伸长短肌			L_3：股四头肌		
C_7：肱三头肌			L_4：胫前肌		
C_8：中指指屈深肌			L_5：伸张肌		
T_1：小指外展肌			S_1：腓肠肌		

总分：左分　　右分

ASIA 损伤分级

A：完全性损害　　在骶段无任何感觉运动功能保留
B：不完全性损害　在神经平面以下包括骶段(S4，S5)存在感觉功能，但无运动功能
C：不完全性损害　在神经平面以下存在运动功能，大部分关键肌的肌力小于 3 级
D：不完全性损害　在神经平面以下存在运动功能，大部分关键肌的肌力大于或等于 3 级
E：正常　　　　　感觉和运动功能正常

功能独立性评定(FIM)

<table>
<tr><td rowspan="3">级　别</td><td>7. 完全独立(时间性，安全性)
6. 通过辅助设备独立</td><td>不需帮助</td></tr>
<tr><td>部分依赖
5. 监护
4. 最大帮助(患者用力 75%以上)
3. 中等帮助(患者用力 50%以上)</td><td rowspan="2">需要帮助</td></tr>
<tr><td>完全依赖
2. 最大帮助(患者用力 25%以上)
1. 完全帮助(患者用力 0～25%)</td></tr>
<tr><td></td><td>入院</td><td>复查</td></tr>
<tr><td>自我料理
A. 进食
B. 梳洗
C. 洗澡
D. 穿衣
E. 穿裤
F. 上厕所</td><td></td><td></td></tr>
</table>

续表

括约肌控制 G. 膀胱处理 H. 肠道处理		
活动转移 I. 床/椅/轮椅 J. 上厕所 K. 盆浴或淋浴		
运动 L. 步行/轮椅 步行 轮椅 M. 上下楼梯		
交流 N. 理解 视 听 O. 表达 口语 非口语		
社交 P. 社会关系 Q. 问题解决 R. 记忆		
FIM 总分		

附录 2　Frankel 脊髓损伤分级

分　级	功能状况
A	损伤平面以下深浅感觉完全消失
B	损伤平面以下深浅感觉完全消失，仅存某些骶区感觉
C	损伤平面以下仅有某些肌肉运动功能，无有用功能存在
D	损伤平面以下肌肉功能不完全，可扶拐行走
E	深浅感觉、肌肉功能及大小便功能良好，可有病理反射

附录3 生活质量评价量表 SF-36

一、SF-36 量表的内容：

1. 总体来讲，您的健康状况是：

   ① 非常好 ② 很好 ③ 好 ④ 一般 ⑤ 差

2. 跟 1 年以前比您觉得自己的健康状况是：

   ① 比 1 年前好多了 ② 比 1 年前好一些 ③ 跟 1 年前差不多 ④ 比 1 年前差一些 ⑤ 比1 年前差多了(权重或得分依次为 1,2,3,4 和 5)

二、健康和日常活动

1. 以下这些问题都和日常活动有关。请您想一想，您的健康状况是否限制了这些活动？如果有限制，程度如何？

   (1) 重体力活动。如跑步举重、参加剧烈运动等：

   ① 限制很大 ② 有些限制 ③ 毫无限制(权重或得分依次为 1,2,3;下同)

   (2) 适度的活动。如移动一张桌子、扫地、打太极拳、做简单体操等：

   ① 限制很大 ② 有些限制 ③ 毫无限制

   (3) 手提日用品。如买菜、购物等：

   ① 限制很大 ② 有些限制 ③ 毫无限制

   (4) 上几层楼梯：

   ① 限制很大 ② 有些限制 ③ 毫无限制

   (5) 上一层楼梯：

   ① 限制很大 ② 有些限制 ③ 毫无限制

   (6) 弯腰、屈膝、下蹲：

   ① 限制很大 ② 有些限制 ③ 毫无限制

   (7) 步行 1 500 米以上的路程：

   ① 限制很大 ② 有些限制 ③ 毫无限制

   (8) 步行 1 000 米的路程：

   ① 限制很大 ② 有些限制 ③ 毫无限制

   (9) 步行 100 米的路程：

   ① 限制很大 ② 有些限制 ③ 毫无限制

   (10) 自己洗澡、穿衣：

   ① 限制很大 ② 有些限制 ③ 毫无限制

2. 在过去 4 个星期里，您的工作和日常活动有无因为身体健康的原因而出现以下这些问题？

   (1) 减少了工作或其他活动时间：

   ① 是 ② 不是(权重或得分依次为 1,2;下同)

(2) 本来想要做的事情只能完成一部分：

① 是　② 不是

(3) 想要干的工作或活动种类受到限制：

① 是　② 不是

(4) 完成工作或其他活动困难增多(比如需要额外的努力)：

① 是　② 不是

3. 在过去4个星期里，您的工作和日常活动有无因为情绪的原因(如压抑或忧虑)而出现以下这些问题？

(1) 减少了工作或活动时间：

① 是　② 不是(权重或得分依次为1,2;下同)

(2) 本来想要做的事情只能完成一部分：

① 是　② 不是

(3) 干事情不如平时仔细：

① 是　② 不是

4. 在过去4个星期里，您的健康或情绪不好在多大程度上影响了您与家人、朋友、邻居或集体的正常社会交往？

① 完全没有影响　② 有一点影响　③ 中等影响　④ 影响很大　⑤ 影响非常大(权重或得分依次为5,4,3,2,1)

5. 在过去4个星期里，您有身体疼痛吗？

① 完全没有疼痛　② 有一点疼痛　③ 中等疼痛　④ 严重疼痛　⑤ 很严重疼痛(权重或得分依次为6,5.4,4.2,3.1,2.2,1)

6. 在过去4个星期里，您的身体疼痛影响了您的工作和家务吗？

① 完全没有影响　② 有一点影响　③ 中等影响　④ 影响很大　⑤ 影响非常大(如果7无8无，权重或得分依次为6,4.75,3.5,2.25,1.0;如果为7有8无，则为5,4,3,2,1)

三、您的感觉

1. 以下这些问题是关于过去1个月里您自己的感觉，对每一条问题所说的事情，您的情况是什么样的？

(1) 您觉得生活充实：

① 所有的时间　② 大部分时间　③ 比较多时间　④ 一部分时间　⑤ 小部分时间　⑥ 没有这种感觉(权重或得分依次为6,5,4,3,2,1)

(2) 您是一个敏感的人：

① 所有的时间　② 大部分时间　③ 比较多时间　④ 一部分时间　⑤ 小部分时间　⑥ 没有这种感觉(权重或得分依次为1,2,3,4,5,6)

(3) 您的情绪非常不好，什么事都不能使您高兴起来：

① 所有的时间　② 大部分时间　③ 比较多时间　④ 一部分时间　⑤ 小部分时间　⑥ 没有这种感觉(权重或得分依次为1,2,3,4,5,6)

(4) 您的心理很平静：

① 所有的时间　② 大部分时间　③ 比较多时间　④ 一部分时间　⑤ 小部分时间　⑥ 没有这种感觉(权重或得分依次为 6,5,4,3,2,1)

(5) 您做事精力充沛：

① 所有的时间　② 大部分时间　③ 比较多时间　④ 一部分时间　⑤ 小部分时间　⑥ 没有这种感觉(权重或得分依次为 6,5,4,3,2,1)

(6) 您的情绪低落：

① 所有的时间　② 大部分时间　③ 比较多时间　④ 一部分时间　⑤ 小部分时间　⑥ 没有这种感觉(权重或得分依次为 1,2,3,4,5,6)

(7) 您觉得筋疲力尽：

① 所有的时间　② 大部分时间　③ 比较多时间　④ 一部分时间　⑤ 小部分时间　⑥ 没有这种感觉(权重或得分依次为 1,2,3,4,5,6)

(8) 您是个快乐的人：

① 所有的时间　② 大部分时间　③ 比较多时间　④ 一部分时间　⑤ 小部分时间　⑥ 没有这种感觉(权重或得分依次为 6,5,4,3,2,1)

(9) 您感觉厌烦：

① 所有的时间　② 大部分时间　③ 比较多时间　④ 一部分时间　⑤ 小部分时间　⑥ 没有这种感觉(权重或得分依次为 1,2,3,4,5,6)

2. 不健康影响了您的社会活动(如走亲访友)：

① 所有的时间　② 大部分时间　③ 比较多时间　④ 一部分时间　⑤ 小部分时间　⑥ 没有这种感觉(权重或得分依次为 1,2,3,4,5)

四、总体健康情况

1. 请看下列每一条问题，哪一种答案最符合您的情况？

(1) 我好像比别人容易生病：

① 绝对正确　② 大部分正确　③ 不能肯定　④ 大部分错误　⑤ 绝对错误(权重或得分依次为 1,2,3,4,5)

(2) 我跟周围人一样健康：

① 绝对正确　② 大部分正确　③ 不能肯定　④ 大部分错误　⑤ 绝对错误(权重或得分依次为 5,4,3,2,1)

(3) 我认为我的健康状况在变坏：

① 绝对正确　② 大部分正确　③ 不能肯定　④ 大部分错误　⑤ 绝对错误(权重或得分依次为 1,2,3,4,5)

(4) 我的健康状况非常好：

① 绝对正确　② 大部分正确　③ 不能肯定　④ 大部分错误　⑤ 绝对错误(权重或得分依次为 5,4,3,2,1)

附录 4　VAS 疼痛评分标准

VAS 是将疼痛的程度用 0 到 10 共 11 个数字表示，0 表示无痛，10 代表最痛，病人根据自身疼痛程度在这 11 个数字中挑选一个数字代表疼痛程度。

VAS 疼痛评分标准(0 分～10 分)

得　分	疼痛程度
0 分	无痛
3 分以下	有轻微的疼痛，能忍受
4～6 分	患者疼痛并影响睡眠，尚能忍受
7～10 分	患者有渐强烈的疼痛，疼痛难忍，影响食欲，影响睡眠

附录 5　ASES 美国肩肘外科协会评分

美国肩与肘协会评分系统(American Shoulder and Elbow Surgeons' Form, ASES)：该系统是 1993 年美国肩与肘协会研究通过的肩关节功能评价标准。该系统是一个需要换算的百分制系统，病人评估部分的疼痛(占 50%)和累计日常活动(50%)构成计分部分。病人自己评估部分有疼痛，稳定性，日常活动；医生评估部分有活动度，体征，力量测试和稳定性。该系统是基于 Neer 的工作发展的。历史上曾有过两个版本：早期评分方法是基于患者和医生主客观综合评价；目前评分方法采用基于患者的主观评分，包括疼痛(50%)和生活功能(50%)两部分，满分 100 分，分数越高表示肩关节功能越好。疼痛量表采用 VAS 的方式评价。生活功能量表概括了 10 个日常生活中的活动项目，包括穿衣服、梳头、如厕等。Placzek 等通过统计分析发现 ASES 评分与年龄相关性低，可信度较高。

疼痛(占总分的 36%)：

程　度	分数	程　度	分数
无疼痛	5	中度疼痛	2
轻度疼痛	4	重度疼痛	1
一般活动后疼痛	3	完全残废	0

稳定(占总分的36%):

程 度	分数	程 度	分数
正常	5	复发性半脱位	2
恐惧感	4	复发性脱位	1
很少半脱位	3	完全脱位状态	0

功能(占总分的28%):

程 度	分数	程 度	分数
正常	4	需他人帮助	1
轻微受限	3	丧失功能	0
行动不便	2		

附录 6 Constant-Murley 肩关节功能评分

一、疼痛(最高分 15 分)

1. 评分:无疼痛 15 分; 轻度痛 10 分; 中度痛 5 分; 严重痛 0 分。

二、ADL(最高分 20 分)

1. 日常生活活动的水平:
   全日工作 4 分; 正常的娱乐和体育活动 3 分; 不影响睡眠 2 分。
2. 手的位置:
   上抬到腰部 2 分; 上抬到剑突 4 分; 上抬到颈部 6 分; 上抬到头顶部 8 分; 举过头顶部 10 分。

三、ROM

1. 前屈、后伸、外展、内收(每种活动最高分 10 分,4 项最高 40 分):
   1) 前屈,后伸:0～30° 0 分; 31°～60° 2 分; 61°～90° 4 分; 91°～120° 6 分; 121°～150° 8 分; 151°～180° 10 分;
   2) 外展,内收:0～30° 0 分; 31°～60° 2 分; 61°～90° 4 分; 91°～120° 6 分; 121°～150° 8 分; 151°～180° 10 分。
2. 外旋:(最高分 10 分)
   1) 手放在头后肘部保持向前 2 分; 手放在头后肘部保持向后 2 分; 手放在头

顶肘部保持向前 2 分； 手放在头顶肘部保持向后 2 分； 手放在头顶再充分向上伸直上肢 2 分。

3. 内旋：(最高分 10 分)

1) 手背可达大腿外侧 0 分； 手背可达臀部 2 分； 手背可达腰骶部 4 分； 手背可达腰部(L3 水平) 6 分； 手背可达 T12 椎体水平 8 分； 手背可达肩胛下角水平(T7 水平) 10 分。

4. 肌力：MMT 0 级 0 分； Ⅰ级 5 分； Ⅱ级 10 分； Ⅲ级 15 分； Ⅳ级 20 分； Ⅴ级 25 分。

附录 7　DASH 上肢功能评分表

表 1　A 部分内容

项　　目	活动能力				
	无困难	有点困难	明显困难但能做到	很困难	不能
1. 拧开已拧紧的或新的玻璃瓶盖	1	2	3	4	5
2. 写字	1	2	3	4	5
3. 用钥匙开门	1	2	3	4	5
4. 准备饭菜	1	2	3	4	5
5. 推开一扇大门	1	2	3	4	5
6. 将物品放到头部上方的小柜子里	1	2	3	4	5
7. 繁重的家务劳动(擦地板、洗刷墙壁)	1	2	3	4	5
8. 花园及院子的劳动(打扫卫生、松土、割草修建花草树木)	1	2	3	4	5
9. 铺床	1	2	3	4	5
10. 拎购物袋或文件箱	1	2	3	4	5
11. 搬运重物(超过 5kg)	1	2	3	4	5
12. 更换头部上方的灯泡	1	2	3	4	5
13. 洗发或吹干头发	1	2	3	4	5
14. 擦洗背部	1	2	3	4	5
15. 穿毛衣	1	2	3	4	5
16. 用刀切食品	1	2	3	4	5
17. 轻微体力的业余活动(打牌、织毛衣等)	1	2	3	4	5
18. 使用臂部力量或冲击力的业余活动(使用锤子、打高尔夫球、网球等)	1	2	3	4	5
19. 灵活使用臂部的业余活动(如羽毛球、壁球、飞盘)	1	2	3	4	5

续表

项　　目	活动能力				
	无困难	有点困难	明显困难但能做到	很困难	不能
20. 驾驶乘坐交通工具	1	2	3	4	5
21. 性功能	1	2	3	4	5
22. 影响您同家人、朋友、邻居以及其他人群社会交往的程度	1	2	3	4	5
23. 影响您的工作或其他日常活动的程度	1	2	3	4	5

表 2　B 部分内容

项　　目	症状严重程度				
	无	轻微	中度	重度	极度
24. 休息时肩、臂或手部疼痛	1	2	3	4	5
25. 活动时肩、臂或手部疼痛	1	2	3	4	5
26. 肩、臂或手部麻木、针刺样疼痛	1	2	3	4	5
27. 肩、臂或手部无力	1	2	3	4	5
28. 肩、臂或手部僵硬	1	2	3	4	5
29. 肩、臂或手部疼痛对睡眠的影响	1	2	3	4	5
30. 肩、臂或手功能障碍使您感到能力下降。缺乏自信	1	2	3	4	5

DASH 值为 0 分表示上肢功能完全正常，为 100 分表示上肢功能极度受限

DASH 值＝{(A、B 两部分值总和)－30(最低值)}÷1.20

总分＝

C 部分(适用音乐和体育专业人员)：调查您的肩、臂或手工能障碍对您从事音乐或体育活动的影响。如果您使用多种乐器或者从事多项体育活动，请您写出您认为最重要的乐器及体育活动项目。

表 3　C 部分内容

项　　目	活动能力				
	无困难	有点困难	明显困难但能做到	很困难	不能
31. 用以往惯用的方式演奏乐器或进行体育活动	1	2	3	4	5
32. 肩、臂或手部疼痛影响演奏乐器或进行体育活动	1	2	3	4	5

续表

项　　目	活动能力				
	无困难	有点困难	明显困难但能做到	很困难	不能
33. 可以达到您要求的那样演奏乐器或进行体育活动	1	2	3	4	5
34. 能像以往一样长时间演奏乐器或者进行体育活动	1	2	3	4	5

附录8　世界卫生组织生存质量测定量表简表(WHOQOL—BREF)

1. 您怎样评价您的生存质量?
   1) 很差
   2) 差
   3) 不好也不差
   4) 好
   5) 很好
2. 您对自己的健康状况满意吗?
   1) 很不满意
   2) 不满意
   3) 既非满意也非不满意
   4) 满意
   5) 很满意
3. 您觉得疼痛妨碍您去做自己需要做的事情吗?
   1) 根本不妨碍
   2) 很少妨碍
   3) 有妨碍(一般)
   4) 比较妨碍
   5) 极妨碍
4. 您需要依靠医疗的帮助进行日常生活吗?
   1) 根本不需要
   2) 很少需要
   3) 需要(一般)
   4) 比较需要
   5) 极需要
5. 您觉得生活有乐趣吗?

1）根本没乐趣
2）很少有乐趣
3）有乐趣(一般)
4）比较有乐趣
5）极有乐趣

6. 您觉得自己的生活有意义吗?
1）根本没意义
2）很少有意义
3）有意义(一般)
4）比较有意义
5）极有意义

7. 您能集中注意力吗?
1）根本不能
2）很少能
3）能(一般)
4）比较能
5）极能

8. 日常生活中您感觉安全吗?
1）根本不安全
2）很少安全
3）安全(一般)
4）比较安全
5）极安全

9. 您的生活环境对健康好吗?
1）根本不好
2）很少好
3）好(一般)
4）比较好
5）极好

10. 您有充沛的精力去应付日常生活吗?
1）根本没精力
2）很少有精力
3）有精力(一般)
4）多数有精力
5）完全有精力

11. 您认为自己的外形过得去吗?
1）根本过不去
2）很少过得去
3）过得去(一般)

4）多数过得去
5）完全过得去

12. 您的钱够用吗？
1）根本不够用
2）很少够用
3）够用（一般）
4）多数够用
5）完全够用

13. 在日常生活中您需要的信息都齐备吗？
1）根本不齐备
2）很少齐备
3）齐备（一般）
4）多数齐备
5）完全齐备

14. 您有机会进行休闲活动吗？
1）根本没机会
2）很少有机会
3）有机会（一般）
4）多数有机会
5）完全有机会

15. 您行动的能力如何？
1）很差
2）差
3）不好也不差
4）好
5）很好

16. 您对自己的睡眠情况满意吗？
1）很不满意
2）不满意
3）既非满意也非不满意
4）满意
5）很满意

17. 您对自己做日常生活事情的能力满意吗？
1）很不满意
2）不满意
3）既非满意也非不满意
4）满意
5）很满意

18. 您对自己的工作能力满意吗？

1）很不满意
2）不满意
3）既非满意也非不满意
4）满意
5）很满意

19. 您对自己满意吗？
1）很不满意
2）不满意
3）既非满意也非不满意
4）满意
5）很满意

20. 您对自己的人际关系满意吗？
1）很不满意
2）不满意
3）既非满意也非不满意
4）满意
5）很满意

21. 您对自己的性生活满意吗？
1）很不满意
2）不满意
3）既非满意也非不满意
4）满意
5）很满意

22. 您对自己从朋友那里得到的支持满意吗？
1）很不满意
2）不满意
3）既非满意也非不满意
4）满意
5）很满意

23. 您对自己居住地的条件满意吗？
1）很不满意
2）不满意
3）既非满意也非不满意
4）满意
5）很满意

24. 您对得到卫生保健服务的方便程度满意吗？
1）很不满意
2）不满意
3）既非满意也非不满意

4）满意
5）很满意
25. 您对自己的交通情况满意吗？
1）很不满意
2）不满意
3）既非满意也非不满意
4）满意
5）很满意
26. 您有消极感受吗？（如情绪低落、绝望、焦虑、忧郁）
1）没有消极感受
2）偶尔有消极感受
3）时有时无
4）经常有消极感受总是有消极感受
27. 家庭摩擦影响您的生活吗？
1）根本不影响
2）很少影响
3）影响（一般）
4）有比较大影响
5）有极大影响
28. 您的食欲怎么样？
1）很差
2）差
3）不好也不差
4）好
5）很好

附录9　UCLA 肩关节评分系统

功能/治疗反应		年月日	年月日	年月日
疼　痛				
持续性疼痛并且难以忍受；经常服用强镇痛物	1			
持续性疼痛可以忍受；偶尔服用强镇痛物	2			
休息时不痛或轻微痛，轻微活动时出现疼痛，经常服用水杨酸制剂	4			
仅在重体力劳动或激烈运动时出现疼痛，偶尔服用水杨酸制剂	6			
偶尔出现并且很轻微	8			
无疼痛	10			

续表

功能/治疗反应		年月日	年月日	年月日
功　　能				
不能使用上肢	1			
仅能轻微活动上肢	2			
能做轻家务劳动或大部分日常生活	4			
能做大部分家务劳动、购笔、开车；能梳头、自己更衣，包括系乳罩	6			
仅轻微活动受限；能举肩工作	8			
活动正常	10			
向前侧屈曲活动				
150°以上	5			
120°～150°	4			
90°～120°	3			
45°～90°	2			
30°～45°	1			
＜30°	0			
前屈曲力量(徒手)				
5 级(正常)	5			
4 级(良)	4			
3 级(可)	3			
2 级(差)	2			
1 级(肌肉收缩)	1			
0 级(无肌肉收缩)	0			
病人满意度				
满意、较以前好转	5			
不满意、比以前差	0			
总分				

注：总分为 35 分。优 34～35 分，良 29～33 分，差＜29 分。

附录 10　Karlsson 术后疗效评分标准

评　级	标　　准
优	无痛，上肢肌力正常，肩关节活动自如，X 线片示肩锁关节间隙≤5 mm
良	微痛，肩关节活动轻度受限，X 线片示肩锁关节间隙 5～10 mm
差	疼痛，肩关节活动重度受限，X 线片示肩锁关节仍有脱位

附录 11　牛津残障评分(OHS)

分　级	描　　述
0	完全无症状
1	尽管有症状，但无明显功能障碍，能完成所有日常职责和活动
2	轻度残疾，不能完成病前所有活动，但不需帮助能照顾自己的事务
3	中度残疾，要求一些帮助，但行走不需帮助
4	重度残疾，不能独立行走，无他人帮助不能满足自身需要
5	严重残疾，卧床、失禁，要求持续护理和关注
6	死亡

解释：
分级描述：
1：死亡；
2：植物状态：无意识，有心跳和呼吸，偶有睁眼、吸允、哈欠等局部运动反应；
3：严重残疾：有意识，但认知、言语和躯体运动有严重残疾，24 h 均需他人照料；
4：中度残疾：有认知、行为、性格障碍；有轻度偏瘫、共济失调、言语困难等残疾，在日常生活、家庭与社会活动中尚能勉强独立；
5：恢复良好：能重新进入正常社交生活，并能恢复工作，但可有各种轻后遗症。

附录 12 Broberg 和 Morrey 评分

功 能	评 分
运动(每个平面上的最大幅度)	
屈曲(0.2×活动弧度)	27
旋前(0.1×活动弧度)	6
旋后(0.1×活动弧度)	7
力量	
正常	20
轻微减弱(可以感觉到但不受限制,力量达到对侧的 80%)	13
中度减弱(活动有些受限,力量达到对侧的 50%)	5
严重减弱(日常活动受限,肢体残疾)	0
疼痛	
无	40
轻微	35
影响运动或用力活动,不需服用止痛药	30
影响日常活动,不需服用止痛药	25
中度(活动时或活动以后,有时需服用止痛药)	15
严重(休息时出现,长时间服用止痛药,肢体残疾)	0

优:95~100 分;
良:80~94 分;
可:60~79 分;
差:0~59 分。

附录 13　Mayo 肘关节功能评分

功　能	评　　分							
	疼痛(45 分)							
无	45							
轻微	30							
中度	15							
严重	0							
	运动(20 分)							
大于 100°	20							
50°～100°	15							
小于 50°	5							
	稳定性(10 分)							
稳定	10							
中度稳定	0							
不稳定	0							
	日常生活功能(25 分)							
梳头	5							
自己吃饭	5							
清洗会阴	5							
自己穿衣	5							
自己穿鞋	5							
总分	100							

稳定性＝临床上没有明显的内、外翻；中度稳定＝小于 10°的内、外翻松弛；不稳定＝10°或 10°以上的内、外翻松弛。

注：优：90 或 90 分以上；　良：75～89 分；　可：60～74 分；　差：60 分以下。

附录 14 Green 和 O'Brien 腕关节评分

标 准	评 分	标 准	评 分
疼痛(25 分)		25%～49%	5
无	25	0%～24%	0
轻度,偶尔	20	背伸/掌屈活动度(仅伤手)	
中度,可以忍受	15	120°以上	25
严重,不能忍受	0	91°～119°	15
功能状况(25 分)		61°～90°	10
恢复到平时工作状况	25	31°～60°	5
工作上受限制	20	30°以下	0
能够坚持工作但未被聘用	15	握力(与正常一侧比)(25 分)	
由于疼痛而无法工作	0	100%	25
活动度(正常的百分数)(25 分)		75%～99%	15
100%	25	50%～74%	10
75%～99%	15	25%～49%	5
50%～74%	10	0%～24%	0

注:优 90～100 分; 良 80～89 分; 可 65～79 分; 差 65 分以下

附录 15 Harris 髋关节功能评定标准

一、疼痛(44 分)

A. 无疼痛或可忽略	44
B. 轻微或偶然疼痛	40
C. 轻度疼痛,不影响平常活动;很少时,如在个别活动时有中度疼痛需服阿司匹林	30
D. 中度疼痛,能忍耐,日常生活或工作受到某种程度限制,有时需服用阿司匹林等更强的止痛药	20
E. 明显疼痛,活动严重受限	10
F. 完全病残、跛行、卧床痛,卧床不起	0

二、功能(47 分)

1. 步态(33 分)

(1) 跛行(11 分)

a. 无	11
b. 轻度	8
c. 中度	5
d. 严重	0

(2) 帮助(11 分)

a. 无	11
b. 长时间行走需用手杖	7
c. 大部分时间用手杖	5
d. 用一个拐杖	3
e. 用两个手杖	2
f. 用两个拐杖	0
g. 不能行走(详细说明原因)	0

(3) 行走距离(11 分)

a. 不受限	11
b. 行走 1 000 m 以上	8
c. 行走 500 m 左右	5
d. 不能行走	0

2. 活动(14 分)

(1) 上楼梯(4 分)

a. 正常	4
b. 正常但需扶扶手	2
c. 使用任何方法	1
d. 不能上楼	0

(2) 穿鞋和袜子(4 分)

a. 容易	4
b. 困难	2
c. 不能	0

(3) 坐(5 分)

a. 可坐普通的椅子 1 h,无不适	5
b. 可坐高椅子 0.5 h,无不适	3
c. 不能舒适的坐任何椅子	0

(4) 乘坐公共交通工具(1 分)

三、无畸形(4 分,病人表现如下情况可记 4 分)

A. 固定屈曲挛缩<30°

B. 固定内收畸形<10°

C. 伸直位固定内旋畸形<10°
D. 肢体不等长<3.2cm

四、活动范围(5分)(各指标分值=各活动弧度×相应的指数)

1. 屈曲 0°~45°×1.0；45°~90°×0.6；90°~110°×0.3
2. 外展 0°~15°×0.8；15°~20°×0.3；>20°×0
3. 伸直位外旋 0°~15°×0.4；>15°×0
4. 伸直位内旋 任何范围均为0
5. 内收 0°~15°×2

活动范围的总得分=各指标分值的总和×0.05

注：另一种活动范围计分法：计屈曲、内收、外展、内旋、外旋的活动度之和。
评分标准为：

210°~300° 5
160°~209° 4
100°~159° 3
60°~99° 2
30°~59° 1
0°~29° 0

Trendelenburg 试验纪录为阳性、等高，或正常。
注：满分100分。 优90~100分； 良80~90分； 中70~79分； 差<70分。

附录16 Barthel 指数评分标准

项　目	分类和评分	
大便	0分	失禁；或无失禁，但有昏迷
	5分	偶尔失禁(每周≤1次)，或在需要帮助下使用灌肠剂或栓剂，或需要辅助器具
	10分	能控制；如需要，能使用灌肠剂或栓剂
小便	0分	失禁；或需由他人导尿；或无失禁，但有昏迷
	5分	偶尔失禁(每24 h≤1次，每周>1次)，或需要器具帮助
	10分	能控制；如果需要，能使用集尿器或其他用具，并清洗。如无需帮助，自行导尿，并清洗导尿管，视为能控制
修饰(个人卫生)	0分	依赖或需要帮助
	5分	自理：在提供器具的情况下，可能独立完成洗脸、梳头、刷牙、剃须(如需用电则应会用插头)
用厕	0分	依赖
	5分	需部分帮助：指在穿衣脱裤，使用卫生纸擦净会阴，保持平衡或便后清洁时需要帮助
	10分	自理：指能独立地进出厕所，使用厕所或便盆，并能穿脱衣裤、使用卫生纸，擦净会阴和冲洗排泄物，或倒掉并清洗便盆

续表

项　目	分类和评分	
进食	0 分	依赖
	5 分	需部分帮助：指能吃任何正常食物，但在切割、搅拌食物或夹菜、盛饭时需要帮助，或较长时间才能完成
	10 分	自理：指能使用任何必要的装置，在适当的时间内独立完成包括夹菜、盛饭在内的进食过程
转移	0 分	依赖：不能坐起，需 2 人以上帮助，或用提升机
	5 分	需大量帮助：能坐，需 2 人或 1 个强壮且动作熟练的人帮助或指导
	10 分	需小量帮助：为保安全，需 1 人搀扶或语言指导、监督
	15 分	自理：指能独立地从床上转移到椅子上并返回。能独立地从轮椅到床，再从床回到轮椅，包括从床上坐起，刹住轮椅，抬起脚踏板
平地步行	0 分	依赖：不能步行
	5 分	需大量帮助：如果不能行走，能使用轮椅行走 45 m，并能向各方向移动以及进出厕所
	10 分	需小量帮助：指在 1 人帮助下行走 45 m 以上，帮助可以是体力或语言指导、监督。如坐轮椅，必须是无需帮助，能使用轮椅行走 45 m 以上，并能拐弯。任何帮助都应由未经特殊训练者提供
	15 分	自理：指能在家中或病房周围水平路面上独自行走 45 m 以上，可以用辅助装置，但不包括带轮的助行器
穿着	0 分	依赖
	5 分	需要帮助：指在适当的时间内至少做完一半的工作
	10 分	自理：指在无人指导的情况下能独立穿脱适合自己身体的各类衣裤，包括穿鞋、系鞋带、扣、解纽扣、开关拉链、穿脱矫形器和各类护具等
上下楼梯	0 分	依赖：不能上下楼梯
	5 分	需要帮助：在体力帮助或语言指导、监督下上、下一层楼
	10 分	自理(包括使用辅助器)：指能独立地上、下一层楼，可以使用扶手或用手杖、腋仗等辅助用具
洗澡(池浴、盆浴或淋浴)	0 分	依赖或需要帮助
	5 分	自理：指无需指导和他人帮助能安全进出浴池，并完成洗澡全过程
评出分数后，可以按下列标准判断患者 ADL 独立程度		
ADL 独立程度	＞60 分，良，虽有轻度残疾，但生活基本自理	
	40～60 分，中度残疾，生活需要帮助(40 分以上者康复治疗效益最大)	
	20～40 分，重度残疾，生活依赖明显，需要很大帮助	
	＜20 分，完全残疾，生活完全依赖	
	100 分，表示患者不需要照顾，ADL 可以自理，但并不意味着能独立生活，他可能不能烹饪、料理家务和与他人接触	
Barthel 指数评定简单，可信度高，灵敏度也高，是目前临床应用最广、研究最多的一种 ADL 能力的评定方法，它不仅可以用来评定治疗前后的功能状况，而且可以预测治疗效果、住院时间及预后		

附录 17 髌骨 Kujala 评分

1. 跛行：

5 a）无

3 b）轻微或周期性

0 c）一直

2. 支撑：

5 a）无疼痛全负重

3 b）疼痛

0 c）不能负重

3. 行走：

5 a）不受限制

3 b）2 km 以上

2 c）1～2 km

0 d）不能行走

4. 楼梯：

10 a）没有困难

8 b）下楼梯时轻微疼痛

5 c）上楼梯下楼梯时都疼痛

0 d）不能上下楼梯

5. 蹲下：

5 a）没有困难

4 b）反复蹲下时疼痛

3 c）每次都疼痛

2 d）可稍微负重蹲下

0 e）不能蹲下

6. 跑步：

10 a）没有困难

8 b）2 km 以上时疼痛

6 c）开始跑步就有轻微疼痛

3 d）疼痛严重

0 e）不能疼痛

7. 跳跃：

10 a）没有困难

7 b）稍微困难

2 c）抑制疼痛

0 d）不能疼痛

8. 长时间弯曲膝盖坐着：
  10 a）没有困难
  8 b）坐完之后疼痛
  6 c）一直疼痛
  4 d）稍微疼痛
  0 e）不能
9. 疼痛：
  10 a）无
  8 b）轻微和偶尔
  6 c）干扰睡眠
  3 d）偶尔严重
  0 e）一直且严重
10. 肿胀：
  10 a）无
  8 b）严重劳累后
  6 c）每天活动后
  4 d）每天早晨
  0 e）一直
11. 运动后膝盖疼痛：
  10 a）无
  6 b）偶尔在体育活动后
  4 c）偶尔在日常活动中
  2 d）手术后至少有一个脱臼
  0 e）两个以上的脱位
12. 大腿萎缩：
  5 a）无
  3 b）轻微
  0 c）严重
13. 屈曲不足：
  5 a）无
  3 b）轻微
  0 c）严重